GENERAL PRACTITIONER

病院で輝く〈5〉
総合診療医

編集主幹
草場鉄周

専門編集
川島篤志

中山書店

序文

　このたび「総合診療専門医シリーズ」で，病院総合医の編集をさせていただくことになりました．病院総合医を identity として持っている人＝読者層はどれくらいいるのだろうか？という疑問もありましたが，新専門医制度や地域医療構想のなかで，病院総合医ネタはホットな話題になっており，結果的には満を持しての発刊になったと思います．

　さて，今回の書籍は，日本における病院総合医ってなんだろう？　総合診療・家庭医療を病院で実践するってどういったことだろう？というところをまとめた書籍になりました．あえて純粋医学的（Bio-Medical）な部分は最低限にとどめました．というのも，病院総合医が遭遇する疾患群はあまりに多岐にわたり，その施設によっても求められることが異なるからです．Bio-Medical な内容は，本シリーズの他の4冊をご参照いただければと思います．例えば第1巻『総合診療専門医のカルテ──プロブレムリストに基づく診療の実際』は，臨床内容が満載のうえ，病院総合医に必要な視点もよくまとまっています．一方，本書は病院総合医としての腕の見せどころ・魅力が満載で，他科の医療者が眼を背けがちな問題点へのアプローチも Case Based で展開しています．この書籍を通じて，病院総合医を理解してもらえるかもしれませんのでぜひご活用ください．

　編集会議の時点から遅々として考えがまとまらず，編集委員の先生方にはご迷惑をかけました．委員の皆さまに命名いただいた「輝く」に相応しい書籍になったと思いますが，それを支えていただいたのは，病院総合医として全国で活躍する執筆陣です．輝き続けている中堅の先生を主体に執筆を依頼させていただき，肝心なところには大ベテランの先生の力もお借りしました．依頼内容がわかりにくかったり，編集の過程で追加事案を依頼したりと，たいへんな失礼がありました．この場をお借りしてお詫びいたします．また，コンテンツを考える際は，自分自身の経験が主として中規模病院であるために，大学病院や小病院からの視点を齊藤裕之先生，森川暢先生からそれぞれアドバイスいただきました．本当に感謝しています．さらに当院で共に研鑽している（していた）同志にも執筆や編集会議にかかわっていただき，助けてもらいました．ありがとう！

　病院総合医はその施設・「地域」によって求められるものが異なったり，相当数の医療従事者とのかかわりが避けて通れなかったり，たいへん厳しい環境にあると思います．診療所とは違い，少人数では決して成立しないのも辛いところです．専門医制度（の2階建て部分）でまだまだ揺れるコトがあるかと思いますが，医療現場では病院総合医のニーズは確実に高まっており，現在の医療のなかで欠けている大事なピースであることは間違いがありません．そのピースとして輝ける実力を備えていくコトが求められています．

自分自身も10年ほど前に現任地の福知山に異動し，「研修機能を持つ地域基幹病院から，地域医療を支える」ことを念頭に，最後までこの病院・この地域で「生涯一病院総合医」として勤務することを宣言しました．仲間と共に頑張ることによって，施設や地域が変わって来ていることを実感しています．

　日本における病院総合医が輝くことによって，その「地域」の医療は輝きを増すと思います．残念ながらまだ病院総合医の総数は充分とは言えませんが，大学や「地域」で覚悟をもって踏ん張っているベテラン病院総合医のもとで，総合診療医としての研鑽を積んだ若手〜中堅医師や地域診療所での勤務を希望する臓器別専門医が，共に研鑽・融合することが大きなポイントになると確信しています．この書籍を手に取った皆さん，輝く病院総合医と共に未来を創るために一緒に頑張っていきましょう！

2018年5月

市立福知山市民病院 総合内科／研究研修センター

川島篤志

目次

総論

症例別による 7 つの Case

Case ① 初診外来から入院：尿路感染症

Case ② 入院中，整形外科から相談：圧迫骨折 →尿路感染症

Case ③ 特養からの救急搬送：誤嚥性肺炎

川島篤志	市立福知山市民病院 総合内科／研究研修センター
小泉俊三	東光会 七条診療所／佐賀大学名誉教授
林 寛之	福井大学医学部附属病院 救急科・総合診療部
田所 学	市立福知山市民病院 総合内科
佐藤直行	練馬光が丘病院 総合診療科
小坂鎮太郎	練馬光が丘病院 救急集中治療科・総合診療科
木村琢磨	北里大学 医学部 地域総合医療学
八重樫牧人	亀田総合病院 総合内科
北村 大	三重大学医学部附属病院 総合診療科
大曲貴夫	国立国際医療研究センター病院 総合感染症科／国際感染症センター／国際診療部
一瀬直日	赤穂市民病院 総合診療科
片岡祐	諏訪中央病院 総合診療科
上田剛士	洛和会丸太町病院 救急・総合診療科
佐田竜一	天理よろづ相談所病院 総合診療教育部
関口健二	信州大学医学部附属病院／市立大町総合病院 総合診療科
廣澤孝信	獨協医科大学 総合診療科
志水太郎	獨協医科大学 総合診療科
山田康博	東京医療センター 総合内科
仲田和正	西伊豆健育会病院
金井伸行	金井病院／関西家庭医療学センター
本村和久	沖縄県立中部病院 総合診療科
須藤 博	大船中央病院 内科
若林秀隆	横浜市立大学附属市民総合医療センター リハビリテーション科
鈴木 諭	利根中央病院 総合診療科／群馬家庭医療学センター／筑波大学附属病院 総合診療グループ
青木拓也	京都大学大学院医学研究科 社会健康医学系専攻 医療疫学分野
大矢 亮	耳原総合病院 総合診療科
和田幹生	市立福知山市民病院 大江分院
金城紀与史	沖縄県立中部病院 総合内科
鋪野紀好	千葉大学医学部附属病院 総合診療科
生坂政臣	千葉大学医学部附属病院 総合診療科
朴澤憲和	加計呂麻徳洲会診療所
上山泰男	瀬戸内徳洲会病院
和足孝之	島根大学医学部附属病院 卒後臨床研修センター
高田俊彦	福島県立医科大学 白河総合診療アカデミー
石野秀岳	伊根町国民健康保険 伊根診療所
吉野俊平	飯塚病院 総合診療科
岸田直樹	北海道科学大学／Sapporo Medical Academy
佐藤健太	北海道勤医協総合診療・家庭医療・医学教育センター（GPMEC）／勤医協札幌病院 内科・総合診療科
大久保彩織	北海道勤医協総合診療・家庭医療・医学教育センター（GPMEC）／勤医協札幌病院 内科・総合診療科
許 智栄	アドベンチストメディカルセンター 家庭医療科
向原 圭	久留米大学医療センター 総合診療科
松本真一	独立行政法人地域医療機能推進機構 東京城東病院 総合診療科
高村昭輝	金沢医科大学 医学教育学講座
植西憲達	藤田保健衛生大学病院 救急総合内科
川口篤也	函館稜北病院 総合診療科
本郷舞依	みちのく総合診療医学センター／坂総合病院 総合診療科
浅川麻里	堺市立総合医療センター 総合内科
北野夕佳	聖マリアンナ医科大学 横浜市西部病院 救命救急センター
青木信也	長崎県上五島病院
安藤裕貴	名古屋掖済会病院 救急科
齋藤穣	諏訪中央病院 総合診療科
尾原晴雄	沖縄県立中部病院 総合内科
矢吹拓	栃木医療センター 内科
小田浩之	飯塚病院 総合診療科
原田和歌子	広島市立安佐市民病院 総合診療科
柏木秀行	飯塚病院 緩和ケア科
大浦誠	南砺市民病院 総合診療科
西智弘	川崎市立井田病院 かわさき総合ケアセンター 緩和ケア内科
小西竜太	関東労災病院 救急総合診療科

総　論

1. 総論

川島篤志（市立福知山市民病院）

　病院総合医やHospitalistの話題では，米国と日本における環境の違いを認識する必要性がある．Hospitalistsについては，米国のWachterとGoldmanによる，「プライマリ・ケア医が責任をもって外来患者を管理するのと同様に，責任をもって入院患者を管理する，病院内内科管理のスペシャリスト」という定義について知っている方も多いと思われる[1]．Hospitalistsの数は，発足当時はごく少数であったものが，2018年には5万人以上の学会員を有する大きな学会（Society of Hospital Medicine）に進展していることから，米国におけるHospitalistsの重要性は疑うまでもない．

　一方で，米国のホスピタリスト（Hospitalist）と日本における「病院総合医」の違いを認識するためには，医療体制の違いと歴史を認識する必要性がある．詳細は次項に譲るが，大雑把に説明すると，歴史的に米国では診療所で診ていた医師が，病院でも主治医担当となり，病院で勤務する若手医師に入院のマネジメントを依頼するという形を取っていた．日本の研修制度とは異なるトレーニング（卒前・卒後教育）を受けている若手医師集団が，主治医・臓器別専門医と連携する医療体制であったが，その体制の維持が難しくなり，入院診療を主として担当する専門医師集団ができたという経緯である．この時点で，内科的な入院担当を行う能力や（シフト制を含めた）マンパワー，医療界での認識などが，大きく日本とは異なる．つまり，米国におけるHospitalistと同様の役割を日本にあてはめることは，現時点では難しい．一方で，わが国における「病院総合医」がどういった医師を指すのか，明確な定義がない．本項では，立地・規模にかかわらず病院で勤務する医師のうち，主として内科疾患の診療を行う医師を「病院総合医」として，議論を進めていく．

　病院総合医のことを議論する際に認識しておきたい項目がいくつかある．病院での業務の概要と，医師不足・医師偏在の有無を意識した施設の立地と規模そして役割である．

　これらはある程度相関はあるが，施設ごとに事情が異なるため，病院総合医のあり方も様々となる．地域や施設が替わっても，循環器内科医の仕事の軸となるのは（対応できる手技の質や量や割合が変わったとしても）循環器疾患であることと，病院総合医は異なるのである．総合診療医の業務を「求められることに対応する能力」とした場合に，病院における総合診療医は，その施設・地域において，求められることに対応できることが重要だと思われる（Core Competency〈p.8，8行目〉も参照）．

　医療機関の立地と規模に関して，立地は都市部・地方部・医療過疎地域とし，規模は大学病院を含む大規模病院・中規模病院・小規模病院で考えるとわかりやすい．日本プライマリ・ケア連合学会（以後，JPCA）での病院総合医関連のシンポジウムやワークショップでも，各規模別の議論がなされている．これは後述する業務や医師不足・偏在とかかわってくる．

◉ 病院内における業務

　さて，一般的な病院における業務であるが，**図1**のようにあると考えられる．臓器別専門医が得意

とする領域は実線で囲った部分（予約外来と専門領域の検査・入院）であろう（委員会は興味のある領域にかかわっている可能性あり）．もし，ある医療機関が臓器別専門医だけで構成されていると仮定すると，他の領域は誰が担うことで地域医療の質を担保できるであろうか？　ある医療機関において，入院診療を受けている患者の主たる疾患名とその主治医の「専門」領域の一致率はどうであろうか？　もしほぼ100％一致しているとすると，各主治医が病棟対応することになり，病院総合医のニーズは主治医ではなく，それ以外の業務（コンサルト主体）になると考えられる．

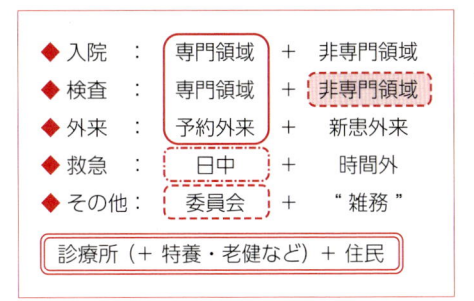

図1　医師の業務：基幹病院

- ◆ 入院　：　専門領域　＋　非専門領域
- ◆ 検査　：　専門領域　＋　非専門領域
- ◆ 外来　：　予約外来　＋　新患外来
- ◆ 救急　：　日中　＋　時間外
- ◆ その他：　委員会　＋　"雑務"

診療所（＋ 特養・老健など）＋ 住民

筆者作成

　非専門領域の入院患者が一定数あると，その領域の主治医担当で病院総合医に対するニーズが高くなることは想像に難くない．非専門領域の患者数がどういった分野でどれくらいあるか，他の医師とのバランス（分担）がどうであるかは，施設によって大きく異なる．また，どのように主治医の担当が決まっていくかは，病院総合医にとって極めて大きな問題であり，これは別項に譲る．

◆ 入院治療

　入院診療に関しては，入院に至った単一疾患だけを治して帰すという「病院完結型の医療」から，高齢者に代表される複数疾患罹患や社会・生活背景の脆弱性といった方を地域で支える「地域完結型の医療」を認識する必要性がある．日本専門医機構の総合診療領域の研修プログラムにおいては，「総合診療部門を有する病院においては、臓器別でない病棟診療（高齢入院患者や心理・社会・倫理的問題を含む複数の健康問題を抱える患者の包括ケア、癌・非癌患者の緩和ケア等）」[2]とあり，これは病院総合医に期待されているとも読み替えられる．

　検査も病院にとって大きな業務である．ここにも病院総合医を議論するうえで，重要な点がある．専門的な手技は専門科が対応することに異論はないと思われるが，その専門医が他の業務に追われ疲弊していた場合，検査数は減少していく可能性がある．その影響は医療機関としての収益だけでなく，専門医のモチベーションにも及ぶ可能性がある．また専門医が充分な数ではない場合，誰かがサポートに入る必要性がある．

　小規模の医療機関では（サポートを含めて）複数の検査・手技に対応できる医師も少なくないと思われるが，中規模・大規模の医療機関では，「専門」を持っている医師が他の「専門」領域の検査・手技にかかわることは多くはない．マンパワー不足による検査・手技の対応困難が出ないようにするために，病院総合医がサポートできる可能性がある．

　また，その医療機関である疾患の診療において，「対応できない」検査・手技に何があるかを意識する必要性がある（図1 ███ 部分）．その「ある疾患」を担当した医師が責任をもってコーディネートすることができればよいが，「当該科の疾患ではない」という理由でコーディネートされない事例が出てくることがある．結果として，病院における総合診療医（病院総合医）がかかわるとなれば，地域における医療資源を把握して，Best Available な医療を提供するためのコーディネートを円滑に行えるように意識することも病院総合医の仕事と言える（「求められる医師像と関連する学会・団体」〈p.6〉参照）．

　外来には新しい患者を診る外来（新患）と定期的に継続した患者を診る外来（再診），医療機関によっては総合診療医の Special Interest と関連する可能性が高い特殊外来がある．

　新患外来は入院診療や救急診療だけでは身につかないスキルがあり，一定のトレーニングを受けた医師が担当することが望ましい．そのスキルの1つに臨床推論があり，特に大学病院・大病院・地域基幹病院では，診療所医師や他医療機関から適切な診断を期待される．単なる振り分けではない重要な役割．総合診療医の強みである[3]．

　病院の定期外来において，その医療機関が患者にとっての唯一の医療機関，つまり主治医・かかりつけ医機能が求められている可能性もある．病院医師が臓器別の診療のみを行っている場合は，信頼できる主治医・かかりつけ医機能を有している診療所などと連携することが求められる．院内・地域内で，主治医・かかりつけ医機能の重要性を浸透させることが，結果として病院総合医の業務が円滑になる可能性もあり，その教育も期待される[4]．

　また日本専門医機構の総合診療領域の研修プログラムにおいては，「総合診療部門を有する病院においては臓器別でない外来診療（救急や複数の健康問題をもつ患者への包括的ケア）を提供することができる」[2]と記載されていることを鑑みると，病院で総合内科医・総合診療医専攻医の外来診療教育を病院総合医が担う可能性も高いのではないかと考える．

　つまり，日本における病院総合医の仕事には，外来業務（＋外来に関連する教育）があるといっても過言ではない．

　救急診療に対応している医療機関で，救急専従医・専任医が不在・充分数いない施設は少なくない．救急診療がどのように分化されているか（内科・小児科・外科系などに分かれているか全科対応か，救急車対応がどうか），院内で担当がどのように決定されるかは，医療機関による（図1 ▭ 部分）．

　施設の規模や方針によっては，整形外科・小外科や小児科診療などが救急で必要とされることや，時間外や日中の救急診療に研修医や専攻医がかかわるとして，その教育を担うこともあり，病院で勤務する総合診療医が救急診療で活躍する可能性は高い（キャリアのなかで，総合診療と救急が相互にかかわる可能性も高い）．

　委員会・横断的チームの業務は，病院の医療の質改善にとって，大きな役割を果たすことが多い．臓器別専門医が興味を持ってかかわる可能性が高いチームもあるが（呼吸器内科医が禁煙関連，整形外科医が転倒関連など），必ずしもその診療科に興味を持つ医師がいるとは限らない．そういった場合に，病院総合医に依頼が来る可能性は少なくなく，またその領域は病院総合医にとって，得意分野，Special Interest となっていることも多い．

　病院総合医の活動範囲は，院内だけにとどまらない．住民への啓発なども医療・地域規模による．一般的に小規模・地方部であれば，比較的狭い範囲での啓発活動が可能であるが，中規模以上の病院であれば，その医療機関が医療政策的なアクションを起こす場合や院内教室という程度にとどまるかもしれない．

　地域包括ケアシステムを円滑に運営するうえでは，地域で発生した救急対応・入院対応が必要な患者に対応できる能力が基幹病院にあることが必要条件である．入院診療の対応，および入院の窓口になる外来診療・救急診療を担う可能性の高い病院総合医は，地域診療所（や特別養護老人ホーム〈特養〉・介護老人保健施設〈老健〉）と退院後の連携や再入院を見据えた情報の収集・整理・共有が求められる（図1 ▭ 部分）．情報の共有には，紹介状はもちろんのこと，顔の見える関係性を長期の時間軸も含めて形成していくことが望ましいかもしれないが，現実的には難しい可能性もある．また最近では，入

図2 病院総合医部門の役割と病院で必要性の高い役割アンケート結果[5]

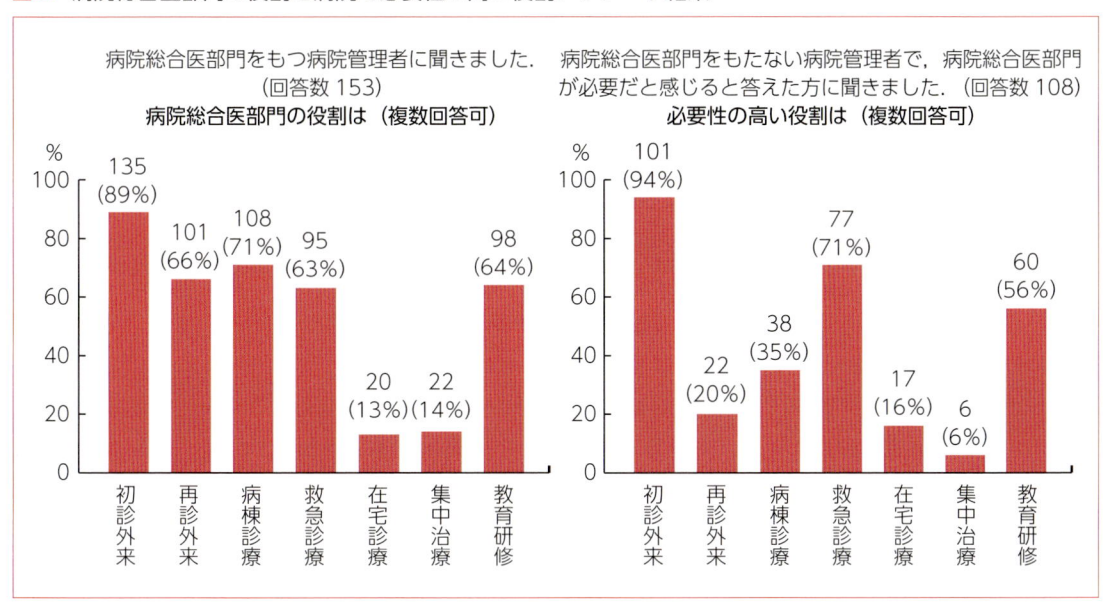

病院総合医部門をもつ病院管理者に聞きました.（回答数 153）
病院総合医部門の役割は（複数回答可）

病院総合医部門をもたない病院管理者で，病院総合医部門が必要だと感じると答えた方に聞きました.（回答数 108）
必要性の高い役割は（複数回答可）

山城清二. 日本プライマリ・ケア連合学会誌2015

院時から退院支援を意識した診療が始まり，基幹病院から在宅医療にかかわる医療機関も存在するため，地域とのより良い連携が構築される可能性もある.

　大学病院は診療の場（外来・入院・救急など）の難しさを抱えているが，研究と診療，人材育成（もしくは人材派遣）という大きな役割を持つ[3].

　研究に関しては，大学病院のみに期待されているものではなく，総合診療領域の発展のためには，必要不可欠なものになってくる. ただ一方で，現状の病院総合医としての機能を維持するのが精一杯の医療機関も多くあり，規模を問わず臨床研究に取り組むというのは無理があるようにも思える.

　教育に関しては，大学では卒前教育への関与も大きい. 総合診療部門での On the Job Training はもちろんのことではあるが，卒後臨床教育全体への関与を求められる可能性が高い. 市中病院においても医学生に接する機会が増えている. これらは病院で勤務する総合診療医の姿を魅せる貴重な機会であることを認識したい[3].

　実際，JPCA が行ったアンケートでは，病院総合医に期待する役割として，図2のように，初診外来・再診外来・病棟診療・救急医療に加えて教育研修があり，在宅診療や集中治療領域にもニーズが求められている[5].

◆ 医師不足・医師偏在

　さて図1のなかで，どの部分を臓器別専門医が担い，どの部分を病院総合医が担うのかは，各医療機関のマンパワーのバランスで決められるが，そもそも医師不足・医師偏在があると，臓器別専門医の対応できる量と範囲が変わってくる.

　筆者は，医師不足・医師偏在の存在する医療機関での内科を4つのグループに分けて考えている. 地方都市などの基幹病院の内科診療をイメージすると，次の4つのグループは理解しやすい.

Ａ：チームが組めるマンパワーがある診療科

Ｂ：チームが組めない（1～少数）診療科

Ｃ：非常勤のみの診療科

Ｄ：院内に存在しない診療科

Ａは地域として高頻度の緊急高度医療を24時間365日，提供できることが望ましく（例：虚血・出血への対応），Ｂは頻度が低くても専門性の高い医療を担えることが，やや広範囲な医療圏という視点で必要である．Ｃは，救急・入院診療との関連も強くなるが，誰がその診療科疾患を担うのか，は重要な問題である．Ｄは，小児科からのトランジションも含めた稀少疾患は，稀ではあるが地域にはゼロではない．稀少疾患の対応では，そもそも診断できる臨床推論能力も必要となる．

この分類は，大学病院・大規模病院では認識しがたいかもしれない．

中～小規模病院では，各施設での診療科構成は異なるが，それぞれに該当するグループがあると想定される．入院や外来診療において，Ａ～Ｄのどの部分を病院総合医が担うのかがポイントである．なお，小規模病院では4分類とも「内科」という括りで協力しながら診療されている可能性も高いことを追記する．

地域における専門医の分布を一望できるデータは現状では得にくい．ただ，各都道府県，もしくは二次医療圏での基幹病院の年度ごとの各診療科の専門医数をカウントすることは不可能ではない．

例えば，呼吸器内科の医師不足・医師偏在に関して，日本呼吸器学会から2012年に「呼吸器診療に関わる医師増加策の必要性」という興味ある提言[6]があるが，そのなかに「都道府県格差・都道府県内格差・病院規模内格差」があることが示されており，ある都道府県における非都市部にある病院規模が大きくない医療機関での呼吸器内科医の数が多くないことは想像に難くない．類似の状況が他の内科領域にも存在すると推察される．

◆ 求められる医師像と関連する学会・団体

日本における医師の約3分の1が日本内科学会に所属しており，病院規模が違えども多くの病院で内科医が勤務していることは容易に想像がつく．日本内科学会は「進展する超高齢社会の医療を支えるため，ひとりひとりの生活の質に配慮し，全身を診る，臓器横断的な診断治療を行える内科医の育成に努めます」とあり，平成29年3月30日に発表された日本内科学会の提言「超高齢社会で果たすべき日本内科学会の役割と責務（宣言）」[7]において提示された目指すべき内科医像は「ひとりひとりの生活の質に配慮し，全身を診る，臓器横断的な診断治療を行える内科医」と謳われている．つまり，病院勤務の総合内科専門医を病院総合医と位置づけることができるといいが，2016年に日本内科学会が行ったアンケート結果では，現時点で日本内科学会には，病院総合医という観点での言及は乏しい．大病院・中規模病院での臓器別専門内科医の診療の現状との乖離を実感される方も多いと思われる．

2017年度末において，病院総合医に関連する学会・団体は　日本プライマリ・ケア連合学会（JPCA），および日本病院総合診療医学会の2学会である．また，日本病院総合診療医学会の認定医制度のなかでは詳細が記載されていないが，学会ホームページの「理事長挨拶」にて，病院総合診療医の役割として，**表1**の10項目を挙げている[8]．

また，学会の認定資格ではないが，日本病院会認定 病院総合医 育成事業の「病院総合医育成プログラム」では，**表2**のような医師育成を目指し，その医師の到達目標として，以下の5つのスキルを挙

表1　日本病院総合診療医学会における「病院総合診療医の役割」[8]

1．救急医療を含めて，どのような疾患，どのような病態の患者でも診察する
2．未診断患者を速やかに診断する
3．診断だけではなく，臓器別の専門性も持ち，可能な限り専門的治療も行う
4．家庭医を支援し，必要に応じて専門医との連携をとる
5．高齢者など複数の疾患を併存している患者の診療を行う
6．臨床研究や疫学的研究を通じて医学の発展へ寄与する
7．予防医学を実践し，健康な長寿社会造りを目指す
8．若い医師，コメディカルの教育に携わる
9．チーム医療の要として，コンダクターとなり専門医およびコメディカルの力を発揮させる
10．地域包括ケアの要となり，地域の総合医療を向上させる.

http://hgm-japan.com/info/greeting.php より作成

表2　日本病院会の病院総合医育成プログラム理念[9]

1．病院において多様な病態を呈する患者に，包括的かつ柔軟に対応できる総合的診療能力を有する医師を育成する
2．必要に応じた複数の診療科，また介護，福祉，生活等の分野と連携・調整し，全人的に対応できる医師を育成する
3．地域包括ケアシステムにおける医療と介護の連携の中心的役割を担うことができる医師を育成する
4．多職種をまとめチーム医療を推進できる医師を育成する
5．総合的な病院経営・管理の能力があり，病院だけでなく地域の医療にも貢献できる医師を育成する

https://www.hospital.or.jp/sogoi/pdf/sg_20171002_01.pdf より作成

げている[9].

　JCHO版病院総合医（Hospitalist）育成プログラム[10]では，「地域医療の実践病院における病院総合医、医師不足地域で貢献する医師、又は総合診療が可能な開業医などとして地域医療を実践する能力をもった医師を育成」とあるが，研修内容には明確なカリキュラムやコンピテンシーの記載はない.

　さらに全日本病院協会総合医育成事業では，高齢患者が著増する中で，臓器別にとらわれない幅広い診療，多様なアクセスを担保する診療，そして多職種からなるチーム医療のマネジメントに対応できる医師像や医療ニーズの変化に対応し，新たなキャリア形成を指向する医師を支援するためのプログラムを策定し，下記の目的を掲げている[11].

① 一定のキャリアを持つ医師が，個々の専門性や経験を生かしつつ，さらに診療の幅を広げる
② 総合診療専門医のもつコンピテンシーを理解・共有し，職場において専門医との協働による相乗効果への期待
③ 病院内外の医師や関連施設および関係する多職種との連携をスムーズに行う医師の育成
④ 地域包括ケアにおける複雑な課題への対応能力を高め，住民からの信頼を得る医師の育成
⑤ 総合的・俯瞰的に病院機能の改善をはかることができ，かつ病院組織の運営に積極的に関与できる人材としての医師の育成

JPCA では，期待される医師像として，

1）内科系急性期病棟診療＋病棟を管理運営

2）病院一般（総合）外来や救急外来で独立診療

3）病院の運営や管理に貢献

4）総合診療領域の教育や研究でも地域社会に貢献

の4項目を挙げ，病院総合医に必要なコンピテンシーを，「病院総合医養成プログラム認定試行細則」のなかで，**図3** のように表記している.

修得すべき中核的能力：Core Competency．これは家庭医の後期研修のゴールに上乗せする形で，病院総合医を特徴づける4つの能力と，さらに教育・研究能力の強化が盛り込まれている.

図3には「家庭医を特徴付ける能力」及び「家庭医が持つ医学的な知識と技術」に加え，「すべての医師が備える能力」という記載がある．つまり病院総合医においては診療科にかかわらずすべての医師が備える能力を目標としていることに重要な点がある．家庭医と病院総合医は診療の場が異なるが，目指すべき能力としては同じものがあることに留意したい.

私見ではあるが，病院総合医というキャリア選択は，新専門医制度における専門医取得後の話題になると考えられる．具体的な方向性やカリキュラムは重複，類似しており，今後関連する学会・団体と協議していく必要性があるのではないかと考えられる.

図3 家庭医を特徴づける能力と病院総合医を特徴づける能力の関係[12]

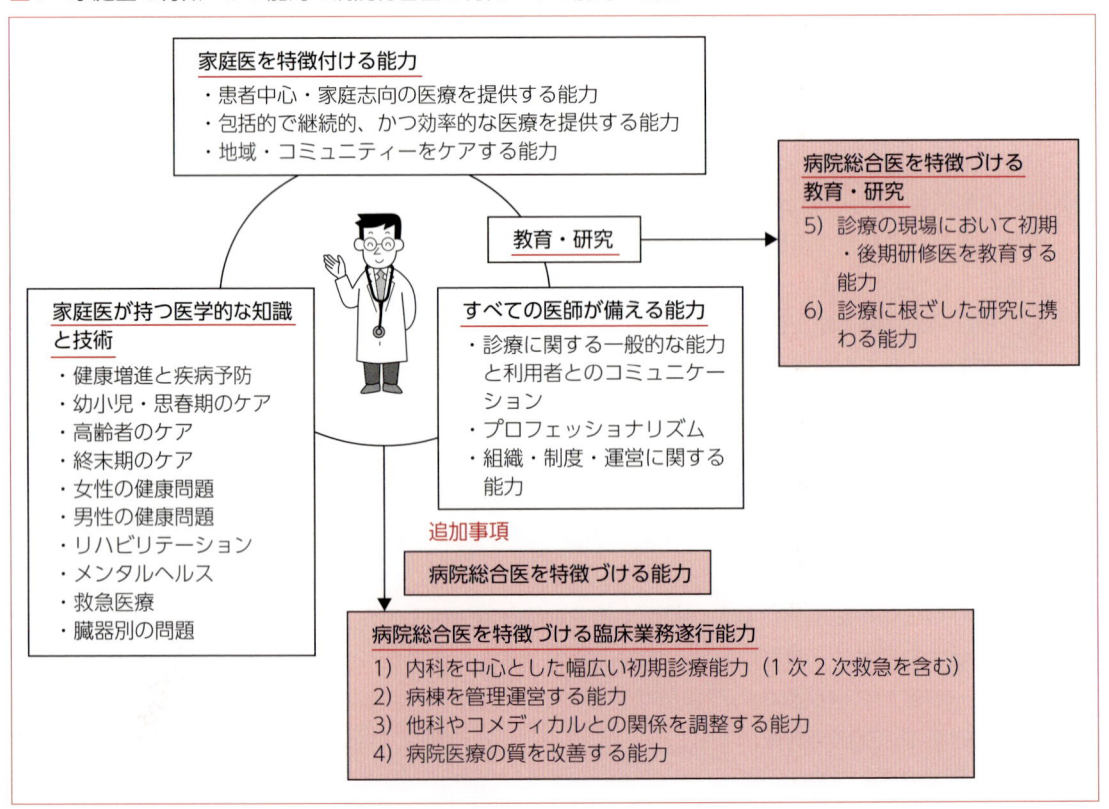

家庭医を特徴付ける能力
・患者中心・家庭志向の医療を提供する能力
・包括的で継続的，かつ効率的な医療を提供する能力
・地域・コミュニティーをケアする能力

病院総合医を特徴づける
教育・研究
5）診療の現場において初期・後期研修医を教育する能力
6）診療に根ざした研究に携わる能力

教育・研究

家庭医が持つ医学的な知識と技術
・健康増進と疾病予防
・幼小児・思春期のケア
・高齢者のケア
・終末期のケア
・女性の健康問題
・男性の健康問題
・リハビリテーション
・メンタルヘルス
・救急医療
・臓器別の問題

すべての医師が備える能力
・診療に関する一般的な能力と利用者とのコミュニケーション
・プロフェッショナリズム
・組織・制度・運営に関する能力

追加事項

病院総合医を特徴づける能力

病院総合医を特徴づける臨床業務遂行能力
1）内科を中心とした幅広い初期診療能力（1次2次救急を含む）
2）病棟を管理運営する能力
3）他科やコメディカルとの関係を調整する能力
4）病院医療の質を改善する能力

https://www.primary-care.or.jp/nintei_ge/pdf/generalist_saisoku0427.pdf より作成

◆ 今後の展望

　筆者の恩師で病院総合医のロールモデルでもあり，「質の高い病院総合医が地域医療を支える」というメッセージも発信されていてる松村理司先生は「病院総合医の活躍の鍵」[13]に次のポイントを含めている：

　　リーダーの存在：総合医の質，院長・行政の理解・協力：総合医の量，専門諸科との協働：win-winの関係，経済的インセンティブ，専門医資格認定，医学界での市民権，社会的（世間からの）評価

ただ，担い手が少ない現状では，まだ普及には時間がかかりそうである．

　実際，前述の JPCA のアンケートにおいても，病院総合医部門をもつ病院管理者に訊いた「病院総合医部門の問題点は」という質問への回答上位6つは，絶対的な人数不足（67%），その部門を担う適切な人材不足（52%），診療を含めた質（32%），他科との連携（21%），役割が不明確（26%），周囲の理解が得られない（21%）であった[5]．

　日本において病院総合医の医療が正しく理解されるためには，総合診療医としての外来診療からの継続的なケアに対する医師の考えや専門医のテリトリーの問題，医師同士のコミュニケーションの改善等といった文化的な問題を認知し，解決していく必要性があると考えられる．

　病院総合医の担い手不足に対しては，家庭医療のトレーニングを積んだ総合診療医が病院で勤務することが解決策の1つとして示される可能性がある．また内科や他科の医師が，臓器別によらない医療，および家庭医療の研修を病院で行うことも1つである．

　この書籍がその解決の1つに少しでもつながれば幸いである．

◆ 文献

1) Wachter RM, Goldman. The emerging role of "hospitalists" in the American health care system. *NEJM* 1996 ; 335 : 514-7
2) 日本専門医機構　総合診療専門研修モデルプログラム；地方センター病院基幹型パターン　S病院総合診療専門研修プログラム
   http://www.japan-senmon-i.jp/comprehensive/doc/hospital.pdf［最終アクセス 2018年3月］
3) 生坂政臣．病院総合医は地域医療をどう支えるか—大学病院の立場から—．日本プライマリ・ケア連合学会誌 2013 ; 36（3）: 207-19
4) 川島篤志　病院勤務医にこそかかりつけ医マインドを！—病院勤務医による地域医療の実践とその課題—．日本内科学会雑誌 2017 ; 106（8）: 1615-8
5) 山城清二．病院総合医委員会：病院総合医アンケート調査の結果報告．日本プライマリ・ケア連合学会誌 2015 ; 38（4）: 414-416
6) 木村弘ら．わが国における呼吸器内科医師の実態に関する調査報告．日呼吸会誌 2006 ; 44 : 312-8
7) 日本内科学会　超高齢社会で果たすべき日本内科学会の役割と責務（宣言）
   http://www.naika.or.jp/teigen20170330/［最終アクセス 2018年3月］
8) 日本病院総合診療医学会　学会HP　医学会について　理事長挨拶
   http://hgm-japan.com/info/greeting.php［最終アクセス 2018年3月］
9) 日本病院会　病院総合医育成プログラム基準【細則】
   https://www.hospital.or.jp/sogoi/pdf/sg_20171002_01.pdf［最終アクセス 2018年3月］
10) 独立行政法人地域医療機能推進機構　JCHO版病院総合医（Hospitalist）育成プログラム〜平成30年度研修対象者の募集を開始〜
    https://www.jcho.go.jp/hospitalist/［最終アクセス 2018年3月］
11) 全日本病院協会 総合医育成事業 プログラムの目的
    https://www.ajha.or.jp/hms/sougoui/pdf/sougoui_pamphlet.pdf［最終アクセス 2018年3月］
12) 日本プライマリ・ケア連合学会　病院総合医養成プログラム認定試行細則
    https://www.primary-care.or.jp/nintei_ge/pdf/generalist_saisoku0427.pdf［最終アクセス 2018年3月］
13) 松村理司．日本の病院総合医活躍の鍵．日本プライマリ・ケア連合学会誌 2013 ; 36（2）: 113-6

2. 歴史的背景

小泉俊三（東光会 七条診療所）

◆ はじめに

「総合診療専門医」の後期研修制度は，紆余曲折を経て，2018年4月から日本専門医機構の枠組みの中で動き出した．ただし，「総合診療」という名称自体に多様な解釈を生み出す素地があり，その新しい医師像が広く国民の間に浸透するのはこれからである．これまでに熱心な議論が積み重ねられた結果，総合診療医の核心となる価値観（core value）や診療姿勢についての共通認識はほぼ確立しているが，病院に勤務する総合診療医＝病院総合医の場合，その名称，求められる臨床能力（コンピテンシー，competency），診療現場での役割，診療科としての守備範囲等については，今なお関係者の見解に幅がある．ここでは，総合診療および病院総合医の歴史にとって特筆すべきいくつかの出来事を略述するとともに，病院総合医の近未来像について手短に言及する．

◆ プライマリ・ヘルス・ケアに関するアルマ・アタ宣言

1978年，H. Mahler WHO事務総長のリーダーシップにより，旧ソビエト連邦アルマ・アタ（現在はカザフスタン共和国アルマトイ）で開催された第1回プライマリ・ヘルス・ケアに関する国際会議で，"すべての人々に健康を（Health For All）"の標語とともにアルマ・アタ（Alma Ata）宣言[1]が採択された．10カ条からなる宣言文は，すべての国の政府，保健・開発従事者，世界の市民社会に対して，「世界中のすべての人々の健康を守り促進するため，健康増進，予防，治療，社会復帰のすべてにおいて至急のアクションが必要である」ことを強調し，プライマリ・ヘルス・ケアについての画期的な提言となった．その理想主義は，日本も含め，世界中に大きなインパクトを与えたが，主として各国政府（行政機関等）に呼び掛ける形を取っており，直接，医療界に向けたメッセージとはなっていない点に注意が必要である．

◆ わが国におけるプライマリ・ケア推進の啓発活動——黎明期

この頃，戦後の高度成長期に入り国民皆保険制度とともに医療へのアクセスが大幅に向上したわが国では，急速に病院志向が高まり，「3時間待って3分間診療」との比喩に象徴される多忙な病院外来や，検査・投薬中心の臓器別診療の行き過ぎを憂える声が聞かれ始めた．上記のアルマ・アタ宣言に触発され，「全人医療」などの標語を通じて医療に人間らしさを取り戻そうとするプライマリ・ケア推進の啓発活動が，「実地医家のための会（1963）」や「日本プライマリ・ケア学会（1978）」の創立に尽力された永井友二郎氏や聖路加国際病院の日野原重明氏，武見太郎日本医師会長をはじめとする医療界のリーダーたちによって展開された[2]．また，戦後間もなくから長野県佐久地区で独自の農村医学を実践

していた若月俊一氏の住民健診も，わが国におけるプライマリ・ヘルス・ケアの先駆的実践例として注目された.

　この時代，公立・私立を問わず，また病院の大小を問わず，病院における技術志向の医療が，一段格上と見做されていたことは否めない．また，当時大学から派遣され，病院に勤務していた医師の多くは，出身医局の専門診療に自らのアイデンティティーを見出していた.

◉ 医学教育改革と総合診療のリーダー育成

　1968 年，学園紛争の混乱の中で第 2 次世界大戦後に米国占領軍により導入されたインターン制度が廃止されたものの，卒後臨床研修の改革が一部の先進的臨床研修病院に限られていた現実を受けて，1980 年になると「臨床研修指導医海外派遣制度」が始まり，次世代の医学教育指導者が北米各地でそれぞれプライマリ・ケアを体験することとなった．これには，卒後臨床研修の改革には幅広い臨床能力を身に付けさせること，すなわちプライマリ・ケア重視の臨床研修システムの導入が必要であるとの，当時の指導層の考え方が反映している．特に米国のプライマリ・ケアは広大な国土を反映して，伝統的な内科学の影響の強い東海岸と，過疎地が多く家庭医療のプログラムが充実していた中西部を中心とした地域とに分かれていたが，それぞれの地域の教育プログラムを体験した若手のリーダーは，帰国してほどなく，卒前・卒後の医学教育のみならず総合診療や家庭医療の領域において指導的な立場で活躍し始めた.

◉ 米国におけるプライマリ・ケア改革と米国内科学会（ACP：American College of Physicians ）

　米国では，1960 年代に入ると医学の進歩と新しい医療技術の展開に伴って医療の中心が病院に移り，従来の一般医による地域医療が衰退した．これに対してミリス（Millis）委員会報告（1966）[3] などを通じてプライマリ・ケアの重要性が改めて指摘され，1969 年，「家庭医」が 20 番目の専門医として公認され，American Academy of General Practice は American Academy of Family Physicians に改称した（1971）.

　この時，米国内科学会（ACP：American College of Physicians ）は "内科医は専門医" との立場からこの動きに参加しなかったが，1978 年になって内科学の若手グループが Society for Research and Education in Primary Care Internal Medicine（SREPCIM）を結成，1987 年，Society of General Internal Medicine（SGIM）として独立した．現在，米国の医科大学ではほとんどすべての内科学講座に，総合内科部門（Division of General Internal Medicine）が設置されている．その後，後述するように，この SGIM を母体に Hospitalist の団体が結成された（National Association of Inpatient Physicians（NAIP）；1998, Society of Hospital Medicine（SHM）；2003）.

◉ わが国における総合診療の導入：家庭医構想から大学病院総合診療部設置へ

　この時期におけるわが国プライマリ・ケアの事情については，総合診療 2017 年 1 月号に詳しい [4].

1980 年代に始まる家庭医構想は，日本型開業医制度に対する官僚統制をもたらすのではないかとの日本医師会の危惧により頓挫したが，その後，大学病院に総合診療部を設置する動きが急速に進んだ．「総合診療研究会」（のちの「日本総合診療医学会」）の設立準備に当たっては，上に述べた米国の経緯を"ボタンの掛け違い"とし，"私たちは前車の轍は踏まない"との考えで関係者は一致していた．こうした議論を経て，2010 年，プライマリ・ケア学会，家庭医療学会，総合診療医学会の 3 学会が，それぞれが一旦解散したうえで，合同してプライマリ・ケア連合学会が発足したが，「病院総合医」については，「診療姿勢」（或いは核となる価値観：Core Value）を共有していても「診療の場」によって規定される臨床能力には病院勤務医特有の内容があることから，新しい学会の中でも「病院総合医委員会」としての活動が続いている．

　3 学会の合同に際しては，大（学）病院に基盤を置く会員が多かった（旧）総合診療医学会では，メンバーの一部が合流をよしとせず，3 学会とは別に「日本病院総合診療医学会」を結成した．また，新しい学会の名称については，「日本総合医療学会」が最有力候補であったが，（旧）プライマリ・ケア学会の強力な抵抗によって暫定的に現在の名称に落ち着いた経緯がある．しかし，一般国民にわかりやすい名称でないことから，学会名については継続的な検討課題とされた．

◈ 米国におけるマネージドケアと Hospitalist の台頭

　1990 年代，米国では，医療費高騰への危機感からマネージドケアが導入され，平均在院日数が極端に短くなり，入院患者が重症化した．このことを背景にホスピタリスト（Hospitalist）という新しい医師の働き方が出現した．欧米の病院は，中世以来の救貧院や巡礼者の休息所，伝染病者の隔離施設等に由来し，まずは収容施設であった．医師はそこに出向いて医療を行うのが基本で，今日でも医師が自分の患者を入院させることは，医師の「特権」と表現され，医師は病院と契約してこの「特権」を得る．従って入院した患者は病院からの請求書と医師からの請求書の二通りの請求書を受け取ることになる．しかし，勤務医が病院に「雇用」されることが当たり前であったわが国では，このことの画期的な意義は，当初，充分理解されなかった．

　UCSF（University of California, San Francisco）の Robert Wachter と Lee Goldman が唱導した米国ホスピタリストのルーツは，その提唱者も含めて，総合内科学（General Internal Medicine）にあり，"Hospitalist" の意味するところは Hospital-based General Internist（直訳すれば「病院基盤型総合内科医」）であった[5]．因みに最新データによると，ホスピタリストとして働いている医師は約 4 万人以上，SHM の会員数は約 1 万 5 千人以上，と急速な広がりを見せていて，後述のわが国のホスピタリストグループとの連携も進んでいる．

◈ 病院総合医の役割と日本型ホスピタリストの登場

　従来から総合診療の理念に共鳴し，臨床研修指定病院をはじめとする教育熱心な病院を基盤として診療に従事してきた若手・中堅の医師の中から，上記の米国 Hospitalist の動きにも触発されて日本型ホスピタリストを名乗るグループが登場し，活発に活動し始めている．これまでのわが国の卒前医学教育では，疾患の病態・病因・病理についての応用生物学的な知識伝授型の教育が中心で，臨床現場における診断推論についての教科は存在しないか臨床実習直前に断片的な講義が行われる程度で，全く重視さ

れて来なかった．また，臨床研修の現場でも，診断プロセスについての系統的な指導はいまだに充分でない．

一方，1990 年代初頭に注目された EBM を通して，診断の事前確率や尤度比の考え方に馴染んできた上記の若手・中堅医師は，患者アウトカムを第一に考える診断推論を重要し，臓器横断的な領域の診療に従事しつつ，新しい視点で活発な研修医の指導と啓発を行っている．また，地域の基幹病院の内科系医師の中には，患者の社会的背景にも関心を持ち，地域包括ケアの中での総合診療医の役割に自覚的な勤務医も増えてきている．高齢社会が進む中で，このような幅広い総合的な視野を持った病院勤務医の役割はますます大きくなると思われる．

◆ William Osler 卿と米国の内科学

わが国で「総合診療」が診療科名としていまだ一般国民の間に定着しているとは言えない一方で，「内科」という診療科名は古くから定着し，多くの人々は，「外科」との対比で"まず診察してくれる医師""検査や処方をしてくれる医師"等々のイメージを抱いている．この「内科」という言葉は，19 世紀中頃のドイツで，患者の症状や外見から病気の本態を知ろうとする従来の考え方に対して，身体内部（臓器）の病態探求に基盤を置く新しい医学の考え方として提案された Innere Medizin（英語では Internal Medicine）に由来するようである．

米国では，20 世紀初頭，基礎科学を重視する Flexner 報告（1910）に基づいて医科大学の再編が断行され，医学教育が自然科学重視へと方向づけられた．また，Johns Hopkins 大学でレジデント制度を創設した William Osler 卿は，ベッドサイドでの観察と教育を重視し，自然科学精神とヒューマニズムに立脚する今日の内科学の礎を築いたが，若い頃（1870 年代）欧州に留学し，Virchow の下で学んだこともあり，この Innere Medizin の考え方にも触発されたと考えられる．

◆ わが国における総合内科学の可能性

自然科学的な身体内部の病態解明は，今日では，分子レベル，遺伝子レベルへと進み，臓器に基づく内科学の専門分化は避けられず，疾患ベースの専門医と総合診療医（Generalist）との役割分担と連携は必須のこととなっている．米国ではこのことを受けて，内科の一部門としての総合内科（General Internal Medicine）や，総合内科から発展した Hospitalist の役割が重視されているが，わが国の場合，内科学会の中から総合内科に関する積極的な議論が出てこないのは奇異に感じられる．病院総合医は，現実的にこの領域を担っているのであるが，米国のように内科の一部門と位置付けられれば「総合内科」，内科とは独立した地域志向の診療科と位置付けられれば「総合診療科」との呼称になろう．また，大病院の病院総合医は，通常の診療以外に感染症や安全管理など院内の横断的部門を担う場合も増えつつある．

◆ わが国の「病院」が辿ってきた特異な歴史と病院総合医

一方，わが国では病院の医師が勤務医であることが自明であるだけでなく，多くの病院が医師によって開設されていることがその特徴である[6]．法人形態をとるとはいえ，日本の病院は「院長の病院」で

あり，中小規模の病院が地域に数多く存在し，その機能が未分化であったことが指摘されてきた．

　高齢化が進むだけでなく，地域コミュニティの変容とともに独居高齢者が増える一方，従来の"家族"イメージとは乖離したサービス付き高齢者住宅（サ高住）など"居宅"の態様も多様化し，さらに，認知症，フレイル高齢者，老老介護など新たな課題が山積する中で，2000 年に始まった介護保険制度が定着し，「地域包括ケア」が具体化しつつある．このような環境下で地域の基幹病院に勤務する"内科"系の医師は，日本型「病院総合医」の 1 つの典型と言えよう．また，このことと関連して，"地域を診る医師"の観点からは，"病院か，診療所か"の議論を超えて，「地域包括ケア」を担える"地域の総合医"として，「病院総合医」と「家庭医」とを一体的に再定義することが求められているように思われる．

●文献

1) アルマ・アタ宣言（原文と対訳）
http://gwweb.jica.go.jp/km/FSubject0201.nsf/8f7bda8fea534ade49256b92001e9387/11a8eae10f9f8af849256ddc000a1213?OpenDocument［最終アクセス 2018 年 3 月］
必須　難易度★★☆

2) 小泉俊三．総合診療の必要性：歴史的・社会的背景．日本内科学会雑誌．2003；92（12）：pp 2319-2325.
おススメ！　難易度★★☆

3) ミリス委員会報告（原文）
https://www.aafpfoundation.org/content/dam/foundation/documents/who-we-are/cfhm/classicsfamilymedicine/GraduateEducationofPhysicians.pdf［最終アクセス 2018 年 3 月］

4) 松村真司（企画）．特集：総合診療の"夜明け"‐キーマンが語り尽くした「来し方，行く末」．総合診療．2017；27（1）：20-78.
おススメ！　難易度★☆☆

5) 小泉俊三．病院総合医（日本型ホスピタリスト）の現状と近未来像―実践を基盤とした総合内科医として．日本内科学会雑誌．2011；100（12）：3687-3693.

6) 猪飼周平．病院の世紀の理論　初版．東京：有斐閣；2010．89-96
難易度★★★

3. 病院で働く総合診療医

林　寛之（福井大学医学部附属病院）

◆ 社会のニーズに応えて――自分のため？　患者のため？

　臓器別専門性が発達し，医療の高度化を遂げた昨今，患者の臓器別専門医への期待も大きい．一方，患者のたらいまわしが絶えない．専門外だからという理由で全国的に多くの患者の受け入れが拒否され，社会的問題になった．社会のニーズに応えられない専門医を量産したツケが回ってきた．

　「専門外」を理由に断るなんて医師として情けないことはない……一般の人から見ればそう思うだろうが，実際にはストレート研修で育った医師にそこまで求められても……あくまでも専門外の診療は個人の自己研鑽に委ねられることが多く，現実には困難である．今までの専門医は深く狭くの学習でよかったはずで，基礎的総合臨床能力を鍛えないまま教育されてきてしまった．これは個人の問題ではなく，今までの医師養成の教育制度に問題があった．これからは社会にニーズに応えられる専門医を養成する教育を行わなければならない（図1）．

　そこで2004年より新臨床研修医制度が始まり，基本的事項を多科にわたって学んだ後，断らない専門医を養成していくことになった．初期臨床研修は，決して自分のための研修（将来選択する専門科のための研修）ではなく，患者のための研修（目の前の患者を断らないための研修）であることを認識しないといけない．将来，自分が選択する専門科の研修を初期研修ローテーション中に長く選択するというのは，本末転倒なのである．残念ながら，ストレート研修で育った指導医にはその辺りの指導がうまくできず，少ない労力最大効果を狙う若者世代にもきちんと響かない人たちがいるのは残念でならない．

図1　今までの専門医とこれからの専門医のあり方

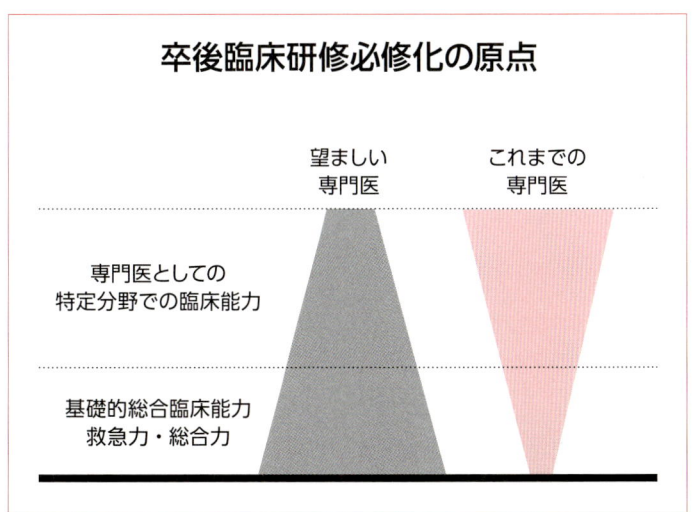

さて，誰がこの現状を打破してくれるのか……

総合診療医の重要性——患者を時間軸でとらえる

　患者にとって重大な疾病になった時に，臓器別専門医に診てもらいたい気持ちは当然のことである．一方，患者の訴えはあくまでも症状であり，最初はどこの臓器が悪いのかははっきりしない．**幅広い知識で対応し，最小の検査で最短の時間で幅広い疾患の診断に至るのは，かなりの総合的な専門性が求められる．**そこで広く対応することが期待されるのが総合医．働く場によって呼び方が病院総合医，家庭医，ER医，集中治療医などとなる．

　患者を時間軸でとらえた場合，必ずしも初期診療は臓器別専門医が最初に出てくる必要もない．8割の疾患は総合診療医が対応できる．経済効率，時間効率，医療安全を考慮すれば，総合診療医が最初に対応するほうがいい．また多臓器にわたる疾病を抱えている場合は，コーディネートの役割が期待される．

　「病気を診ずして，病人を診よ」とは高木兼寛の有名な言葉．"The good physician treats the disease; the great physician treats the patient who has the disease." （良い医者は病気を治療するが，偉大な医者は病気に掛かっている患者を治療する）と言ったのは医学教育の父，William Osler．医師として患者視点の重要性が指摘されている．疾患さえ治せばいいわけではなく，患者の疾病に対する解釈，期待，感情，生活への影響なども含めて診療するべきであり，これは何も総合診療医に限ったことではなく，臓器別専門医にも求められる能力である．しかしながら，**患者の生活に密着した時間軸で診療を行う病院総合医や家庭医はこの辺りのエキスパートであるべきだ（図2）**．Dr.コトーが「食道がんしか診ません」なんて言ったら，番組が成り立たなくなってしまうでしょ？

図2　病院総合医や家庭医は患者を時間軸でとらえる

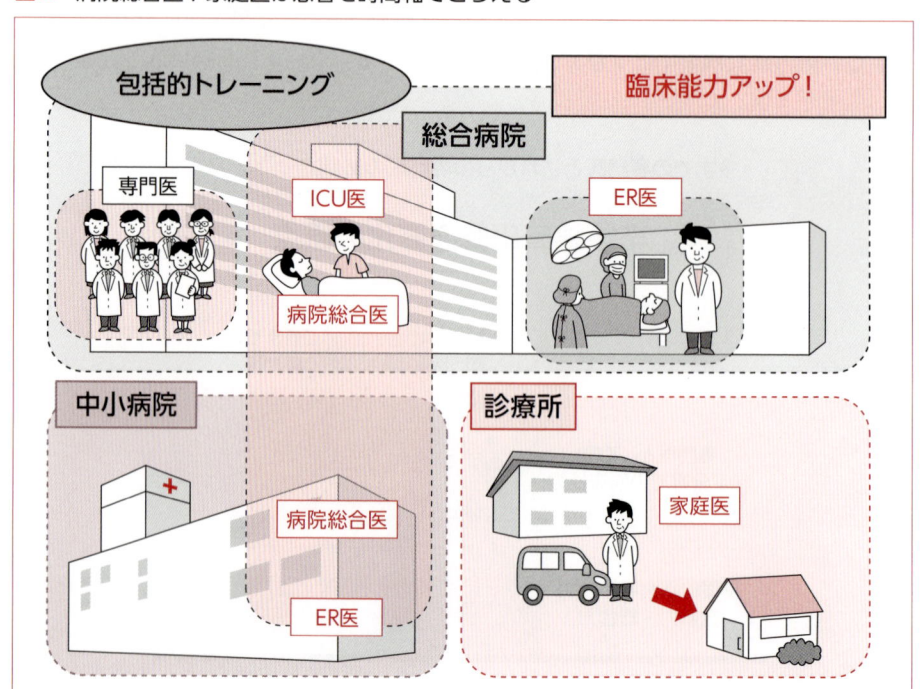

◆ 総合診療医養成には経験が必要

　臓器別専門医と総合診療医，どちらが偉い？などという疑問は愚問である．患者の人生を考慮した場合，どちらも必要なのは明白．残念ながら受験競争を勝ち進んだ医者は，とかく優劣を比較したがる．医師免許を取得した後は，すべて資格試験であり競争ではない．**大事なのはどの医者が偉いかではなく，患者中心にどううまくマネージメントするかが大事**であって，医者の優劣に終始するのは滑稽なプライド論になるだけ．患者にとってみればどちらも必要であり，共同作業が必須なのだ．**知識とエゴは反比例する**．知識のある医師ほど謙虚であり，「実るほど頭を垂れる稲穂かな」という．

　「浅く広く診る」というのは，決して広く診さえすれば何でもできるようになるわけではない．ここで大事なのは，**地域で必要な知識は地域でしか得られない**ということ．診療所で必要な知識や技術，態度は，その場にどっぷり身を置かないと，決して学ぶことはできない．大学病院や大きな教育病院では決して学ぶことはできない．中核病院で要求される知識や技術，態度は，大学病院で要求されるものとは大きく違い，必死に広い範囲の知識を身に着けないと当直すらできず全く役に立たない．診療所で経験を積むだけでは，患者が入院した後のマネージメントがわからず，診断学すら疎かになってしまう．したがって臓器別専門科（整形外科や皮膚科なども含めて）を短期でもいいのでローテーションすることも重要である．また自分の能力の守備範囲の限界を知ることも総合診療医には大事な能力であり，広く研修の場所を経験したほうがいい．まさしく**経験に勝る教育はない**．決して3年程度でプロの総合診療医など養成できるわけもなく，10年かけて勉強するつもりが必要だ．仮面ライダーではライダーキックを学ばないと役に立たないわけで，ギア4のコングガン（週刊少年ジャンプ「ONE PIECE」のルフィの大技）をショッカー相手に出しても興ざめなのだ……ン？

　「地域の小さい病院や診療所には行きたくない」という意見があるとしたら，それはマネージメントをする能力のなさを露呈している．実は学ぶべきことがたくさんあるということは，そこに身を置かないと見えてこない．「行きたくない」≒「能力がない」と考えてよい．**良い総合診療医を養成したければ，様々な地域で，大きい病院から診療所まで広く経験を積むことが肝要である**（図3）．

◆ 総合診療医の魅力

　様々な疾患や様々な時間軸で対応するということは，一生かけて self-directed learning が必要になるということ．なんと範囲が広いことか．**一生勉強しても決して飽きることはない**．八方美人でいろんなことに首を突っ込みたくなるような性格の人には，最適な専門科と言える．ホラ，あちこち手を出している○○先生，ぜひ総合診療に勧誘してください．

　患者との距離が近いのも総合診療医の魅力．患者の生活背景や性格まで把握し，研修医が笑ってくれない冗談にも笑ってくれる患者さんと大笑いができる．生物心理社会的アプローチ能力のみならず，あなたの「ユーモア力」が充分発揮できるのも総合診療医の魅力の1つと言える．医者も患者も承認欲求は強い．固有名詞で呼び合える関係は格別なのだ．

　「偉い」「強い」「症例を選ぶ」の三拍子で学ぶと，大学病院のような臓器別専門性の高い大病院でしか役に立たない．もちろんこのような狭い範囲で非常に高度な医療ができる医者は社会の最先端の宝であり，必要だ．ただし総合診療となれば「腰の低い」「優しい」「すべてを受け入れる」の三拍子が必

図3 総合診療医養成には経験が一番の教育
本当に必要な知識・技術・態度は，その「場」でしか学べない

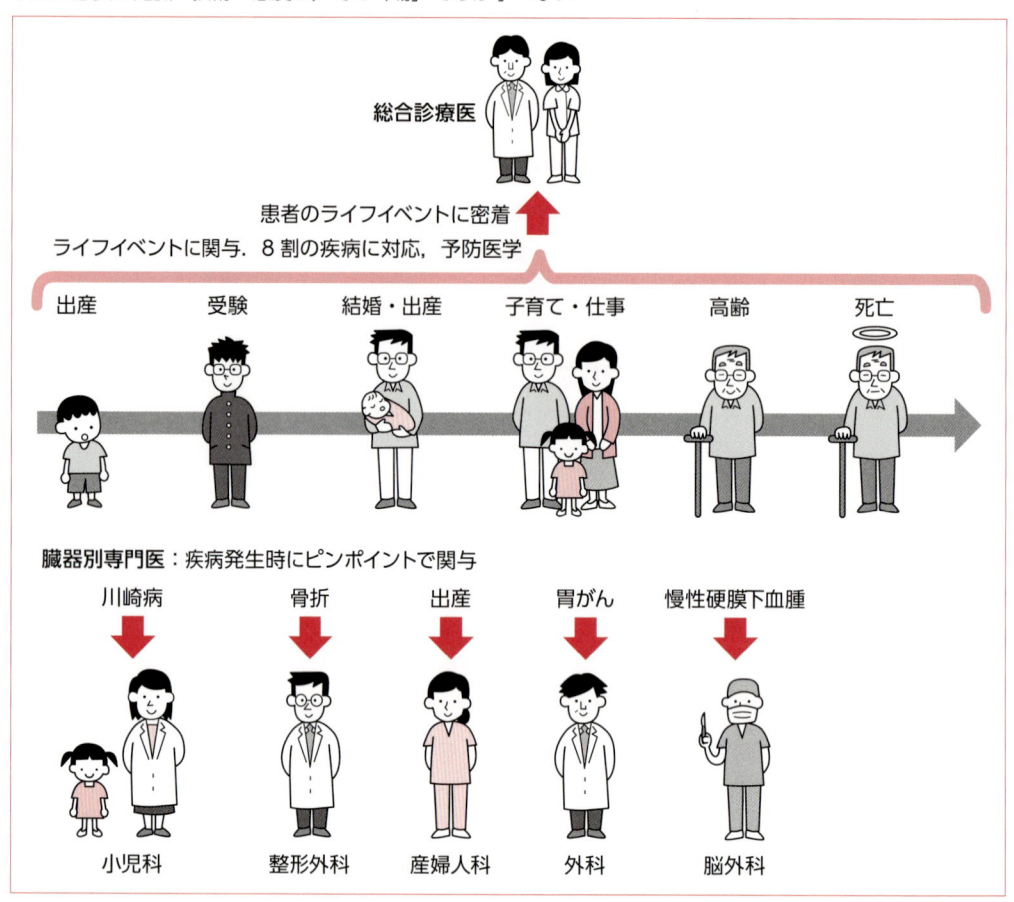

要．どちらが自分に合っているかを考えたうえで，若先生は総合診療を選択してくれるといい．

病院総合医や家庭医は多職種連携や地域包括ケアの能力も求められる．誤嚥性肺炎や圧迫骨折，複数疾患の共存，老衰等を毛嫌いしているようでは，良医にはとてもなれない．GM とは "general medicine" ではなく，"**ginger medicine**" の略なのだ．生物心理社会的困難事例を毛嫌いして「うちじゃない」と断る「うちじゃ内科」が多い中，「生姜内科……しょうがないか……」と自虐的な笑いも混じえてすべての患者を受け入れるのも総合診療医の仕事．実は患者や家族に言わせれば，救世主に見えるはず．患者が自分の身内だったらどう思う？　**自分が診たい疾患を診るのではなく，患者のニーズに応える**，それこそ総合診療医の真骨頂であり，社会貢献度 No.1 と言えるのだ．心を折るな，骨を折れ！心ある若先生の総合診療への参入を心から応援する．

症例別による７つの Case

初診外来から入院：尿路感染症

田所　学（市立福知山市民病院）
川島篤志（市立福知山市民病院）

指導医 ▶ 若宮先生，研修初日から早速ですが，菌血症を伴っている可能性がある尿路感染症の患者さんの入院担当をお願いできますか？

専攻医 ▶ 尿路感染症は，初期研修医時代に数人診ているので大丈夫です！

症 例

82歳女性．高血圧症と便秘，不眠症にて近医受診中．今回，悪寒戦慄を伴う発熱と嘔気・嘔吐にて，内科外来を受診．同日に入院となった．
定期的な内服処方：アムロジピン　酸化マグネシウム　ブロチゾラム

指導医 ▶ でも，当院で担当するのは初めてだから，入院時の指示出しや，主治医として対応することの重要性など，あとで一緒にチェックしましょう．どんなカルテ記載になるのかも楽しみにしています．

専攻医 ▶ はっ，はい．

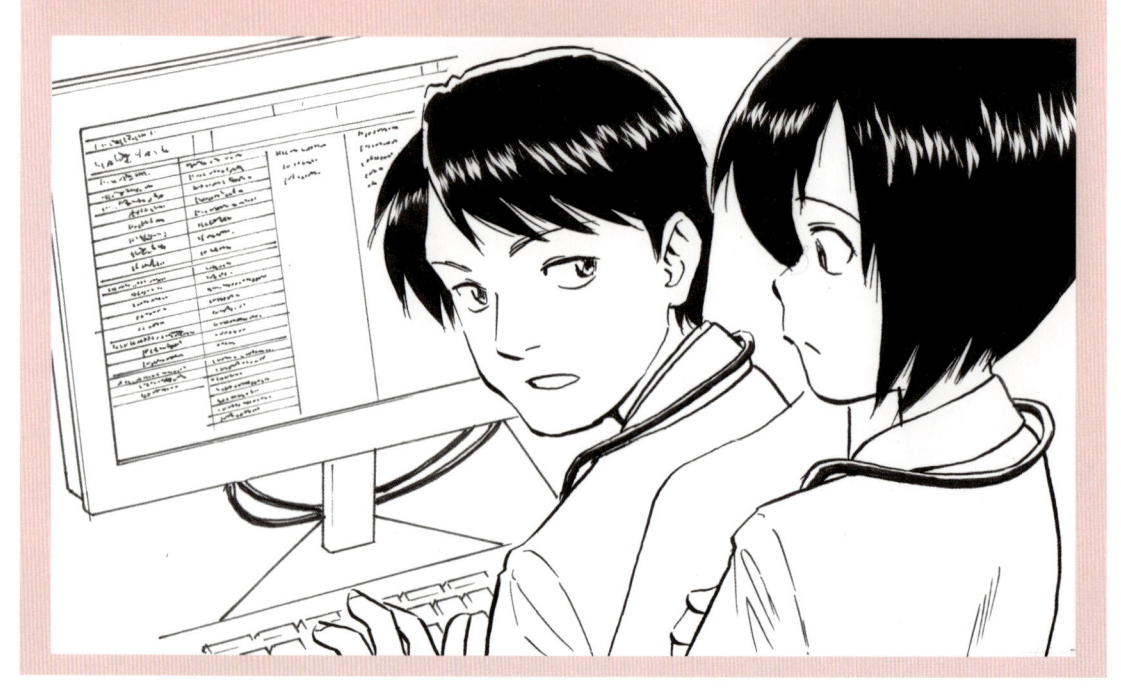

――――― 入院後 ―――――

指導医 この方はもともとの疾患も落ち着いているし，入院に至った疾患も比較的シンプルな症例だね．尿路感染症はいい加減に診ようと思ったらいくらでもできるけれど，感染症診療の基本的なことから深いところまで学べるから，適切に診てほしい疾患です．適切な検査や治療，耐性菌のことも考えていきましょう．

専攻医 抗菌薬の選択や投与量，投与間隔が適切かどうか，確認していただいていいですか？

指導医 グラム染色はグラム陰性桿菌だったんですよね．当院のアンチバイオグラム（薬剤感受性表）はまだ見ていませんよね．

専攻医 じつは細菌検査室に行った時に，技師さんが教えてくれました．地域の先生方にも配布しているんですね．

指導医 おっ，フットワークが軽いね．感染症診療に強い医師・診療科だけでなく，適切に診られる病院であり地域になるのが目標です．ESBL産生菌のリスクも高くないかもね．脱水によると思われる腎機能低下に注意だね．さて，入院時の指示だけれど，普段からベンゾジアゼピン系睡眠薬を使っているのが不安ですね．不眠時や不穏時の指示はどうしました？　嘔気時の指示も副作用に注意しないといけないね．

専攻医 今まで一律に考えていましたけれど……そうですね．注意が要りますね．

指導医 あと，便秘も奥が深いんだけれど，医学的にはどこかで整理していますか？　高齢者に限らないけれど，いわゆる5快「快食，快眠，快便，快重，快動」へのアドバイスもできるといいね．便秘薬の副作用や薬剤の副作用による便秘にも注意してください．

専攻医 便秘薬の副作用ですか．よくある処方だと思って油断していました．

指導医 さらに高齢者には，入院の機会に外来で本来整理しておくべき項目をチェックしておくといいね．がん検診の話題も本人やご家族にしないといけないし，そうなってくると本人の理解のレベルや家族背景など，自然に訊かないといけない項目が増えてくるでしょう．すでにかかりつけ医の先生が整理されているかもしれないから，今回の入院のことも含めた診療情報提供依頼をしてくれますか？　今後の外来診療の準備にもなるから，「病気だけでなく人を診る」ということが病院でも実践できるようにまとめてみてください．こういったことも病院総合医の仕事のひとつだよ．

専攻医 ちょっと気を抜いてました．頑張って評価してきます！　病院での家庭医療の実践ですね！

① -1　入院患者のマネジメント総論：カルテ記載・指示簿

佐 藤 直 行（練馬光が丘病院）
小坂鎮太郎（練馬光が丘病院）

　カルテ（診療録）は単なる記載者のメモではなく，法的根拠となる公的文書であり，診療報酬請求の根拠ともなる診療内容の証明書である．医師法第 24 条第 1 項には，医師が診察した際のカルテ記載の義務が明示されており，可能な限り遅滞のない記載を心がける必要がある．

　また，医師の指示は保健医療福祉職の医行為を有効化する重要なものであるため，明確かつ適切に行われるべきものである．これらはいずれも，他の医療従事者との情報共有・医行為のためのコミュニケーションツールとなるため，誰が見てもわかりやすくする必要がある．

　一口にカルテ記載と言っても，診療場所や状況により記載の仕方は様々で，入院経過の中でも状況に応じたカルテの書き分けが必要で，入院時記録（Admission note），経過記録（Progress note），週間要約（Weekly summary），退院時要約（Discharge summary），当直あるいは研修医間の引き継ぎサマリ（Sign out note/ON or OFF service note）などがある．いずれにも共通するのは，視認性（特に紙媒体），略語を避けた日本語での記載，論理的でわかりやすい内容，インフォームドコンセントや回診・カンファレンスの内容を即時的に記載することなどの基本的な事柄である．

　現在の標準的なカルテ記載は **POMR（Problem Oriented Medical Record；問題指向型診療録）** に則った SOAP（Subjective, Objective, Assessment, Plan）の形式が主流である．**POMR は，患者の抱える問題点（プロブレム）を中心に抽出・評価する方法で**，症候や検査異常，疾患をプロブレムとして漏れなく抽出して体系立った評価を行うことができるため，急性期診療の評価とカルテ記載の質を高めるために選択されてきた．しかしながら，急性期の問題には強かったが，少子高齢化・格差など社会問題におけるプロブレム抽出が欠けることが弱点となっていた．

　総合診療医としては，**健康の社会的決定要因（Social Determinants of Health：SDH）** を検出して社会的処方を含めた全人的医療を提供するために，家族や社会背景も含めた個人の歴史にも焦点を当てた病歴聴取・対応（Life course approach）を行い，**SDH もプロブレムとして挙げて評価するような役割が求められる**と考える[1]．

　プロブレムへの対応に必要な医行為，例えば看護師によるケア，薬剤師による調剤，診療放射線技師による放射線照射，臨床検査技師による採血など，**保健医療福祉職の医行為は医師の「指示」のもと行われる**ため，指示簿はどの職種が見てもわかりやすいことが重要となる．特に，その指示内容は医療の質・安全にも直結する非常に重要なものであり，医師によるばらつき，定期的な見直しの必要性など，多くの問題を抱えている．本項では入院診療における医師から看護師への指示についても概説する．

◆ カルテ記載

　入院時や初診外来など，何事も最初が肝心で，診療の開始時点での情報収集・管理がうまくできると診療がスムーズとなるため，本項では入院時診療録を中心に解説する．入院時にすべての情報を収集するのは難しいため，まずは収集した情報の整理に努める．図 1 に入院時記録の例とポイントを示す．

　残念ながら日本ではカルテ記載の教育が充分になされていないのが現状で，カルテ記載方法は初めに習った医師や独学に委ねられるところが大きい．しかし先に述べたように，カルテは公的文書であり自分の診療を証明するものでもあるため，そこに記載すべき内容については標準的なものを知っておくべきである（これには医学的妥当性の"標準"も含まれる）．

　例えば米国においては，電子カルテ記載のシミュレーション教育を行うなどして学生・研修医時代からカルテ記載の標準化／質向上を重視している[2)3)]．日本と米国とのカルテ記載に対する意識が違うのは，両者の教育体制や文化の違いもあるが外的評価による内的動機づけも大きい．米国におけるカルテ記載は，どのような経験年数であってもそれぞれの段階で様々な外的評価が入り，Chart audit（カルテ記載に対する監査）のような外圧によっても，カルテ記載の重要性に対する意識づけがなされている．日本では**指導医がカルテ記載確認を通じて標準化や質改善を図っていく**ことが望ましいだろう．

　電子カルテには利便性がある反面，功罪やミスを招くリスクもあるため注意が必要である．

　米国での報告だが，研修医が勤務時間の 40％をコンピュータの使用に費やし，直接的な患者ケアに 12％しか費やさなかったというデータがある[6)]．カルテ記載に注意を注ぎ過ぎると肝心の患者ケアが疎かになるため，**可能な限り簡潔に記載しベッドサイドでの時間が取れるように努めてほしい**（各職種の業務効率化にも繋がる）．また，コピー＆ペーストは電子カルテによる功罪の筆頭で，毎日更新されるように**プロブレムのみコピー可能とする**など使い方には慎重になるべきである．これらの問題への注意喚起として，新しい SOAP ＝ **"SOAP 2.0"** として，

Succinct and Specific（簡潔で明確に）

Original（コピーしない）

Accurate（正確に）

Problem Oriented（プロブレムベースで）

というカルテ記載方法も謳われていて[4)]，米国内科学会からも Position paper が出されているので参照していただきたい[5)]（**表 1**）．わかりやすいカルテを書く近道はなく，**身近にいる優秀な医師のカルテを参照し，上級医や他職種にフィードバック**をしてもらうなど，日々研鑽していくことが大切である．

　日々のカルテ記載（経過録／プログレスノート）の形式については，紙カルテか電子カルテかでも異なり，電子カルテであればフォーマットが決まっていることもある．院内である程度のルールがあるかどうかを確認し，診療部門内でルールの見直しを行うことなども必要だろう．特に専門的な内科部門よりも，社会的問題も含む複数のプロブレムに対応する状況の多い総合医にとって，プロブレムリストを上手く活用できるかどうかは非常に重要な課題である．カルテ記載の方法論は種々提案されているが，主病名以外のプロブレムの扱い方や他科の病名，疾患以外の心理社会的問題なども含めると，プロ

表1　米国内科学会による Position Statements and Recommendations[5)]

> 1. カルテ記載の主な目的は他職種とのコミュニケーションを強化することで，患者ケアを支援して臨床的な結果をよりよくすることにある．
> 2. 医師は自分の働いている病院や社会などの環境において，カルテ記載を通して専門家として行う標準的診療内容を明示するべきである．
> 2-D. 過去に残っている診療録情報が正確で，現在でも引用する価値がある場合は，コピー＆ペーストでカルテ記載の正確性，完全性，効率性を改善する可能性はある．しかしながら，追記載や修正を怠るなどにより，コピー＆ペーストのために逆に正確性や質の高いケア，患者安全を損なう可能性がある．

Kuhn T et al. *Ann Intern Med* 2015 より抜粋して引用

図1　入院時記録の例

【患者】78 歳, 女性, 日本人
【情報源】本人, 信頼性あり
【主訴】発熱, 悪寒戦慄
【現病歴】
●月●-1日（入院前日）、朝食を摂った頃までは普段通りだった.
日中, 普段よりも排尿感覚が短く, 排尿時痛も認めるようになっていた.
同日夕方に15分ほどの悪寒戦慄を認め, その後体温を測ると38.3℃であった.
一晩様子を見ても解熱せず, 食欲低下, 倦怠感も強くなったため
●月●日（入院当日）朝6時ごろに夫とともに当院救急室を受診した.
周囲に同症状の人はいない.
以前に同様の症状を認めたことはなく初発のエピソードである.
咳, 痰, 咽頭痛, 鼻汁, 呼吸困難, 腹痛, 下痢, 腰痛は認めない.
【既往歴】
#高血圧：自宅血圧 120/70 mmHg
#アレルギーなし　#喘息なし　#糖尿病・脂質異常症なし
#入院歴・手術歴なし　#毎年の健康診断受診あり
【内服歴】
アムロジピン 5 mg/1x 朝食後
サプリメント・漢方の使用なし, 健康食品摂取なし
【社会歴】
#ADL・IADL自立　#夫 (ADL・IADL 自立) と 2 人暮らし
#飲酒歴なし　#喫煙歴なし（Never smoker）
#Sexually inactive　#介護申請：未
#肺炎球菌ワクチン：75 歳で接種済み (ニューモバックス)
【家族歴】
#父親が70歳で心筋梗塞
【Review of systems】
盗汗なし, 頭痛なし, 胸痛なし, 動悸なし, 嘔気・嘔吐なし, 腹痛なし,
下痢なし, 便秘なし, 血便なし, 関節痛なし, 筋肉痛なし, 皮疹なし,
帯下の増加なし, 不正性器出血なし
【身体所見】
身長 153 cm, 体重 45 kg　　意識：GCS E4V5M6, JCS 0
外観：夫に軽く支えられながら歩き表情はやや辛そうである
体温 38.5℃, 血圧 125/80 mmHg, 脈拍 120/分, 呼吸数 24/分,
SpO2 99% (室内気)
眼：眼瞼結膜蒼白・出血なし, 眼球結膜黄染・充血なし
口腔内：衛生良好, 乾燥している, う歯なし, 咽頭発赤なし
頸部：リンパ節腫脹なし, 甲状腺腫大・圧痛なし
肺音：wheezesなし, cracklesなし, 呼吸音の左右差なし
心音：S1→S2→, S3(-), S4(-), 整, 心雑音なし
腹部：平坦・軟, 蠕動音は正常, 圧痛なし, 腎双手診による圧痛なし,
　　　Murphy's signなし, McBurney点の圧痛なし
背部：棘突起の叩打痛なし, 左CVA叩打痛あり
四肢：関節腫脹・圧痛なし, 下腿浮腫なし, 末梢は温かい, 腋窩乾燥あり,
　　　Peripheral signs of infections endocarditisなし
皮膚：皮疹なし
【採血検査】
WBC 10,200/μL
 Neut 83%, Lym 13%, Mono 2.2%, Eos 1.3%, Baso 0.5%
Hb 14.1 g/dL, Hct 48%, Plt 24 x 104/μL
Na 138 mEq/L, K 3.8 mEq/L, Cl 98 mEq/L, BUN 28 mg/dL, Cre 0.84 mg/dL
AST 20 IU/L, ALT 16 IU/L, T-Bil 0.8 mg/dL, Glu 90 mg/dL, CRP 13.5 mg/dL
【尿検査】
糖(-)/蛋白(-)/潜血(-)/ケトン(-)/亜硝酸塩(2+)/細菌(2+)
赤血球<1/HPF, 白血球50-99/HPF, 扁平上皮<1/HPF

──（注釈）──
最初に【診断名】を記載するのもよい

カルテの情報源, 信頼性は重要

現病歴に関連する鑑別のうえでも意味のある陰性症状を記載

既往がないことを記載することも重要

ヘルスメンテナンスの状況も確認

用法用量まで記載

自宅での生活状況は退院後も同様の生活が送れるかにかかわる

現病歴に関連しない症状も可能な限り聴取する

初診時の "見た目" は診察した人しか分からないためしっかり記載しておく

熱源同定に必要な所見を、頭から足先, 全ての穴に異常がないか網羅して記載する
(Top to bottom approach)

関連する必要検査項目のみを簡潔に記載する

図1　入院時記録の例（続き）

【尿グラム染色】
外観：混濁，多核好中球 2+，グラム陰性桿菌 (中型) 3+
【胸部単純写真】
立位P→A像，明らかな浸潤影なし，心拡大なし，CPA sharp，
骨軟部組織に明らかな異常所見なし
【腹部エコー】
胆嚢腫大・壁肥厚なし，総胆管拡張なし，両側水腎症なし，
膀胱内尿貯留あり，腹腔内echo free spaceなし
【心電図】
正常洞調律，正常軸，narrow QRS，QTc 延長なし，ST-T変化なし
【A/P】
#1. 発熱・悪寒戦慄
#2. 膿尿・細菌尿
#3. 左 CVA 叩打痛
肺炎や皮膚軟部組織感染症などは否定的であり，付属器感染や腸炎などを
示唆する所見にも乏しいため上記所見から左腎盂腎炎と診断した．
qSOFA 1 点であるが悪寒戦慄を認めており敗血症の可能性もある．
市中発症であり過去の耐性菌の情報も明らかでないため，血液培養 2 セット
採取の上，抗菌薬は腎機能で調整してセフォチアム 1 g 12 時間毎での投与
とした．グラム染色の所見からは起炎菌として腸内細菌科 (大腸菌，クレブ
シエラなど) を推定した．腹部エコー所見からは閉塞機転は明らかではなく，
ドレナージは不要と考えた．熱型，全身状態，培養結果をフォローし，
抗菌薬投与期間を決定する．48 時間以内に解熱などの全身状態改善を認め
なければ再評価行う．

#4. 腎機能障害 GFR 39 (Cockcroft-Gault)
#5. 頻脈
#6. 口腔内・腋窩の乾燥
腎後性腎不全は否定的であり，尿沈渣所見にも血尿や円柱など認めないこと
から腎前性腎不全と考えられた (年齢の割に Hct も高く血液濃縮の可能性も
考えられた)．救急室で生理食塩水を 1000 ml 投与の後，HR 90 程度まで改善
したため乳酸リンゲル液 100 ml/h で継続とした．
入院翌日のバイタル，採血を確認していく．

#7. 高血圧
糖尿病や慢性腎臓病などの動脈硬化リスクはなく，78 歳であるため
目標血圧は 150/90 mmHg とした（忍容性があれば 140/90 mmHg を目標）．
自宅血圧はコントロール良好であるため，入院中は塩分制限のみで
降圧薬を中止して推移をみていくこととした．
自宅での塩分摂取量について入院中に聞き取りを行う．

【入院ルーチン】
#DVT 予防：padua score 5 点でありヘパリンカルシウム 5000 単位 1 日 2 回
　　皮下注投与を行う．歩行可能となれば中止する．
#ストレス潰瘍予防：リスク因子なく不要と判断した．
#リハビリ：PTオーダー済み (廃用症候群予防)
#誤嚥リスク：なし
#社会問題：初回の入院で全て自立しており，ワクチン接種や介護保険申請など
　　　　含めて入院中の介入は必要ないと判断した．
【方針】
静注抗菌薬治療が終われば自宅退院．
【悪い知らせなどの告知】ご本人と夫にお伝えする．
【心肺停止時 Code】
ご本人とお話でき Living will として心肺停止時 DNAR (胸骨圧迫・挿管・
除細動なし) の方針となった．ご家族にも説明済み．状態悪化時の
中心静脈カテーテル，昇圧剤，非侵襲的陽圧換気は使用する．
【Key person】夫

> 起因菌同定に特異度の高い
> グラム染色を活用することで，
> より確実なEmpiric therapyが可能
> となり，治療効果を上げて，広域抗
> 菌薬の温存，コスト削減ができる[A]

A) Taniguchi T et al. Gram-stain-based antimicrobial selection reduces cost and overuse compared with Japanese guidelines. BMC Infect Dis. 2015;15:458-464. PMID: 26503359

> 腎盂腎炎の診断のためには
> ほかの熱源や膿尿・細菌尿の原因と
> なる疾患の除外が重要である
> （除外診断）

> 治療を選択した
> 根拠が分かるように
> 記載していく

> 方針が分かるように
> 具体的に記載する

> 入院中の合併症予防
> （ほかにアルコール離
> 脱や Refeeding 症候
> 群，転倒など）

> 自宅生活環境の様々な問題から，
> 社会調整が必要な場合には入院期
> 間が延びないように早期の MSW
> 依頼などを行っておく

ブレムリストは膨大になり，これらを院内のフォーマットやルールに沿う形でまとめられるような記載方法も検討する必要がある[7]．

◆ 指示簿

看護師がケアと診療補助を行うに当たり，医師の指示は必須で，その指示伝達については明確でなければならない．指示が成立する前提条件は，

① 対応可能な患者の範囲（指示簿の対象患者）の明示

② 対応可能な病態の変化の範囲が明確にされていること

③ 指示を受ける看護師が理解し得る程度の指示内容（判断の基準，処置・検査・薬剤の具体的使用の内容等）が示されていること

④ 対応可能な病態の変化の範囲を逸脱した場合に，早急に医師に連絡を取り，その指示が受けられる体制（Dr.call 基準の明示）が整えられていること

の4つとされている[8]．**明確性と具体性，そして理解できること**が重要だが，多くのローカルファクターも加わるため，いわゆる"世界標準"は定めにくい．指示簿の運用方法や指示の出し方，指示出しの期限などは病院ごとに大きく異なり，まずは院内にどういった決まりごとがあるかを知ることが大切である．郷に入っては郷に従い，改善点があるなら先に決まりごとを遵守して信頼を得てから提案しよう．

指示簿を活用した医療の質の改善も可能である．事前に構築された指示簿セットを活用することで，ケアにおける多職種の意思統一，正確なコミュニケーション，医師ごとの指示変動の減少，内容の安全性の担保，"最善の医療"を診療に組み込むことができるため，患者アウトカムに良い影響を及ぼすと考えられる[9]．これには EBM に基づいた診療を日頃から多職種で話し合って実践し，診療内容の指示簿の合意形成を行っておく必要があり，そこに貢献できるかどうかは，院内全体を見渡しやすい総合診療医の腕の見せどころではないだろうか．院内の一般的な指示項目の中で患者に不利益が生じる可能性があるものや，病棟の業務フローに悪影響のあるものなどがあれば，それを改善していくことも病院総合医の仕事の1つであろう．

指示簿のセット化（テンプレートからのルーチン使用）の問題は，漏れはないが無駄な指示がたくさん残ってしまうことにある．例えば冗長にモニターを付け続けたり，バイタル測定を3検し続けたりすることは，患者や看護師には負担を強いることになる．指示1つでせん妄をつくることもある．そのため，**指示簿は毎日見直す癖をつけ，患者の直接的ケアがどのようになっているか整理する**ことをお勧めする．無駄を減らしたりエラーを防いだりするには細やかな配慮が必要であり，指示内容の確認で看護師からコールをもらうようであれば，非があるのは医師のほうであることは心にとどめておいていただきたい．これらを踏まえてベーシックな指示簿の例を提示する（図2）．

●文献

1) Daaleman TP1, Elder GH Jr. Family medicine and the life course paradigm. *J Am Board Fam Med.* 2007；20：85-92. PMID：17204740

2) Milano CE et al. Simulated electronic health record（Sim-EHR）curriculum：teaching EHR skills and use of the EHR for disease management and prevention. *Acad Med.* 2014 Mar；89（3）：399-403. PMID：24448035

3) March CA et al. Use of Electronic Health Record Simulation to Understand the Accuracy of Intern Progress Notes. *J Grad Med Educ.* 2016 May；8（2）：237-240. PMID：27168894

4) Hagland M. Take a note on that：CMIOs help lead physician documentation reform. *Healthc Inform.* 2014；31：8-10, 12-13.

図2　入院時指示の例

内科　担当：●● PHS****
#左腎盂腎炎：●月●日〜セフォチアムで治療中
#心肺停止時 Code：DNAR (胸骨圧迫・挿管・除細動なし)
＜一般指示＞
#バイタル：3検 (体温, 血圧, 脈拍, 呼吸数, SpO_2)
#食事：1500 kcal, 塩分 6 g
#安静度：トイレ見守り歩行, 清拭
#尿量測定：回数測定
#体重測定：入院時に 1 回
＜注射指示＞
(A) セフォチアム 1 g ＋生理食塩水 50 ml → 100 ml/h 点滴 8 時間毎
＜内服指示＞
①高血圧に対して
　　アムロジピン 5 mg 1T/1x 朝食後：持参薬. 指示あるまで中止
＜必要時指示＞
発熱時：38.5℃ 以上の時、疼痛時カロナール 400 mg 内服
　　　　4〜6 時間あけて内服可
便秘時：センノシド 12 mg 2T 眠前内服可
不穏時：Dr. call
＜医師呼び出し基準＞
バイタルサインの異常値コールは院内ルールに準ずる

- 重要な情報は自院のシステムで最も見やすい場所にも記載する
- 安定してくればバイタル測定や安静度, 尿量測定などは見直していく
- ストレス係数や合併症も加味して必要エネルギー量を設定
- 単位や用量・組成, 速度など具体的に記載する
- 解熱のメリットについてはエビデンスはない

＜指示に関するそのほかの注意＞
●医師の判断が必要な**許可的指示**
　飲水や食事内容, 安静度, 入浴などは医師の許可判断が必要とされており,
　許可範囲の明記が義務付けられている.
●**必要時指示** (または約束指示, 事前指示, 異常時指示などと表現される)
　標準的なものは定めにくいが, 施設内の状況に合ったものから使用し, 場合によって改善を進める.
　（疼痛時, 発熱時, 嘔気時, 不眠時, 不穏時, 血圧異常時, 排便異常時など）
●**合併症・状況に応じた指示**
　（血糖測定, ドレーン排液量測定, ヘッドアップ, クーリング, 導尿, 差し入れ, 告知の状況,
　　創部処置など, 疾患や病態に応じて管理が必要な項目は, その方法も明記する）
　これらは看護必要度項目にも影響をするため, 明確に記載する.
●**注射指示・内服指示**
　薬剤名は院内採用薬の薬剤名で記載することで誤投与などのエラーを防ぐ.
　注射は投与方法まで具体的に記載する（経路, 速度）.
　特にハイリスク薬（麻薬や昇圧剤など）の組成などについては, 安全上の観点からも
　　院内で統一したものを作成しておくと良い.
　経口摂取できない場合の代替薬にも配慮する.
●**運用のピットフォール**
　指示内容は院内標準のものを踏襲しつつ患者個人に合わせて設定し, 不要なルーチンを避ける.
　（例：高齢者に不眠時ベンゾジアゼピンのルーチン指示で転倒リスクになる）
　受け手が混乱しないように, 院内での良い指示は共有され, 標準化されることが望ましい.
　血圧や尿量など, 判断に困らないよう配慮し, 目標値がある場合は具体的に記載する.
　明確な理由のない指示で現場に混乱を招く場合は, 現場がやりやすい方法を優先する.

PMID：24941599

5) Kuhn T et al. Clinical documentation in rethe 21 st century：executive summary of a policy position paper from the American College of Physicians. *Ann Intern Med.* 2015；162：301-303. PMID：25581028

6) Block L et al. In the wake of the 2003 and 2011 duty hours regulations, how do internal medicine interns spend their time? *J Gen Intern Med.* 2013；28：1042-1047. PMID：23595927

7) 佐藤健太. Multimorbidity 時代のプロブレムリストの作り方. 日内会誌 2017；106：2535-2544.

8) チーム医療の推進について（チーム医療の推進に関する検討会 報告書）. 厚生労働省. 平成 22 年 3 月 19 日. http://www.mhlw.go.jp/shingi/2010/03/dl/s0319-9a.pdf ［最終アクセス 2018 年 3 月］

9) Ehringer G, Duffy B. Promoting Best Practice and Safety Through Preprinted Physician Orders. Agency for Healthcare Research and Quality（US）；2008 Aug. PMID：21249884

10) 佐藤健太. 「型」が身につくカルテの書き方. 東京；医学書院. 2015.

①-2　「総合診療医」として入院患者へ生活を念頭に置いたケアを提供するために

木村琢磨（北里大学）

　近年，医療情勢の変化により，とくに急性期病院における在院日数はますます減少し，今後もこの傾向は続くであろう．当然のことながら急性期病院においても総合診療医の役割は極めて多く，専攻医は病棟業務を一般外来や救急外来とともに担うことがむしろ通常であるため多忙である．そのため，入院患者へ生活を念頭に置いたケアを提供することは「総合診療医」の理念に合致するにもかかわらず，看護師などへ任せてしまうことが多いのが現状ではないであろうか．

　本項では高齢患者を主な対象として，「総合診療医」が入院患者へ生活を念頭に置いたケアを提供するために必要な基本的事項を概説する．

◆ 入院患者へ生活を念頭に置いたケアを提供するために

　まず，高齢者の生活，とくに入院前の食事，睡眠，排泄（排尿，排便）について必ず情報収集する．

　食事については，栄養状態，歯・口腔内の評価を行い，嚥下障害がある患者には嚥下評価に応じた対策を講じる．また，闇雲な禁食に伴う医原性サルコペニアの予防に努める．

　睡眠については，入院に伴う睡眠覚醒リズムの変化に目を向けることは，せん妄を予防する上でも重要となる．そして，入院中に始めたベンゾジアゼピン系睡眠薬が退院後も外来で処方され続けることがない様，外来主治医とも連携したい．

　排泄については，尿失禁は高齢者における代表的な健康問題の1つであることを認識して対応する．とくに薬剤（polypharmacy を含む）による影響や減薬の必要性を検討する．便秘は入院中にしばしば問題となるが，便意の有無，便座移動の可否，トイレへの歩行と転倒リスク，本人の尊厳などを踏まえ，看護師などと連携して対応する．

　そして，「何とか自力で食べていた」「夕食を18時には食べ，19時に就寝し，朝は4時に起きている」「日中は這ってトイレに行っているが，夜間は尿器を使用している」などの生きた情報を活かし，入院中に少しでも元々の食事，睡眠，排泄のペースを乱さず，快食，快眠，快便となる様なケア計画を看護師などとともに計画していく．この際，難聴や視力障害の有無は，日常のコミュニケーションやナースコールを押せるかなどと関連するので必ず聴取する．

　つぎに，基本的日常生活動作（ADL〈BADL〉：Basic Activities of Daily Living）と，手段的日常生活動作（IADL：Instrumental Activities of Daily Living）は系統的に評価する（表1）．ADL は元々

表1　ADL（BADL）と IADL

基本的日常生活動作 (ADL：Basic activities of daily living)	屋内生活における移動，排泄，着衣，衛生・整容，摂食，入浴
手段的日常生活動作 (IADL：Instrumental activities of daily living)	電話の使用，服薬管理，買い物，炊事，金銭管理，家事（掃除・洗濯），乗り物を利用した外出

の生活自立度の目安に，IADL は入院前に一人暮らしが可能であったのかの評価となる．認知機能評価については，杓子定規に認知症スケールを使用することは避けるべきであるが，まずは家族やケアマネージャーなどから聴取し，必要に応じて評価を行う．これらは入院中のケア計画のみならず，ADL・IADL の維持を念頭に置いたケア計画（リハ計画，転倒予防，せん妄予防），廃用予防などを踏まえた入院のゴール設定（入院継続のリスク評価と退院後も可能なケア内容の明確化），退院後のケア計画（退院時カンファレンス）などとも密接に関係している．

　以上を，高齢者総合機能評価（CGA：Comprehensive geriatric assessment）として（例えばスクリーニングの CGA7 などを）行うことは有用である．ただし一部の内容は，看護師などが転倒リスク評価，せん妄リスク評価などとして実施していることが多いので，何回も評価を行って患者へ負担が生じないためにも，連携する様にしたい．

◆ おわりに

　高齢者の生活，とくに入院前の食事，睡眠，排泄（排尿，排便）や，ADL，IADL を系統的に評価することは，充分な対策を講じないままに睡眠導入剤や下剤を使用することや，転倒・せん妄など入院中の有害事象を防ぎ，安全で有益な入院ケアを実現する．今後，とくに急性期病院においては，疾患（diseases）を診る側面がますます求められると考えられるが，「総合診療医」はできれば外来レベルを含め多職種と協働し，入院患者へ生活を念頭に置いたケアを提供することに，積極的にかかわるべきである．

①-3　がん検診

八重樫牧人（亀田総合病院）

　日本では，制度上の問題もあり，有効性が証明されたエビデンスがある予防医療が提供されている患者の割合が，残念ながら少ない．例えば，65歳以上の方に限定しても肺炎球菌ワクチンは4割程度，帯状疱疹ワクチンはほぼゼロ，子宮頸がん検診は4割程度，乳がん検診は4割程度の方にしか実施されていない．

　一方，家庭医でも内科医でも，米国のかかりつけ医は，エビデンスに基づいたガイドラインであるU.S. Preventive Services Task Force（USPSTF）[1] や Advisory Committee on Immunization Practices（ACIP）[2] に沿って，有効性が証明された予防医療を提供する（内容は次ページの図とほぼ同一）．またそれを提供するかかりつけ医ほど診療報酬が高くなるシステムとなっている．よって，医師が患者に推奨する確率が100％に近くなるように，ほとんどの電子カルテにはポップアップ等でリマインダーが出るなど，システムとして必要な予防医療が提供されるような工夫がなされている．

　日本の患者にも上記を活用できるように吟味すれば，日本でもエビデンスに基づいた予防医療を患者に推奨・提供することができる．なお次ページの図は亀田総合病院の総合内科外来かかりつけの患者全員に渡している予防医療のリストである（Webでも公開中）．

　USPSTFでは，エビデンスと効果の程度を考慮し，推奨度を

　A：強く推奨する

　B：推奨する

　C：推奨なし

　D：推奨しない

　Ⅰ：エビデンス不充分

とに分けて各項目を推奨している．予防接種だけは，米国疾病予防管理センター（CDC）の下部組織であるACIPに推奨を委ねている．

　スクリーニングが有効か否か評価するには，バイアスを排除するために，発見率や生存期間ではなく，死亡率をアウトカムとしたランダム化比較試験が必要である．

● がん検診の推奨度

　がん検診は10年後に末期がんで死亡することを防ぐもので，予後が10年以内と見積もられる患者，根治手術を行わない患者には，USPSTFで推奨されているがん検診項目でも推奨しない．推奨度AとBで推奨されているがん検診は，肺がん，乳がん，子宮頸がん，大腸がんで，検診が薦められないもの（推奨度D）に卵巣がん，膵臓がん，精巣がん，根拠不充分なもの（推奨度Ⅰ）に膀胱がん，口腔内がん，皮膚がんがある．また，日本では胃がんの頻度が高く，胃がんも検診が推奨されている．前立腺がん検診はニュートラルな推奨度Cである．

　肺がん検診はUSPSTFに基づき，55〜80歳で30箱×年以上の喫煙歴が15年以内にある方に対して，毎年の低線量CTを推奨する（推奨度B）．前向き試験とそのメタ解析で，肺がん死亡率を2割低

予防医療リストの例

予防医療の薦め

亀田クリニック 総合内科・家庭医診療科かかりつけで成人の患者さまへ

　　下記は科学的根拠と治療指針に基づいた検診項目です。対象の方には，症状が無くても，より健康で長生きするためにお薦めします。ただし，症状や病気がある際の保険診療とは異なり，**予防医療は原則自費診療となります。**市町村健診や人間ドックを活用し，担当医の先生と良く相談してください。

予防接種　（※2）

- **肺炎球菌ワクチン**：65歳以上もしくは持病のある方に（心，肺，肝，腎，糖尿病等）2種類あります。
- **インフルエンザワクチン**：全ての方に。毎年。
- **破傷風ワクチン**：全ての方に。初回は3回，その後10年毎（三種混合にも含まれています）。
- **B型肝炎ワクチン**：糖尿病（特に60歳未満）・透析患者・慢性肝疾患・B型肝炎患者の家族・医療従事者の方等に。
- **HPVワクチン(ヒトパピローマウイルス)**：子宮頸がん予防に。26歳以下の女性に。
- **帯状疱疹ワクチン**：50歳以上の方に（組み換えワクチン2回），または60歳以上の方に（生ワクチン1回）。

注：他にも，海外（特に途上国）に行く予定がある方は担当医と相談してください。

がん検診　（※1，胃がん検診のみ※3）

- **大腸がん検診**：50歳〜75歳（便潜血毎年〔2回法〕か，大腸内視鏡3〜10年毎）家族歴がある方は要相談。
- **胃がん検診**：50歳以上（胃バリウム検査を1〜3年毎か，上部消化管内視鏡を2〜3年毎）。
- **乳がん検診**：40歳[もしくは50歳]〜75歳（マンモグラフィーを2年に1回）。
- **子宮頸がん検診**：性交開始後21歳〜65歳（子宮頸部擦過細胞診を3年に1回）。
- **肺がん検診**：55歳〜80歳，喫煙歴（1日1箱×30年以上相当）がある方のみ（低線量肺CTを毎年）。

注：上記のがん検診は特に検診の利益が大きく，対象の方が行うと健康でより長生きすると科学的に証明されている項目です。しかし，近年では若年性のがんも問題になっておりますし，これらに当てはまらない方達もがんに罹る可能性はあります。心配な方は担当医とご相談ください。

生活習慣病　（※1）

- **高血圧**：血圧　　　　　**高脂血症**：コレステロール　　　　　**糖尿病**：血糖とHbA1c
- **肥満**：体重　　　　　**喫煙**：禁煙を強くお薦めします
- **飲酒**：飲酒は節度をもって（ビールなら1日500ml，日本酒1日1合，焼酎1日0.5合まで）
- 定期的な**運動，歯科受診**をお薦めします。

全般　（※1）

- **骨粗鬆症**：65歳以上の女性（骨密度の写真）
- **転倒予防**：65歳以上（転倒しやすければリハビリ）
- **腹部大動脈瘤**：65〜75歳の喫煙したことがある（生涯で100本以上）男性に（腹部超音波検査1回）
- **淋菌・クラミジア感染症**：性交の経験がある女性（尿か子宮頸部のPCR検査）
- **うつ病**：2週間以上のうつ気分・興味の減退があればご相談ください。**家庭内暴力**も

特定の方に　（※1）

- **性行為感染症の危険性がある方に**：HIV・梅毒・B型肝炎，C型肝炎の検査
- **妊娠を考えている方に**：葉酸毎日0.4mg内服（神経管開存症が減ります），風疹抗体検査，妊娠前カウンセリング（百日咳追加予防接種等）
- **ご高齢の方に**：介護保険（総合相談室で相談），事前指示（かかりつけ医と相談）

参考文献：※1: USPSTF (U.S. Preventive Service Task Force)
　　　　　※2: ACIP (Advisory Committee on Immunization Practices)
　　　　　※3: 科学的根拠に基づくがん健診推進のページ

最終改訂：2018年4月11日　総合内科・家庭医診療科　文責：八重樫牧人　K2018-077 30.5

下させることが証明されていることが理由である．禁煙の代わりにはならない．一方で，胸部 X 線による肺がん検診はランダム化前向き試験で無効と示されている[3]．

子宮頸がん検診として，21〜65 歳の女性に対して，3 年ごとの子宮頸部擦過細胞診（HPV 検査と併用なら 5 年ごと）を推奨する（推奨度 A）．この検診は，子宮頸がん死亡率を 20〜60％低下させる，有効性が高い検診である．

乳がん検診として，50〜74 歳の女性に対して，2 年ごとのマンモグラフィーを推奨する（推奨度 B）が，残念ながらこの検診は，1,000 人検診して 1〜2 名乳がん死亡を減少させる程度の，効果が小さい検診である．乳がん・卵巣がん・卵管がん・腹膜がんの家族歴がある方には，BRCA 突然変異の適応があるかの判断ツールを推奨する（推奨度 B）．

前立腺がん検診で 1 人の命を救うのには 5 億円以上必要とされており，費用対効果が悪く，PSA による前立腺がん検診は行うことも行わないことも推奨もしないニュートラルとなっている（55 歳から 69 歳で推奨度 C）．

大腸がん検診として，50〜75 歳の成人に毎年の便潜血検査か，10 年ごとの大腸内視鏡検査を推奨する（推奨度 A）．ただ，父や母が若くして大腸がんになった方は，両親の診断年齢より 10 年早く大腸がん検診を推奨する[4]．また，大腸内視鏡検査で何も異常がなかった方は 10 年ごとの検診だが，腺腫やポリープが見つかった方は，より早期のフォローアップが必要なので，要注意である．

米国では推奨されていないが，日本のガイドラインである「科学的根拠に基づくがん検診推進のページ」[5] では，胃がん検診として，50 歳以上の方に，1〜3 年ごとの胃バリウム検査か 2〜3 年ごとの胃内視鏡検査を推奨する（推奨度 B）．米国に比べ，胃がんの罹患数は日本が約 7.5 倍（人口 10 万人当たり，日本は 30 人，米国は 4 人），胃がん死亡数も日本が約 6 倍（人口 10 万人当たり，日本は 12 人，米国は 2 人）と罹患数も死亡数も多く，日本の患者に胃がん検診を行うことは妥当と筆者は考える．また，保菌者では，ヘリコバクター・ピロリの除菌が WHO からも推奨されている．

性行為感染症のリスクが高い方には，HIV，梅毒，B 型肝炎ウイルス，C 型肝炎ウイルスの検査を推奨する．

B 型肝炎ウイルスや C 型肝炎ウイルスに関しては，日本では国からも検査が推奨されている．前者は肝硬変なしでも肝細胞がんのリスクとなり，後者は肝硬変となってから肝細胞がんを発症するリスクとなるが，有効な治療が存在するので，広義では肝炎の検診はがんの予防となる可能性がある．

B 型肝炎ウイルスに関して，上述 USPSTF は有病率 ＞ 2％の地域ではスクリーニングを推奨しているが，日本での有病率は約 1％であり，それに近い程度である．一方で，新たな感染経路（新たな性交渉相手，輸血，入れ墨，針刺し事故，性行為感染症，静注薬物使用，性風俗，男性間性交渉等）がなければ，1 回目の検査が陰性だった後，繰り返し検査する意義は低いであろう．

ACIP は B 型肝炎ワクチンを，上記のリスクがある方に加えて肝疾患，糖尿病，慢性腎臓病の方に推奨している．

◆ ワクチンと禁煙介入

ACIP[2] に基づいてワクチンの推奨を述べる．ワクチンの有用性の費用対効果は，どれだけの医療費をかければ，健康な方 1 人が 1 年長く生きることができるかという，QALY（質調整生存年）も目安となる．1 人当たりの GDP（国内総生産）の 3 倍もしくは，1,000 万円以内なら許容範囲とされ，小さけ

れば小さいほど費用対効果が高い.

　HPV ワクチンは, 子宮頸がん等の予防のために中学 1 年から高校 1 年の女性に推奨する. 30～450 万円 /QALY で費用対効果は良い.

　水痘ワクチンは 60 歳以上の方全員に推奨する. 3 人に 1 人は一生のうち帯状疱疹に罹患, 85 歳以上なら半数が帯状疱疹に罹患し, 水痘ワクチンは帯状疱疹を約 5 割, 帯状疱疹後神経痛を約 7 割減少させるからである.

　ワクチンに関しては, 概して 2 週間で抗体価は上昇するので, 緩和ケアのみの患者以外は, 適応があるワクチンをほぼ全員に推奨するのが良い. 退院前に必要なワクチンを同時接種するのがお薦めである.

　喫煙者には禁煙介入を推奨する. 今まで述べた予防医療の中で禁煙が最も効果が大きい. 医師が毎回の外来で訊くことで, 禁煙率が上がる. 飲酒に関しては, 1 日純アルコール量 20 g 程度の飲酒する方の死亡率が最も低いのだが, 多すぎなら問題飲酒としての対処を推奨する.

◆ 対策型検診と任意型検診

　対策型検診とは, 集団全体の死亡率減少を目的として実施するものを指し, 公共的な予防対策として行われる. このため, 有効性が確立したがん検診を選択し, 利益は不利益を上回ることが基本条件となる. わが国では, 市区町村が行う住民検診が対策型検診に該当する.

　一方, 任意型検診とは, 対策型検診以外の検診が該当するが, その方法・提供体制は様々である. 典型的な例は, 医療機関や検診機関が行う人間ドックが該当するが, 保険者による予防給付や個人による受診選択など受診形態も様々である. 検診方法の選択, 精度管理などの問題があるが, 個々の受診者への対応が可能となるという利点もある.

　任意型検診であれば有効性が証明されていない項目を施行することはどうであろうか？ 日本では脳ドックや PET 検診等, 有効性が示されていない検診が任意型検診の項目として行われていることが多いが, 有効とは証明されていない検診項目を行うことは過剰診断・過剰検査につながり, その副作用の可能性も高くなり, 世界的には推奨されていない. 更に, 異常が見つかった際の診療は保険診療となり, 税金も多く投入されている医療費が使われることとなる. 有限である医療費の適正使用の観点からも, 相当に低侵襲・低コストの項目以外は, 有効性が示されていない項目を検診として行うことは避けるべきとされている.

　これらの予防医療は医療保険での保険診療ではなく, 自費とされているが, かかりつけ医が各項目を推奨することも, いつ検診を受けたか把握することも, 何ら問題はない. かかりつけ医から推奨することが重要である. さらに, 予防接種に関してはかかりつけ医が行うことに全く問題はない. しかし症状がないのに胃がん検診として胃カメラを行うことは保険診療では禁じられている. 市区町村での住民検診や, 自費や職場での人間ドックでの施行を推奨していただきたい.

　一方で, 「萎縮性胃炎」や「大腸ポリープ」等, 何らかの診断がついている場合は, 保険診療でそのフォロー目的の内視鏡を行うことは認められている. 上記は患者が健康で長生きするために医師として推奨する事項ではあるが, 「強制」はできない. 推奨したうえで患者に拒否されたら, カルテに「肺炎球菌ワクチン：推奨したが希望されず（2018 年）」「大腸がん検診：住民健診を推奨したが希望さず（2018 年）」等, 推奨したことを明記すると, 検診を希望されなかった患者が当該疾患に後日罹患した場合も自己責任ということが証明され, 医師の責任は問われないと考える.

　また，これは個人的なスタイルだが，推奨した年をカルテに記載すると，前回推奨してからどれくらいの年月が経過したのかがわかり，前回推奨から月日が経っている場合に再度推奨すると，その検診を希望される患者もいるのでお薦めである．検診項目は，患者に充分な予後・寿命があるのなら100％の施行を目指すが，もちろん希望されない患者もいるので現実的ではなく，適応のある検診項目を100％の患者に推奨することを目指していただきたいと思う．

　この項が，皆さまが患者に必要な医療を提供する手助けに少しでもなったら幸いである．

●文献

1) U.S. Preventive Services Task Force.
   https://www.uspreventiveservicestaskforce.org/ ［最終アクセス 2018 年 3 月］
   必須 難易度★★★
2) Advisory Committee on Immunization Practices（ACIP）
   https://www.cdc.gov/vaccines/acip/index.html ［最終アクセス 2018 年 3 月］
   必須 難易度★★★
3) Manser R, Lethaby A, Irving LB, Stone C, Byrnes G, Abramson MJ, et al. Screening for lung cancer. The Cochrane database of systematic reviews. 2013（6）: Cd001991.
   難易度★★★
4) Rex DK, Boland CR, Dominitz JA, Giardiello FM, Johnson DA, Kaltenbach T, et al. Colorectal Cancer Screening : Recommendations for Physicians and Patients From the U.S. Multi-Society Task Force on Colorectal Cancer. *Gastroenterology*. 2017 ; 153（1）: 307-23.
5) 科学的根拠に基づくがん検診　推進のページ
   http://canscreen.ncc.go.jp/ ［最終アクセス 2018 年 3 月］
   難易度★☆☆
6) 越坂 理, 横手 幸. 動脈硬化性疾患予防ガイドライン 2017　動脈硬化性疾患の絶対リスクの層別化と脂質管理目標. *The Lipid*. 2018 ; 29（1）: 53-60.
   難易度★★☆

① -4　総合診療医の病棟診療について

北村　大（三重大学医学部附属病院）

　高齢化社会が進み，入院患者の高齢化も進んでいる．もはや急性期病院での治療も，入院のきっかけとなった疾患（メインプロブレム）の治療だけ，とはいかない．本 Case の尿路感染症患者の場合でも，例えば急性期疾患の治療の後に退院となった時に，「老老介護の家庭でキーパーソンであった夫が，本人の入院を機に気が抜けたのか，体調を崩して入院してしまった．退院した後の本人が自宅で 1 人になっては，面倒をみる人がいなく不安だ」と家族から聞けば，退院後の患者生活についての調整をしないと退院できない．

　一般に，高齢者の特徴として以下のものがある．

- 虚弱
- 生活にかかわるすべての機能の低下
- マルチプロブレム
- メインの疾患 1 つへの治療をしても，生活の質の大きな改善に至らない
- 経済的に余裕はなくなっていく傾向
- 身寄りの有無・社会的サポートが問題となることが多い

そして，総合診療医の診療の特徴には以下のものがある．

- 高齢患者が多い
- 医学的に複雑な病態
- 心理・社会的背景が身体症状に現れる

高齢患者が急性疾患で入院すると，原因となった疾患以外の新たな問題が出現する可能性がある．

- 筋力の低下
- 移動能力の低下をはじめとした ADL（Activities of Daily Living）・IADL（Instrumental Activities of Daily Living）の低下，転倒・骨折のリスク増大
- 廃用症候群
- （肺炎等における）必要以上の絶食による食事量の低下・低栄養
- 寝たきりによる褥瘡の出現
- 認知症の進行／新規せん妄の出現の可能性
- 患者の身体能力の低下の自覚，死への意識
- 介護等に伴う周囲の家族の仕事を含めた生活様式の変化

そのため入院当初の段階から，想定される経過と退院時の ADL・IADL，結果としての退院後の生活の様子，患者周囲で活用できる社会的資源等を想像し，疾患とそれ以外の社会的問題を含めてケアを進めないと，現実的に生活可能な退院には至らない．そして機能全般が徐々に低下していく状況において，将来的な倫理的側面を考慮した事前指示（Advanced Directives）・患者の意思決定支援計画（ACP：Advance Care Planning）のありかたが提唱されている．患者・家族のケアに対して看護師・看護助手，栄養士，薬剤師，リハビリといった多職種を巻き込んだケアが必要になる．そのため医師にも多職種との連携を通じた，柔軟な対応が求められてくる．

医師患者関係の変遷・セルフメディケーション

　これまでの医療では，医師患者関係は父権的であった．その関係性のなかでは，患者は「健康な生活」のもとになる個々人の人生観，価値観をなかなか表出することができなかった．その後「患者中心」という言葉が出始め，患者に具体的に説明し，患者は医師と相談して納得したうえで治療方針を決めるインフォームド・コンセントや，患者の意思決定に際し信頼性の高い情報（エビデンス）を提供する EBM（Evidence Based Medicine）が重視されるようになった．医師と患者を対等な存在と位置づけて，診療の意思決定を医師・患者（家族）の両者が意見交換をして決める，patient partnership（患者とのパートナーシップの構築）の思想が背景にあった．そして昨今「セルフメディケーション」が注目されている．セルフメディケーション（Self-medication）については，世界保健機関（WHO）では「自分自身の健康に責任を持ち，軽度な身体の不調は自分で手当てすること」と定義している．医療費の高騰を削減する方策として，わが国でもセルフメディケーション税制が取り入れられるようになった．この制度の導入に伴い，患者・家族はこれまで以上に積極的に，自身の健康管理や医療への関心を持つようになると思われる．

　われわれ医師の職業人としての存在意義については，医師法第 1 条に「医師は医療及び保健指導を掌ることによつて公衆衛生の向上及び増進に寄与し，もって国民の健康な生活を確保するものとする」と記載されている．医療の基本となる「健康な生活」の価値観・あり方は 1 人ひとり異なる．時代の変遷を経て，私たちは患者ごとの「健康な生活」への個別性を配慮していくことが求められ，その過程で患者の背景を把握していくことが必要になる．

加齢変化に伴う機能の推移

　われわれの機能は，身体的機能，社会的機能，精神的機能に分類される．幼少期〜小児期は身体的機能，社会的機能，精神的機能のいずれも成長している．成人に至った青年期以降中年期にかけては，身体的機能は緩やかに低下して来るが，社会的機能，精神的機能はますます充実する．その後老年期に向かい，退職により社会的機能が低下しつつも身体的機能が残存する段階（前期高齢者）から，身体的機能も低下する段階（後期高齢者）に徐々に移行していく．われわれの健康観・価値観は，幼少期〜少年期における家庭の習慣や，青年期の疾患予防への取り組み，壮年期〜中年期の食事・生活習慣が反映される．患者のライフステージに応じて，どう患者の描く生涯に寄り添うか，医療者が患者と双方向的にやりとりをしていこうとする姿勢が重要になる．

患者中心の医療の方法

　患者の背景を踏まえたうえで，医師がどんな治療や検査を進めるかを，患者・家族と相談しながら柔軟に対応するプロセスを「患者中心の医療」という[1]．その方法論である患者中心の医療の方法についての概念を図 1 に示す．

　例えば心窩部痛という不快感に対して受診した患者であっても，内服ですぐに治ると安易に考える者もいれば，同じ症状で家族が胃がんだったため自分もそうであるに違いないと悲観する者もいる．

　こういった疾患・症状に対する罹患した患者個々が受ける主観的な思いを「病い」という（図1左上のコンポーネント）．患者の「病い」は，患者個々のこれまでの背景に反映される．

　先述の例で言えば，同じ症状だった弟を昨年胃がんで亡くしたという背景があれば，胃がんに罹患していることを心配して「内視鏡検査をしてほしい」と言うかもしれなく，メディアによりピロリ菌の報道で世間が沸いていると，ピロリ菌の検査や除菌の希望が出るかもしれない．こういった患者の健康観・価値観に影響を及ぼす背景は，図1右上のコンポーネントの内容に当たる．背景となる要素は，個人，近位コンテクスト，遠位コンテクストの3つに分けられる（表1）．近位コンテクストに挙がるものは，本人・家族・周囲から聴取しやすい情報が多くカルテ内の家族図に書き込むような情報である．一方，遠位コンテクストに挙がるものは，地域社会・時勢を反映するものが多い．

　健康の改善に寄与するのは医療だけではなく，社会・経済・政治・環境などの要因も影響を与えるといわれている．人の健康を規定する社会的・経済的要件として，健康の社会的決定要因（Social Determinants of Health）が重要視されるようになった[2]．この健康を決定している因子を図2にミクロからマクロに階層的に示した[3][4]．

　背景を探る際は，患者が，個人のライフサイクルのどの位置にいるか，家族図，家族のライフサイクルではどの位置にいるか，などの状況を把握し，課題を探って明らかにしていく．生活の様子がわかれば，患者の生活に即したマネジメントを計画でき，理解に努めることは極めて重要である．

　しかし背景を探るには，医師患者関係の構築から始まるために時間が掛かる．さらに背景となる要素は患者個人のみならず周囲との関係性からも見えてくることがある．これらの点で，日常の外来では見えて来なかった背景が，入院患者として診ると，外来で得られる身なり・風貌等の情報はなくなるが，患者の入院という大きな出来事に際し多くの患者の家族・親戚・キーパーソン等が集まることで，かえって得られる情報がある．病状・様態が日々変化していき，価値観に立ち返るような大きな病態の変化があれば，外来よりもかえって鍵となる健康観・価値は見えてきやすい．

図1　患者中心の医療の方法の概念図[1]

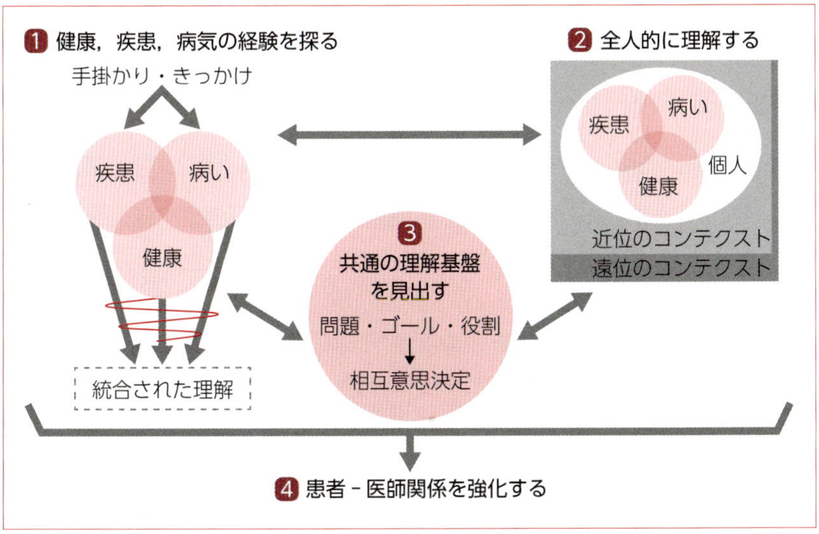

Stewart M. Radcliffe Publishing. 2014

表1　背景の要素

個人	「疾患・病い・健康観」，発達，スピリチュアリティ，個人と家族のライフサイクル
近位コンテクスト	家族，家計，教育，職業，趣味，社会サポート
遠位コンテクスト	地域コミュニティ，文化，社会の経済状況，ヘルスケアシステム，社会・歴史，地理的条件，マスメディア，生態系（自然環境，気象，気候）

図2　健康の決定因子の階層構造[3]

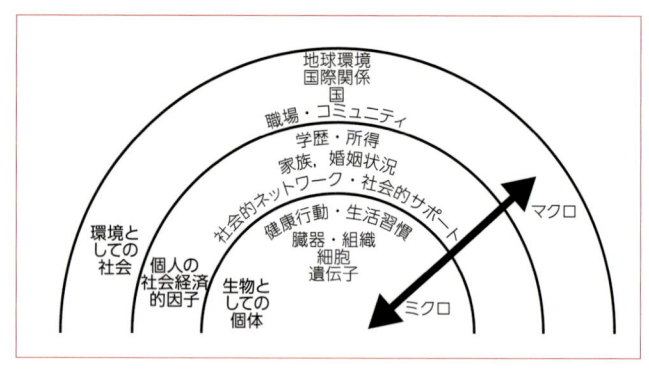

近藤克則．医学書院．2005．

◆ 事前指示（Advanced Directives）・患者の意思決定支援計画（ACP：Advance Care Planning）

　医療の価値観は，患者の世代に応じた健康観・価値観に左右される．

　若年者と高齢者では，疾病構造，医療の役割が異なる．一般に若年者では外因的な要因による急性・単発の疾患に罹患することが多いが，高齢者では内因的（老化を含む）による慢性・再発性のある多発・複雑な疾患を罹患する．そのため，若年者には病院で治癒・救命を目的とした集中治療が行われ，これが現在の急性期病院を中心とした医療スタイルに当たる．一方，高齢者においては疾病の予防・改善を目的としたケア・サポートを行う．この役割は病院だけでは完結せず，地域・コミュニティでの支え合いが必要になる．

　また若年者には生活習慣病によるリスクを回避するため，動脈硬化のリスクを下げ重症化を予防するケアが求められるが，高齢者にとってより重要なのは，低栄養やADL/IADLを低下するリスクを下げて人生を楽しむ（健康寿命を延ばす）ことにある．

　医療の目的が世代によって変わってくることを，医療者が押しつけるのでなく，患者・家族と共有することが重要になる．そのなかで患者の機能が徐々に低下していくなか，ある段階でこれ以上の積極的な治療をしないという判断を共有する時期を迎える．この終末期を迎えるに当たり，どういうケアを行っていくか倫理的な判断が求められる．

　患者本人の意思・意向に沿う医療を，患者自身が意思表明する能力がなくなった状況でも実現できるように，事前指示（Advanced Directives）や患者の価値観，人生の目標，将来的な医療への希望などを理解・共有する，患者の意思決定支援計画（ACP）の重要性が指摘されている．前者の事前指示が患者の自律的な治療に関する意思表示であるのに対して，後者のACP（p.174参照）は，患者・家族・医療者を交え，患者の希望・価値観に沿った治療以外の医療・ケア全般に力点が置かれた違いがある．書かれた内容そのものより，その内容を患者と周囲の皆が一緒に考え決定していくプロセスが重要になる．

◆ 社会関係資本（Social Capital）

　ここまで総合診療という科の特殊性，高齢化社会が進むという社会的背景，若年者と異なる高齢者への医療ニーズ，患者の背景・意向を踏まえて診療を行う患者中心の医療の方法論，そこにおける患者背景と健康の社会的決定因子を考慮する重要性，高齢者医療における医療の転換点と患者の意思決定支援等に触れてきた．これらを踏まえ，冒頭に述べた，家族の入院により社会的支援が不足し退院できない例に立ち戻ってみると，高齢者の医療ケアは，疾患の集学的治療から予防・改善を目的としたサポートを地域・コミュニティでの支え合いに変わる．その生活が成り立つには，家族，友人，地域社会といったネットワークが強固であることが求められる．地域・社会における人々の信頼関係・結びつきを社会関係資本（Social Capital）という．患者は疾患に罹患し，身体的機能が低下して退院する．そういう時だからこそ病院に勤務する総合診療医は，患者背景・社会との繋がりなど医療以外の背景まで広範に目を配る必要が出てくる．家族，ケアマネージャー，ヘルパー，開業医など地域のリソースと背景を踏まえた連携を取れることが総合診療医の特徴であり，病院においては地域医療機関，福祉機関とのハブとして機能することが求められている．

◆ さいごに

　人間は加齢とともに身体的機能が低下していく．急性期疾患における入院は，最も身体的機能が低下する場になる．患者の身体的機能低下を患者・家族がどう受け止め，今後どのような医療を期待しているか．疾患を治してADLを保つ医療からQOLを保つ医療にどうシフトしていくか．患者の機能低下に伴い，周囲のサポートがどうなるか．これらの一番大きな分岐・判断は入院の時になされることが多い．一方，入院直後の関係性の築けていない段階では，患者背景を充分に把握することは難しい．患者・診療所等の主治医・福祉サービス担当者などと情報を交換することで，患者の背景・意向を把握し，その後，患者・家族の意思決定をサポートして，紹介元の診療所主治医・福祉サービス担当者に経緯を伝える．この一連の包括的なケアを可能にするには，総合診療医が病棟で勤務していることが重要であると考える．ケアに際する院内の多職種との患者背景・意思の共有においても，総合診療医をハブとして連携が取られることに期待したい．

● 文献
1) Moira Stewart, et al. Patient-Centered Medicine Transforming the Clinical Method 3 rd Edition, Radcliffe Publishing, London, （現在は Boca Raton: CRC Press）；2014.
　難易度★★☆
2) Closing the gap in a generation: health equity through action on the social determinants of health. Commission on Social Determinants of Health Final Report. Geneva, World Health Organization, 2008
　難易度★★☆
3) 近藤克則．健康格差社会—何が心と健康を蝕むのか，東京：医学書院；2005.
　健康を規定する社会心理的要因の重要性についてわかりやすく書かれている
　難易度★☆☆
4) 近藤克則．幸福・健康の社会的決定要因—社会疫学の視点から，科学（80），No3. 290-294, 2010.

①-5　関連する領域：感染症

大曲貴夫（国立国際医療研究センター病院）

　当院は新宿にあるが，近隣には昭和４０年代に建設されたマンモス団地があり，高齢の入院患者はとても多い．本 Case などはまさに典型的な事例である．感染症は発生頻度の高い疾患群であるし，この超高齢社会の中で今後も発生数は減ることは考えにくい．Common Diseases としての感染症が多く，その診療だけをみればさほど込み入ったものではない．しかし，問題なのは感染症「だけ」を診れば済むという単純な話では決してないということだ．様々な併存疾患の管理は当然であるが，患者は多くの社会的な問題を抱えている．高齢者は短期の入院でもＡＤＬの低下が起こりやすい．都市部の高齢者は家族や地域の支援といった資源を持たないことが多く，地域に戻すにはリソースの調達などの諸々の整備をしないと帰せない．これもまた解決せねばならない．国の財政の厳しき折，診療報酬体系は２年ごとに現場にとってどんどん厳しいものになっている．例えば急性期病院の側からすれば，許容される入院期間がどんどん短くなっている．その意味で，ありふれた感染症であってもこれを全人的に診ていくことはどんどん難しくなっていると感じている．

　筆者がいるのは主に高度急性期の医療の現場である．その場から如何に地域に患者をつないでいくか？　患者の社会面を含めて地域を見据えてどのように患者を診ていくか？　このような診療に向いているのは病院総合医だろうと感じている．とりわけ都市部ではそのモデルは明確ではない．病院総合医がそのモデルをつくり上げてくれることを筆者は期待している．

　院内感染対策は病院全体の個別の問題を検討しつつ，かつ俯瞰的に問題を把握し対応する業務である．加えて今後の感染対策は地域ぐるみとなる．例えば昨年から政府でも薬剤耐性（AMR）対策が本格的に行われているが，その目玉の１つは地域ネットワークの形成である．保健所，薬局，医師会，薬剤師会等様々なプレーヤーの中で，従来は専門家の目の届きにくかった診療所・高齢者施設といった所においても，AMR 対策を行っていくというものである．実現すれば AMR 対策だけでなく感染対策一般の底上げにつながると筆者は信じている．このような地域への目を持って仕事ができる者として，従来院内感染対策にかかわってきた専門家は当然期待を受けるだろう．しかし院内感染対策の専門家は必ずしも地域での医療に精通しているわけではない．病院総合医はうまく支援する立場になれるのではないだろうか？　リーダー候補に挙がるのではないだろうか？

　繰り返しになるが，地域包括ケアの実現に向けて社会が動く中で，筆者個人は都市部でこれをどのように実現すべきかについて考えあぐねている．都市部に人口が集中しているのは現実である．この場でどのように地域包括ケアを実現していくのか？　その担い手としての病院総合医に私は大いに期待している．

感染症に関連するおススメの学会，勉強会，ML など

研究会：日本感染症教育研究会（IDATEN）http://www.theidaten.jp/
Facebook：AMR 臨床リファレンスセンター　https://www.facebook.com/AMRCRCJAPAN/
　　　　　?ref=bookmarks
HP：国立感染研究所（NIID）https://www.niid.go.jp/niid/ja/

①-6　その後（転帰）

田所　学（市立福知山市民病院）
川島篤志（市立福知山市民病院）

　尿のグラム染色にてグラム陰性桿菌を認め，入院時よりセフトリアキソン2g・1日1回の投与を開始．4日後，尿および血液培養2セットから感受性良好な大腸菌が検出された．入院後3日間は発熱が持続したが，その後は解熱し，摂食も安定．入院時に認めていた脱水からの軽度腎機能低下も改善し，アンピシリンナトリウム2g/回を1日3回へ変更し，合併症を来すことなく，相談のうえ，14日間の経静脈投与を継続して退院となった．

　かかりつけ医からの情報に基づき，本人，隣県に住む息子夫婦と多職種で面談の場を設け，最近，入浴と外出が困難になっていることを共有し，MSWを通じて要介護認定を受ける予定とした．治療経過と併せてそれらの情報をかかりつけ医へ申し送った．

専攻医▶ 安定した入院だったので，ゆっくりとアプローチできました．今後も感染症診療にかかわることがおそらく多いのでしょうね．

指導医▶ そうだね．発熱＝感染症とは限らないし，どこの臓器由来かを考えなければいけないという観点からも，総合診療医が力を発揮しやすい分野ではあるからね．感染症診療も，ただ抗菌薬を投与するというだけでなく，薬剤耐性を意識した対応も求められる時代だよ．

専攻医▶ ICT（Infection Control Team）やAST（Antimicrobial Stewardship Team：抗菌薬適正使用支援チーム）に総合診療医がかかわっている医療機関も多いですね．

指導医▶ 診療報酬でも評価されるということは，病院の管理部門からも期待・注目されているということになるしね．ところで……高齢者の入院対応は大丈夫だった？

専攻医▶ 最初は点滴が続き，ベンゾジアゼピン系睡眠薬の定期内服もあったので，せん妄の発症を心配したのですが，看護師さんからのアドバイスもあって無事に乗り越えました．

指導医▶ 入院に至った疾患だけでなく，それ以外に起こり得ることへの対応が必要だね．それが医原性ということもあるので，より慎重にならないとね．他の診療科からのコンサルトもあるし，院内の改善にもつなげていかないといけないけれど，これが病院総合医の腕の見せどころの1つだよ．

専攻医▶ 不眠に対しての介入は，今まであまり意識していませんでしたが，病院内で検討されているんですね．

指導医 そうだね．せん妄や転倒は，病院内で起こり得る重大な問題で，実は看護師さんたちは，以前からいろんな取組みをしています．最近は施設内で委員会やチームが立ち上がったりもしている．外来からの介入と考えると，施設内だけでなく，地域の診療所の先生方とも，議論を深めていきたい問題だよね．

専攻医 便秘に対してもOTC（市販薬）があるので，適切な情報提供が必要ですよね．今回も脱水で腎機能が悪化していたのに，緩下剤を含めた薬だけはしっかり飲まれていたようです．Ca 拮抗薬が便秘の原因薬剤になることも勉強になりました．

指導医 今回の事例でどこまで関与しているかどうかはわからないけれど，いわゆる処方カスケードになっている可能性もあるので，こういった情報を地域全体で共有していくといいね．ところでがん検診のアプローチはしたの？

専攻医 えっ？ 便秘の原因で大腸がんがあるので，その話題はしましたが……．全体的ながん検診の話題について話すという感覚はなかったです．

指導医 ということは，外来で話すということかな？ いきなり話せるかな？ もし本人が説明を聞いたうえで検査を希望しなかったとしたら，その意向は家族に伝わるかな？ せっかくご家族もいたのにね．

専攻医 あ〜……今から電話して，家族に来てもらいます！

指導医 いやいや，こういったことが Next Step になるので，次の課題としておこう！

コラム ポートフォリオ

一瀬直日（赤穂市民病院）

専攻医 先生，誤嚥性肺炎のお年寄りが今日も紹介で入院してきました．

指導医 おお，それはお疲れ様．最近，増えていますね，こういうケース．

専攻医 そうですよね．ただ，ちょっと困ったことがあって．

指導医 何ですか？

専攻医 胸部のＣＴを撮ったのですけど，肺炎はあるのですが，腫瘍でないかなって思って．

指導医 なるほど．それは確かに困りましたね．

専攻医 こういうのって，どこまで調べたらよいのですかね？　肺がんだったらどうしたらいいですか？　呼吸器科に紹介したらいいのですかね？　★

指導医 いやいや，これこそ自分達がリードして方針決定できるように説明していってあげないと．こういうのがポートフォリオに書ける症例ですよ．複雑な問題が絡み合っているので「統合的ケア」で書いたり，倫理の原則に関係するから「プロフェッショナリズム」で書いたり，患者や家族や関係者で意見調整していくから「家族志向型ケア」で書いたりね．「高齢者」でももちろん，書けますね．一緒に診ていきましょう．

専攻医 そうですか！僕，担当します．よろしくお願いします！

　病院総合診療医を目指して病院での診療に携わる時，上記★のように経験年数の浅い専攻医が方針決定や計画立案に際して，解決困難な状況に陥ることがよくある．このとき，指導医が

　「これこそポートフォリオにしてもらおう」

と思いつき，上記シナリオのようにアドバイスできるかがポートフォリオ作成の第一歩になる．もしも指導医が，

　「そうですね，呼吸器科に紹介して方針を決めてもらいましょう」

と返事してしまうと，専攻医が複雑事例を指導医とともに解決するチャンスを失ってしまうことになる．すると，疾病に関する医学的知識の習得だけでなく，主体性を持って患者や家族へ配慮ある説明をしていく技術や，複雑な問題を整理する能力を伸ばす機会が失われる．そのため，次に似たような事例に遭遇した時に，自分で解決するような能力をなかなか伸ばせなくなってしまう．

　ポートフォリオが単なるレポートと異なるのは，学習のプロセスや省察の記述を行い，指導医と専攻医がその内容について話し合う場を持ち，それを通した学び直しにより医療者個人としての成長を促していくものである点である[1]．病院という教育セッティングでこういったポートフォリオ作成を進めていくコツを，

- 病院指導医が知っておくべきこと
- 専攻医が知っておくべきこと

- 診療所との違い

の3点に分けて以下に解説する.

■ 病院指導医が知っておくべきこと

病院でよく出合うエントリー項目

病院と診療所の外来,在宅医療,施設管理を行い,専攻医指導をしてきた筆者個人の経験であるが,以下は病院で経験することが多い項目である.

- 救急(救急外来症例や,入院中の外科転科手術例)
- 高齢者
- 統合的ケア(多疾患,障害者,貧困,独居,難病などの事例)
- コミュニケーション
- プロフェッショナリズム
- 教育(初期研修医教育,医療スタッフ教育など)
- 施設管理,運営(チームでの業務改善など)
- 終末期
- リハビリテーション
- EBM
- 研究

「BPS モデル」「家族志向型ケア」「行動変容」「個人への健康増進・予防医学」「幼小児・思春期」「女性・男性のケア」「メンタルヘルス」は病院に限らず診療所外来での事例を記載することも多い.「地域包括ケア」「チーム・ネットワーク」は病院や診療所の外に出掛けて行って経験して来ないと,事例の深い考察につながりにくい.一方で「生涯学習」はどのセッティングでも記載できる.

エントリー項目に関する基本的知識

少なくとも上述した病院で経験することの多いエントリー項目については,指導医は基本的知識や背景となる理論を学習しておいたほうがよい.**日本プライマリ・ケア連合学会『基本研修ハンドブック(改訂2版)』**[2] や,本シリーズ2巻**『総合診療専門医 腕のみせどころ症例』**[3] を利用することで一般的な知識を得られる.すると冒頭のやりとりのように指導医が専攻医に事例を選んであげることができる.

■ 専攻医が知っておくべきこと

各エントリー項目の基本的知識

上記太字箇所の書籍2冊は最低限読んでいてほしい.しかし,提出ポートフォリオにはこれらの書物を参考文献として使用することは望ましくなく,新たな知見を自ら広げるのに役立ったような文献を見つけなければならない.そのためにも次のことを知っておいてほしい.

エントリー項目の理解を深める方法と場所の利用

① 指導医との定期的な振り返り

→事例選択の再検討，記載内容の修正

② 各プログラム内でのエントリー項目についての勉強会

→類似例の共有，理論的枠組みの学習

③ ポートフォリオ作成支援のためのワークショップ，合宿への参加

→書類形式のポートフォリオの添削

④ 施設内・施設外でのポートフォリオ発表会への参加

→ショーケース型のポートフォリオへの多施設参加相互評価

■ 診療所との違い

紹介患者や新規患者が多い

次々と新たな事例や問題に出合うことは事例選択の機会が多いことを意味するが，逆に日常診療業務に忙殺されてポートフォリオを記載するどころではないという声はよく耳にする．成長の度合いを見ながら，指導医のほうから業務量をコントロールする必要もあるだろう．一方でポートフォリオを1つでも記載するような振り返りができた専攻医は，大きな成長を遂げていることが多く，日常業務を上手にこなすことができるようになっており，指導医としてたいへん頼もしく感じるものである．

一緒に働く職種や人数が多い

自分の学習成果や成長を直接見て評価してくれる人が多いため，褒めてもらう機会を多く持つことができれば，専攻医の自己効力感は増していくだろう．逆に厳しい意見や評価を受けることもあろうが，それもまた成長の糧に変えられるよう指導医のサポートが試されるだろう．

多職種協働により発生する「調整」「連携」「コミュニケーション形成」

価値観や考え方の相違に戸惑うのは患者や家族との間だけでなく，スタッフ同士でもよくあることである．この経験がまた「コミュニケーション」「チームワーク」「施設管理・運営」「プロフェッショナリズム」への理解につながることを，指導医は知っておくとよいだろう．

● 文献

1) 横林賢一ほか．総説 ポートフォリオおよびショーケースポートフォリオとは．家庭医療．2009；15 (2)：32-43.
2) 日本プライマリケア連合学会編．日本プライマリ・ケア連合学会 基本研修ハンドブック 改訂2版．東京：南山堂；2017.
3) 一瀬直日，草場鉄周編．総合診療専門医 腕の見せどころ症例—最上のポートフォリオに向けて．東京：中山書店；2017.
　　ポートフォリオ作成のポイントをエントリー項目ごとに詳しく解説してある

必須 難易度★★☆

入院中，整形外科から相談：
圧迫骨折→尿路感染症

片岡　祐（諏訪中央病院）

指導医　整形外科で入院中の患者さんで，発熱の相談があったから診に行ってくれない？

専攻医　入院中の患者さんの発熱を，総合診療科が診るんですか？

指導医　この病院では，困ったことが起きたとき，特定の診療科が決まっていなければ，総合診療科に相談が来るシステムになっているのよ．整形外科に入院する患者さんはもともと内科疾患を抱えている高齢者が多いから，私たちがかかわることによって，多くのことが見えてくる場合もある．だからとても重要な機会だと思わない？

症例

73歳男性．医療機関受診歴なし．圧迫骨折による疼痛で動けず，整形外科入院．入院後，トイレへの移乗も困難で尿バルーン管理になっていた．発熱はあるが，関節の腫脹やルート部の異常，下痢，呼吸苦はなし．尿カテーテルは混濁しており，バルーンを引っ張っているとの看護師の記録もあった．

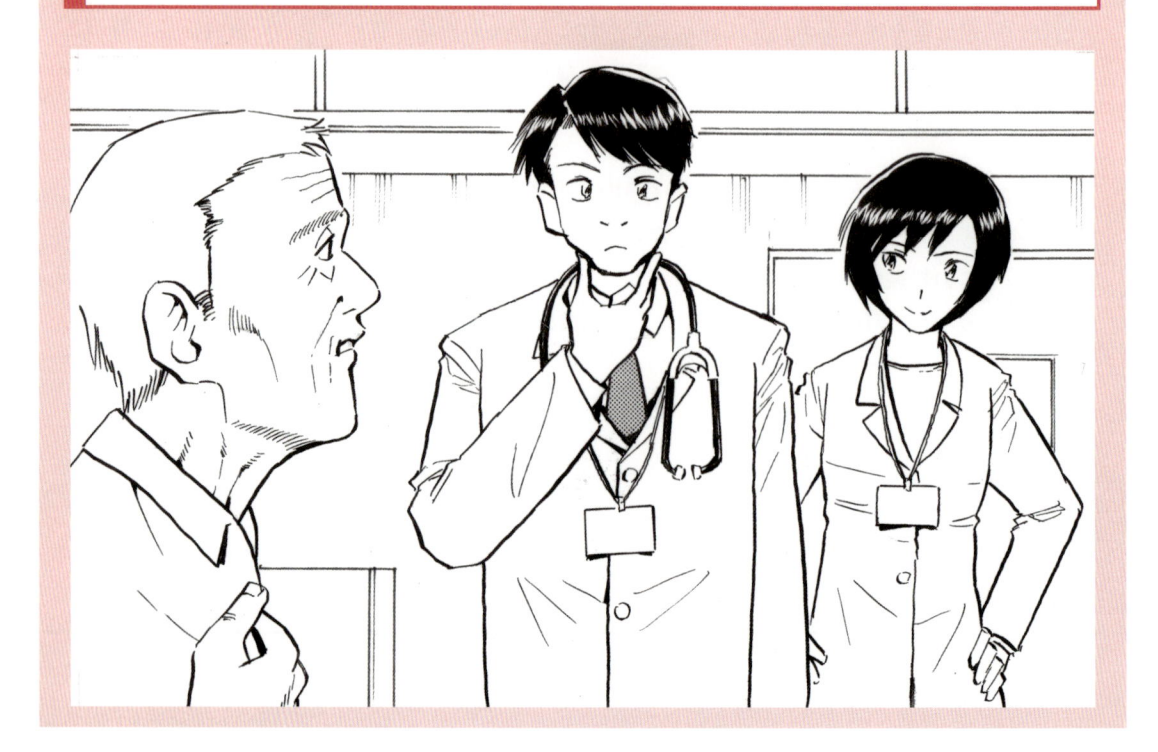

指導医 入院中には色んなコトが起こるから，今回コンサルトのあった発熱だけでなく，嘔気・嘔吐や呼吸苦などの相談が来る可能性もあるけれど，そういったところへのアプローチは大丈夫かな？ 入院中に起きる問題への対応は，病院総合医の腕の見せどころでもあるので，一般外来や救急外来との類似点・相違点を意識しながら，まとめていくといいよ．

専攻医 入院中の患者さんも診断をしていくことが大事なんですね．

指導医 総合診療医の強みの1つである臨床推論，つまり診断に関することは，外来診療でも入院診療でのコンサルトでも活きてくる．看護師の記録が適切でとてもありがたかったけれど，入院中の症状の観察ポイントを指導していくことも大事だよ．なんたって，患者さんを観察してくれているのは看護師さんだからね．

専攻医 この方の不眠時の指示も気になりますね．この病棟ではベンゾジアゼピン系睡眠薬が，ほぼ一律に使われているみたいですね．せん妄みたいになっていたのは，睡眠薬の影響でしょうか？

指導医 せん妄の原因はいろいろとあるから，一概には言えないかな．バイタル・サインの確認や環境もチェックだね．

専攻医 ベッドサイドに「おじいちゃんがんばって」と書かれた似顔絵がありました．

指導医 いいとこ見てるね！ 家族のサポートが得られそうなら，ちゃんと説明して助けてもらおう！

専攻医 呼吸苦の新たな出現はなかったのですが，喫煙歴があり，体型も胸鎖乳突筋の発達があって，肺が悪そうな印象でした．

指導医 喫煙が関連しているなら慢性閉塞性肺疾患の要素はありそうだね．圧迫骨折の原因は何と考えるかな？ 整形外科で入院だったとしても，本人や家族としては「病院に入院して，全部診てもらった」と思っているかもしれないよね．

専攻医 本人は，どこも悪くないとおっしゃっていました．けれど，肺は悪そうですし，クレアチニン値2.0で腎機能も少し悪いようです．尿道カテーテルのこともあるので，泌尿器科にはこちらからコンサルトしておきます．

指導医 比較的規模の小さな病院では，各診療科の医師間の風通しが良いことも多いけれど，大きな病院では病院内でも複数医師の関与，ポリドクターになってしまって，カルテや手紙だけの「顔の見えない関係」になりがちだよね．そして誰も全体を俯瞰することがなかったりする．1人の患者さんに複数の医師がかかわるより，少数でかかわるほうが円滑に進むことを示すのも，病院総合医の仕事のひとつだよ．必ずベッドサイドに行って，情報を収集することも忘れないように！

専攻医 はい．それと，生活背景や医療に対する希望も収集，ですね！

指導医 おっ，いろいろと成長してきてますね．頑張って！

② -1　高齢者を診るうえでの最低限の診断

上田剛士（洛和会丸太町病院）

◆ 最低限の診断とは？

　「高齢者を診るうえでの最低限の診断」を定義することは難しい．社会的背景や価値観によってその判断は大きく異なるからである．例えば，まだ元気に仕事をしている 65 歳女性が食事を徐々に摂取できなくなった場合，胃がんを見落とすことは許されないであろう．一方，寝たきりの 98 歳男性に対して，治療適応とはならないであろう胃がんの可能性を否定するために上部内視鏡検査を行うことはどれほどの意義があるのであろうか．

　「高齢者を診るうえでの最低限の診断」の要件は様々なものが考えられるが，ここでは入院の主因である「圧迫骨折」ならびに「尿路感染」以外の疾患に関しては，以下の 2 点を満たすものを最低限の診断と定義したい．

1．非侵襲的な方法でスクリーニングが可能であること

2．診断により患者の QOL 改善が見込めること

　最も非侵襲的なスクリーニング法としては病歴と身体所見，入院時検査の 3 つが挙げられる．大腸がんスクリーニングのための便潜血も非侵襲的であるが，悪性腫瘍のスクリーニングについては① - 3「がん検診」（p.30）で述べる．

　最低限の診断を的確に行うためには，過去の情報（既往歴，服薬歴，嗜好歴，慢性症状，ADL）と新たな問題点（脊椎圧迫骨折，尿路感染症）を全人的・網羅的に捉え，1 つの物語として組み立て直す想像力が不可欠である（図 1）．

図1　全人的・網羅的な診断法
問題点を1つずつ捉えるのではなく，相互に関係し得るものとして捉えることで，未知の疾患が隠れていないか考察する．

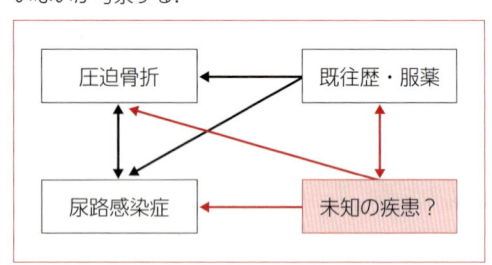

◆ 入院前 ADL の確認は疾患スクリーニングにもなる

　病歴は最も簡便で，侵襲性が低く，広範囲の疾患に対して有用なスクリーニング方法である．何か困ったことがないかどうか訊くことも大切であるが，その際には日常生活動作（ADL）を中心に確認すると良い．移動，更衣，整容，排泄，入浴，食事を確認し，やろうと思えば可能であっても，実際には充分に行えていないことがあれば，問題点として検討すべきである．高齢者においては ADL 障害があっても「年齢相当」であると判断して医師に訴えない場合もある．入院中の更衣，整容，排泄，入浴，食事に関する情報は看護師や理学療法士から得られることも多いが，最低でも歩容に関しては自分の眼で確認すべきである．例えばパーキンソン病や特発性正常圧水頭症は小刻み歩行から疑うことができる．前者は仮面様顔貌や歩行時の腕の振りが乏しいこと，後者は広い歩隔やガニ股で歩行するのが特徴の 1 つである．また歩行に問題がないと自覚していても，10 メートルの歩行で息が上がるために重症

COPD が判明し，治療することで ADL が改善することもある．

本 Case では……

　本 Case は圧迫骨折で入院をしている．このような場合，圧迫骨折の原因は何であるかが大切である．多くの場合「転倒」の病歴が聴取されると思われるが，その転倒の原因が起立性低血圧や不整脈による失神かも知れないし，失調があるのかも知れない．病的な易転倒性については自分の眼で歩容を確認するのが一番確実であるが，圧迫骨折のため歩行が困難であれば，それ以外の身体診察（錐体路徴候，錐体外路徴候，深部感覚障害，小脳失調，起立性低血圧など）や病歴を確認すべきである．例えば，半年前まで自転車に乗っていた高齢者がふらつきのために杖歩行になっていれば，小脳梗塞やビタミン B 12 欠乏症など失調を来す疾患を想起することは難しくない．

◆ 入院後の ADL 評価は合併症予防に有用

　入院患者では急性疾患罹患並びに環境変化に伴い誤嚥のリスクが増大するため，嚥下評価も大切である．意識障害や構音障害，姿勢保持困難がなければ誤嚥のリスクは低いが，リスクがある場合は反復唾液嚥下テスト（30 秒で空嚥下が 3 回できなければ異常）がベッドサイドで簡便にできるスクリーニング方法となる．また歩行が可能か，独歩が安全であるかについても自分の眼で直接評価しなければ，適切なリハビリや退院の指示は不可能である．

　入院中は誤嚥性肺炎，尿閉，尿路感染，深部静脈血栓，偽痛風，褥瘡のリスクが高くなるが，適切な指示を出すことでこれらの合併症を減らすことを常に心掛けたい．

本 Case では……

　入院後の ADL が低下していたならば尿閉を併発している可能性が高くなる．尿閉を解除することが尿路感染の治癒を確実なものにし，再発予防に役立つかも知れない．一方，尿道留置カテーテルがすでに留置されていたならば，感染再発や不隠の原因となるため，可能な限り早期に抜去を試みるべきである．

◆ 認知機能が急速に低下していれば原因検索は必須

　アルツハイマー型認知症やレビー小体型認知症，脳血管性認知症に対する治療の効果は大きなものではないため，ルーチンでのスクリーニングは必要とされていない[1]．しかしながら正常圧水頭症やビタミン B 群欠乏症といった可逆性の疾患を見落とさないことは大切である．高齢であるほど可逆的な可能性は低くなるが[2]，亜急性であれば原因検索を行うべきである．経過が不明な場合も，原因検索を行うことは正当化されるであろう．また MMSE など客観的な指標で状態を記録しておくことは有用である．認知機能低下の程度によって投薬調節やサービス調節，生活指導の内容が異なる点からも，認知機

能の評価は大切である.

◆ うつは放置してはならない重篤な疾患である

うつを見つけ出し治療することは生命予後を良くする可能性があり [3]，うつの評価を怠ってはならない．抑うつ気分と興味の減退の2項目は感度の高い病歴である．うつの評価としては Patient Health Questionnaire（PHQ-9）や老年期うつ病評価尺度（Geriatric depression scale 15；GDS 15）などが頻用される（表1）.

◆ 処方調節検討は必須である

既往歴は可能な限り詳細に把握し，入院管理下という強みを生かして薬剤調節を行うべきか検討する．ポリファーマシーの問題は本人や処方医の想いもあり一概に言えないが，高齢者の入院理由の30％が薬剤の副作用に関連するとされ [5]，投与理由が不明確な薬剤はすべて投薬中止を検討するリストに加えるべきである.

長期ベンゾジアセピンを服用している高齢者に，薬剤を中止させることは困難と感じるかも知れないが，適切に漸減することで離脱症状・不眠症状への影響はなく，80％の症例でベンゾジアセピンを中止可能であり，認知機能・精神運動機能は改善したという報告がある [6].

高齢者における潜在的に不適切な薬剤を考えるうえで，ビアーズ基準や STOPP（Screening Tool of

表1 老年期うつ病評価尺度（Geriatric depression scale 15；GDS15）[4]

> 1* 毎日の生活に満足していますか
> 2 毎日の活動力や周囲に対する興味が低下したと思いますか
> 3 生活が空虚だと思いますか
> 4 毎日が退屈だと思うことが多いですか
> 5* 大抵は機嫌よく過ごすことが多いですか
> 6 将来の漠然とした不安に駆られることが多いですか
> 7* 多くの場合は自分が幸福だと思いますか
> 8 自分が無力だなあと思うことが多いですか
> 9 外出したり何か新しいことをするより家にいたいと思いますか
> 10 何よりもまず，もの忘れが気になりますか
> 11* いま生きていることが素晴らしいと思いますか
> 12 生きていても仕方がないと思う気持ちになることがありますか
> 13* 自分が活気にあふれていると思いますか
> 14 希望がないと思うことがありますか
> 15 周りの人があなたより幸せそうに見えますか
>
> *が付いている項目には「いいえ」に1点を，*が付いていない項目には「はい」に1点を配点し合計する.
> 5点以上がうつ傾向，10点以上がうつ状態とされる.

松林公蔵，小沢利男．*Geriatr Med.* 1994

Older person's Potentially inappropriate Prescriptions）基準，日本老年医学会から発刊されている「高齢者の安全な薬物療法ガイドライン（https://www.jpn-geriat-soc.or.jp/info/topics/pdf/ 20170808 _01. pdf）」（最終アクセス 2018 年 3 月）が参考になる.

　また入院に伴い生活習慣や服薬アドヒアランスが改善することで，体液量，血圧，血糖のコントロールが良好になることはよくある．入院以前の処方をそのまま継続することは脱水，低血圧，低血糖を引き起こす危険性があることに留意したい.

　さらには ADL が低下した場合に投薬変更が必要とされる薬剤もある．深部静脈血栓症のリスクを高くする選択的エストロゲン受容体モジュレーター（SERM）はその例である．経口ビスホスホネート製剤も，坐位が保持できない場合には食道潰瘍のリスクが高くなる.

本 Case では……

　転倒歴があり，転倒リスクを増大させる薬剤（ベンゾジアゼピンや抗てんかん薬，鎮痛剤〈トラマドールやプレガバリン〉，抗ヒスタミン薬など）を服用していれば薬剤調節を行うべきである．起立性低血圧が疑われるならば利尿剤や血管拡張作用のある降圧薬の中止が必要となるかも知れない．他にもふらつきを来すミノサイクリン，QT 延長を来す薬剤，低 K 血症を来す薬剤，筋障害を来すスタチンなど様々な薬剤が状況に応じて中止・減量の検討がされるべきである.

　またステロイドや抗アンドロゲン剤の服薬があれば続発性骨粗鬆症を疑わなければならない．抗コリン作用のある薬剤があれば尿閉，尿路感染のリスクとなっている可能性も考える.

◆ 高齢者であっても嗜好歴の確認は重要

　大量飲酒や喫煙は高齢者においても大きな問題であり，適切な介入を行うべきである．80 歳以上であっても禁煙の恩恵はあるとされる[7].

本 Case では……

　大量飲酒者であれば飲酒が関連した転倒の可能性がある．また骨粗鬆症の要因に喫煙や大量飲酒がある[8].

◆ 特に確認すべき身体所見は何か？

　高齢者では高頻度に高血圧症を認める．また 80 歳以上においても高血圧症に対する治療で血管系イベントが減ることが報告されており[9]，高血圧症は重要な介入ポイントである．自動血圧計の普及は血圧測定を容易にしたが，不整脈の情報が拾われなくなる危険性に留意すべきである．つまり自動血圧計に頼りすぎると心房細動の存在に気づかない可能性がある．入院時検査として心電図検査が行われていることは多いが，発作性心房細動の検出という観点からは診察時に脈の不整を確認することを怠っては

ならない．また診察時に脈を確認する行為は簡便なスキンシップの方法でもあり，日々の患者の満足度を充足するのに役立つかも知れない[10]．

口腔内の不衛生や歯牙欠損，視力低下，難聴は高齢者によく認められる問題点であるが，介入することで QOL を向上させる可能性があり，高齢者の診察においては意識的に評価する必要がある．

高齢女性は骨粗鬆症の高リスク群であり，亀背があればすでに脊椎圧迫骨折を来している可能性が高いが，早期に介入すれば今後の骨粗鬆症性骨折を減らすことが期待できる．

大動脈弁狭窄症は高齢者に多い疾患で，また聴診で診断しやすい弁膜症でもある．収縮後期にピークがある管楽様の収縮期雑音を聴取するのが典型的である．開心術に耐えられない高齢者でも経カテーテル大動脈弁留置術（TAVI）の普及に伴い診断する価値は高まってきている．

喫煙歴のある 65〜75 歳男性であれば腹部超音波検査を行い，腹部大動脈瘤のチェックを薦める報告もある[11]．痩せ型体型が多い日本人であれば，同様な患者群に対して診察で拍動性腫瘤を確認することは，理に適っているかも知れない．

本 Case では……

転倒した理由として起立性低血圧，筋力低下，失調，パーキンソニズムがないか確認したい．急性疾患に罹患したことで転倒した可能性もあり，脱水所見（口腔内や腋窩の乾燥）や感染症候（発熱や脊椎肋骨角叩打痛など）も確認する必要がある．本症例では尿路感染症としてコンサルトされているが，入院時から尿路感染症を合併していたのか，その後の合併症として尿路感染症が起こったのか推測する必要がある．圧迫骨折発症時にすでに炎症所見があったならば化膿性脊椎炎の可能性についても検討せねばならない．

脊椎破裂骨折の合併症としては脊髄症があり下肢の運動感覚障害や膀胱直腸障害もチェックすべきである．他の合併損傷の評価のため，受傷機転の確認と全身の診察も忘れてはならない．特に頭部打撲を

メモ　非典型的症状で発症する甲状腺疾患

高齢者の非特異的な所見である食欲低下，倦怠感，寒がり，難聴，便秘，認知機能低下，動作緩慢の鑑別に甲状腺機能低下症がある．しかし入院患者に甲状腺機能検査をやみくもに提出すると，non-thyroidal illness syndrome のため解釈が困難な場合も多く，検査前確率をできるだけ高めておく必要がある．

高齢者では甲状腺腫を伴わないことが多いため，特異的な顔貌や乾燥した髪，嗄声，徐脈，低体温，浮腫，腱反射回復相遅延などを組み合わせて疑うことが大切である．特に腱反射回復相遅延は慣れないと判断が難しいため，普段から診察する習慣をつけておくことが望ましい．

なお高齢者の甲状腺機能亢進症も特徴的な所見が乏しい．本 Case では圧迫骨折が甲状腺機能亢進症による続発性骨粗鬆症の結果である可能性も考え，暑がり，頻脈，心房細動，多汗，頻便，湿潤した皮膚，振戦なども確認すべきであろう．

伴っている場合は，遅発性に慢性硬膜下血腫が起こる可能性も念頭に入れておく．

◉ 検査では何を確認しておくか

　入院時検査として行われている検査（血液検査，12誘導心電図，胸部単純写真など）があれば問題点を抽出しておく必要がある．

　血液検査でよく遭遇する異常に，貧血がある．鉄欠乏性貧血やビタミンB12欠乏性貧血は，治療反応性が良好であり見落としてはならない．鉄欠乏性貧血が疑われれば，消化管内視鏡検査を行うべきか検討する（臨床症状と患者背景により①制酸薬で治療を試みる，②上部消化管内視鏡検査のみを行う，③上部・下部消化管内視鏡検査を行う，などの選択肢がある）．鉄剤の慢性投与は食欲低下やヘモクロマトーシスなどのリスクがあり，鉄欠乏性貧血が除外されれば鉄剤は中止すべきである．それ以外にも腎性貧血は治療可能な疾患であり，多発性骨髄腫も悪性疾患の中では治療反応性が良好である．一方，骨髄異形成症候群（MDS）は5q-症候群を除き治療反応性が乏しいため，MDSが疑われても骨髄検査を行うべきかは患者背景によって決定すべきである．

　血糖検査は肥満体型（BMI $\geqq 25\,\mathrm{kg/m^2}$）の40〜70歳で薦める報告がある[12]．日本では非肥満体型でも耐糖能異常が多いことを考えると，体型にかかわらず血糖を確認することは理に適っている．一方，高齢者において1次予防のために脂質異常症をスクリーニングする意義は不明であり，脂質プロファイルの検査は必須ではないと思われる．

　各国ガイドラインにて少なくても65歳以上の女性と，骨折の既往がある男性には骨密度測定が薦められており，入院中に関与すべきかは別議論としても，骨粗鬆症や骨折のリスクについて評価することが望ましい．

本 Case では……

　転倒した原因として失神の可能性があるならば，心電図でQT延長や虚血性変化がないか確認しておきたい．また肺塞栓症や大動脈解離を疑う所見がないかにも注意したい．転倒した理由が筋力低下ならば低K血症や高CPK血症がないか，脱水や感染症を示唆する所見がないかも確認しておきたい．

　骨折の理由として悪性腫瘍による骨病変がないか画像を見直す必要もある．TP/ALB比の異常，貧血，高Ca血症，腎障害があれば多発性骨髄腫を想起せねばならない．また，ALPが単独で上昇していれば続発性骨粗鬆症の原因として甲状腺機能亢進症，高Ca血症があれば副甲状腺機能亢進症や悪性腫瘍を疑う根拠となる．

◉ 最後に

　高齢者では多疾患罹患が一般的である．このような状況において必要なのは数多くの検査でもなければ数多くの薬剤でもない．本人のQOLやADLに配慮しながら全人的・網羅的に患者像を捉えることで必要最低限の検査と治療を行うことが肝要である．

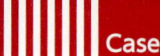

◉文献

1) Lin JS, O'Connor E, Rossom RC, Perdue LA, Eckstrom E. Screening for Cognitive Impairment in Older Adults： A Systematic Review for the U.S. Preventive Services Task Force. *Ann Intern Med.* 2013；159（9）：601-612. doi:10.7326/0003-4819-159-9-201311050-00730.
認知症スクリーニングをすることで認知症は発見できるが，薬物療法も非薬物療法も効果が限られるため，スクリーニングを正当化するエビデンスは乏しいとしている.
難易度★★☆

2) Knopman DS, Petersen RC, Cha RH, Edland SD, Rocca WA. Incidence and Causes of Nondegenerative Nonvascular Dementia. *Arch Neurol.* 2006；63（2）：218. doi:10.1001/archneur.63.2.218.
560 例の認知症の原因を解析. 変性疾患でも血管障害でもないような（可逆性が期待される）認知症は若年発症では 30%を占めるが，70 歳以上では 5%のみである.
おススメ！ 難易度★☆☆

3) Gallo JJ, Morales KH, Bogner HR, et al. Long term effect of depression care management on mortality in older adults：follow-up of cluster randomized clinical trial in primary care. *BMJ*（*Clinical research ed*）. 2013；346：f2570.
http://www.ncbi.nlm.nih.gov/pubmed/23738992.［最終アクセス 2018 年 3 月］
高齢者の大うつ病に対して積極的な関与を行うことで死亡率を 24%下げた.
難易度★★☆

4) 松林 公蔵，小沢 利男. 総合的日常生活機能評価法 評価の方法 老年者の情緒に関する評価. *Geriatr Med.* 1994；32（5）：541-546.
難易度★★☆

5) Chan M, Nicklason F, Vial JH. Adverse drug events as a cause of hospital admission in the elderly. *Intern Med J.* 31（4）：199-205.
http://www.ncbi.nlm.nih.gov/pubmed/11456032.［最終アクセス 2018 年 3 月］
75 歳以上の入院患者における薬物副作用の研究. 薬物副作用の 53%は避けることが出来た可能性があるとしている.
必 須 難易度★★☆

6) Curran H V, Collins R, Fletcher S, Kee SCY, Woods B, Iliffe S. Older adults and withdrawal from benzodiazepine hypnotics in general practice：effects on cognitive function, sleep, mood and quality of life. *Psychol Med.* 2003；33（7）：1223-1237.
http://www.ncbi.nlm.nih.gov/pubmed/14580077.［最終アクセス 2018 年 3 月］
減薬に対する数少ない二重盲検化試験ですが，眠剤依存は漫然と処方している処方医の責任であることを痛感させる論文.
おススメ！ 難易度★★☆

7) Gellert C, Schöttker B, Brenner H. Smoking and All-Cause Mortality in Older People. *Arch Intern Med.* 2012；172（11）：837-844. doi:10.1001/archinternmed.2012.1397.
80 歳以上であっても禁煙メリットはあることをメタ解析で報告.
難易度★☆☆

8) Jeremiah MP, Unwin BK, Greenawald MH, Casiano VE. Diagnosis and Management of Osteoporosis. *Am Fam Physician.* 2015；92（4）：261-268. http://www.ncbi.nlm.nih.gov/pubmed/26280231.［最終アクセス 2018 年 3 月］
読みやすく無料で手に入る骨粗鬆症の診断と治療に関する総説. 難易度★☆☆

9) Gueyffier F, Bulpitt C, Boissel JP, et al. Antihypertensive drugs in very old people：a subgroup meta-analysis of randomised controlled trials. INDANA Group. *Lancet*（London, England）. 1999；353（9155）：793-796.
http://www.ncbi.nlm.nih.gov/pubmed/10459960.［最終アクセス 2018 年 3 月］
盲検化試験のデータから 80 歳以上だけのサブグループを集めて降圧薬の有用性を確認した研究.
難易度★★☆

10) Kadakia KC, Hui D, Chisholm GB, Frisbee-Hume SE, Williams JL, Bruera E. Cancer patients' perceptions regarding the value of the physical examination：a survey study. *Cancer.* 2014；120（14）：2215-2221. doi:10.1002/cncr.28680.
担がん患者のデータですが，診察自体が患者にとって意味があるということを示した研究. 病院総合医ならば読んでおきたい論文.
必 須 難易度★★☆

11) Kim LG, P Scott RA, Ashton HA, Thompson SG, Multicentre Aneurysm Screening Study Group. A sustained mortality benefit from screening for abdominal aortic aneurysm. *Ann Intern Med.* 2007；146（10）：699-706.
http://www.ncbi.nlm.nih.gov/pubmed/17502630.［最終アクセス 2018 年 3 月］
67,770 人の 65〜74 歳男性のデータから腹部大動脈瘤スクリーニングの意義を明らかにした報告.
難易度★★☆

12) Siu AL, U S Preventive Services Task Force. Screening for Abnormal Blood Glucose and Type 2 Diabetes Mellitus：U.S. Preventive Services Task Force Recommendation Statement. *Ann Intern Med.* 2015；163（11）：861. doi:10.7326/M15-2345.
過体重・肥満者の 40〜70 歳に対しては血糖チェックが薦められ，血糖異常があれば生活習慣是正を強力に指導すべきとしている. これは血糖異常がなくても行うべきこととも思うが…….
難易度★★★

②-2　入院中に起こり得る疾患

佐田竜一（天理よろづ相談所病院）

　入院患者が，入院理由となる疾患以外の症状を新規に発症することはしばしばあり，それらは患者の苦痛となるだけでなく，入院期間の延長や死亡率の上昇につながる重大な問題にもなり得る．本項では主に発熱，下痢，呼吸困難など，入院中の患者に生じやすい症状についてのマネジメントをまとめた．

◆ 発熱

入院患者の発熱の鑑別

　日本における入院患者の新規発症発熱のデータを**表1**に示す[1][2]．感染症・非感染症に分けると理解しやすく，感染症がメインではあるが非感染症も一定割合存在する．どちらの研究も高齢入院患者を対象とした研究であり，総合診療専門医の実臨床上の経験とも似通ったデータであろう．

捉えるべき発熱のカテゴリー3種と"7D"

① common is common

　入院患者であっても，肺炎，尿路感染，褥瘡感染を含む皮膚軟部組織感染症など，発症頻度の高い感染症は起こりやすい．また，インフルエンザなど季節的流行を生じる感染症に関しても，留意すべきである．

表1　日本の病院における入院患者に生じた新規発熱の原因[1][2]

		文献1）		文献2）		
		平均年齢75歳		平均年齢83.0歳		
感染症	1位	気道感染症：気道感染	26.1%	気道感染症 うち　肺炎 　　　気管支炎 　　　上気道感染 　　　インフルエンザ 　　　その他	9.8% 9.0% 8.3% 6.2% 1.2%	34.5%
	2位	尿路感染症	15.1%	尿路感染症		23.8%
	3位	胆道感染	7.1%	敗血症		5.7%
	4位	皮膚軟部組織感染症	6.3%	褥瘡感染		3.2%
	5位	偽膜性腸炎	2.2%	腸炎		1.2%
	6位	中心静脈カテーテル感染	1.6%	胆道感染		1.0%
非感染症	1位	悪性腫瘍	3.2%	悪性腫瘍		1.4%
	2位	炎症性疾患	3.1%	自己免疫性疾患		0.3%
	3位	薬剤熱	1.6%			
		原因不明	12.5%	原因不明		26.9%

Trivalle C, et al. *Arch Intern Med*. 1998.　上野久美子．感染症学雑誌．1998.　より作成

② 医療行為関連

　尿路カテーテル（尿路感染症）や中心静脈カテーテル（カテーテル関連血流感染），経鼻胃管（副鼻腔炎），人工呼吸器（人工呼吸器関連肺炎）など，デバイス関連感染症は高頻度に生じ得る．また，術後の患者であれば手術部位感染症や血腫吸収熱，輸血直後の患者の輸血後反応，新規薬剤使用に伴う薬剤熱など，医療行為に関連した発熱は多種多様にわたる．さらに，抗菌薬使用は偽膜性腸炎の最も強力なリスク因子である．入院患者について，常に最低限把握すべきこととして，「どのようなデバイスが何種類挿入されているか」「どのような薬剤がいつから投与されているか」「（偽膜性腸炎のリスク評価のための）喫緊の抗菌薬使用歴」「（熱源が感染症であった場合のための）過去の耐性菌保有」などが挙がる．

③ 患者背景から生じる発熱

　患者の特殊な背景から発症リスクが高まる疾患もある．臥床の長い患者であれば，褥瘡感染や深部静脈血栓／肺塞栓を考慮する．また，偽痛風／痛風などの結晶性関節炎も発症しやすい．経管栄養開始などを契機とした胆泥による無石性胆嚢炎も来し得る．投与されていたステロイドが入院時に中断／減量されたりすると，入院後に副腎不全による発熱を来すこともある．

　入院患者の発熱マネジメントとして，上述した肺炎，尿路感染，皮膚軟部組織感染症のほかに，"D"がつく7疾患 "7D" を覚えておくと，入院中の発熱患者マネジメントのとっかかりとなるだろう．

〈感染症系〉

CDI（*Clostridioides difficile* infections）

Device infection（カテーテル関連感染症）

Debris（胆泥による無石性胆嚢炎）

Decubitus（褥瘡感染）

〈非感染症系〉

Drug fever（薬剤熱）

DVT/PE（深部静脈血栓症，肺塞栓）

CPP**D**/Gout（偽痛風・痛風による結晶性関節炎）

入院中の発熱患者のマネジメント

① 現在の治療内容の把握

　入院となった原因疾患の把握とともに，治療方法（投与薬剤，手術のタイミング，現時点で挿入されている人工物などの把握），治療経過を把握する

② 全身の診察

　特に点滴ルート周辺の疼痛，関節痛，褥瘡など，7Dに関連したフォーカスを探すとともに，薬剤性の皮疹なども探す必要がある．採血や画像検査が無効な疾患も多く，漏れのない全身診察が必須である．

③ 最低限必要な検査

　血液培養2セットは必須の検査である．そのほかにも各種培養（疑えば尿培養，喀痰培養など），採

血（CBC，肝胆道系，腎機能など），尿検査などは必要なことが多い．そのほか疑った熱源に応じた検査（CDI →グルタミン酸脱水素酵素，肺炎→胸部レントゲン，DVT →下肢エコー，胆嚢炎→腹部超音波，など）を行う．sonographic Murphy's sign や両下肢大腿静脈 / 膝窩静脈の compression test，関節内結晶や滑液包液貯留の評価目的の関節エコーなど，簡易な超音波検査はできるほうが望ましい．

④ 不要な薬剤の中止

上記のマネジメントで熱源が不明ないしは治療に反応しない発熱の場合，薬剤熱を考慮して不要な薬剤や新規開始薬剤を中止する．

◆ 下痢

入院患者の下痢の鑑別

① 原因が微生物によるもの

○抗菌薬関連下痢症

・CDI

最も重要な原因微生物である．CDI に関連した死亡率には幅があるが，日本の報告をまとめた systematic review による CDI 患者の死亡率は 3.4〜15.1％と報告され[3]．これらの頻度は海外からの報告と似通っている[4]．

・*Klebsiella oxytoca*

抗菌薬使用後に血便を含む下痢を起こした際に鑑別すべき微生物である．特に，*Clostridioides difficile* 関連検査が陰性である抗菌薬関連血性下痢症の際，*Klebsiella oxytoca* は高率に原因微生物となり得る[5]．この病態は基本的に抗菌薬中止で改善するため，抗菌薬追加投与は不要である[5]．

○抗菌薬に関連しない感染性下痢

下痢症のアウトブレイクの実に 90％がノロウイルスによるとされ，入院患者の下痢症の原因の 5〜31％[6] ともされる．小児においてはロタウイルス，アストロウイルス，アデノウイルスなどが感染性下痢症の原因となり得る．これらに対する治療は基本的に対症療法である．

○免疫不全に関連した感染性下痢

免疫不全に関連した感染性下痢は症状が長く，重症化しやすい一方，無症状キャリアとなることもしばしばある．*Clostridioides difficile* はやはり重要な原因微生物であるが，サイトメガロウイルスも原因微生物となり得る．そのほか臓器移植患者の院内下痢症では，ノロウイルスやロタウイルスなどの一般的な微生物のみならず，稀な原因微生物として *Giardia, Cryptosporidium, Strongyloides* などの寄生虫も報告される[7]．

② 非抗菌薬関連下痢症

○薬剤性下痢

700 種類以上の薬剤[8] が下痢の誘因になることが報告されており，入院患者の下痢における重要な鑑別である．抗菌薬はその 4 分の 1 程度を占めるが，抗がん剤や免疫抑制剤なども下痢を起こし，下剤そのものの継続使用も問題となる．

○経管栄養

経管栄養による下痢は 2〜95％の患者に生じ [9]，含有する繊維質による影響，ビフィズス菌の減少などの腸管内微生物環境変化などが関連する．

○その他

高齢者では虚血性腸炎や憩室出血などが血性下痢の原因として生じ得る．また背景に慢性下痢症を起こす疾患を持つ患者であれば，それによる下痢も鑑別となる．

入院中の下痢患者のマネジメント

入院中の患者に下痢が生じた場合，**図1** のような流れをとる [7]．

① 下痢の分類と評価

ショックバイタルは腸管蠕動運動低下による腸液下痢を起こしやすい．そのため，まずは「バイタル

図1　入院下痢症のマネジメント [7]

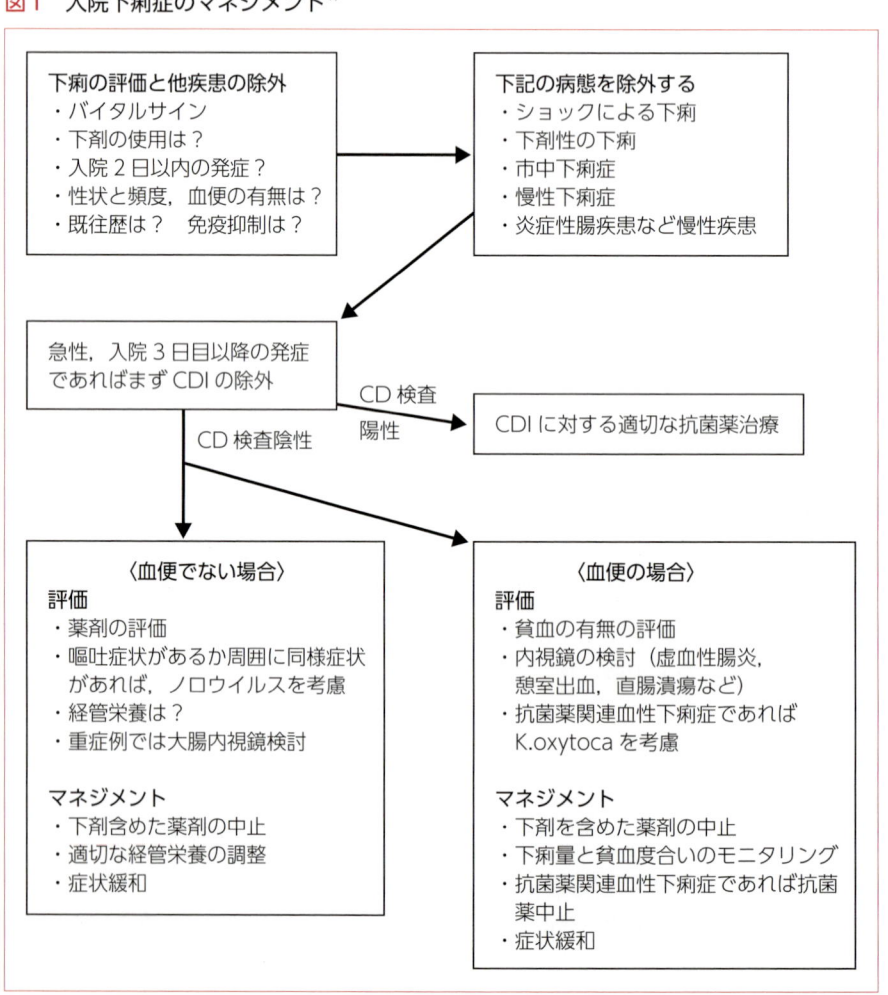

Polage CR, Solnick JV, Cohen SH. *Clin Infect Dis.* 2012

サインは保たれているか」を確認しておく必要がある．そのほか，便性状・回数，腹痛などを把握するとともに，背景として抗菌薬暴露歴，抗腫瘍療法の治療歴（抗がん剤，腸管に照射し得る放射線療法など含む），緩下剤の暴露，慢性下痢を生じる既往歴などを確認する．

② CDI の除外

院内下痢症と判断し，ショックを呈する他の緊急病態による下痢を除外すれば，CDI の除外をする．海外では抗菌薬暴露歴のない市中発症 CDI の報告も散見され[10]，CDI が否定できない状況であれば検査を考慮する．感度の高いグルタミン酸脱水素酵素（glutamate dehydrogenase；GDH）や特異度の高い CD トキシン A/B を検査する．

③ CDI を除外した後のアプローチ

血便か非血便かによってマネジメントは少し変わるが，基本的には下剤の中止，原因となり得る他薬剤の中止，適切な経管栄養の調整，および症状緩和である．重症な下痢の場合や血便の場合には，内視鏡による評価も検討する．

◆ 呼吸困難

呼吸困難を起こす疾患の頻度別順位を病院前救急，救急外来，プライマリ・ケア外来に分けて**表2**に示す[11]．この中には致死的な疾患も多く含まれるため，適切なマネジメントを知っておくべきである．この項では主に「入院中に新規に生じた急性呼吸困難の診断戦略」について論じる．

急性呼吸困難の原因

急性呼吸困難の原因は，主に上気道，肺と心臓に集約される．

① 上気道

主に異物閉塞などの窒息，造影剤使用後の anaphylaxis などで生じ，また気管内挿管後の声帯麻痺，気管・気管支軟化症なども原因となり得る．極めて緊急性の高い疾患群である．

表2 「呼吸困難」で受療する患者の疾患頻度：状況別アプローチ[11]

	病院前救命救急		救急外来		プライマリ・ケア外来	
1位	心不全	15-16%	COPD	16.5%	急性気管支炎	24.7%
2位	肺炎	10-18%	心不全	16.1%	上気道感染症	9.7%
3位	COPD	13%	肺炎	8.8%	他の気道感染症	6.5%
4位	気管支喘息	5-6%	心筋梗塞	5.3%	気管支喘息	5.4%
5位	急性冠症候群	3-4%	心房細動/粗動	4.9%	COPD	5.4%
6位	肺塞栓	2%	悪性腫瘍	3.3%	心不全	5.4%
7位	肺がん	1-2%	肺塞栓	3.3%	高血圧	4.3%

Berliner D. Dtsch Arztebl Int. 2016；113（49）

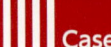

② 下気道

感染症など入院中の身体ストレス要因に伴う慢性閉塞性肺疾患の急性増悪（Chronic obstructive pulmonary disease；COPD）は一般的な呼吸困難の原因となる．細菌性肺炎・誤嚥による化学性肺臓炎も発熱とともに呼吸困難を起こす．また肺塞栓も重要な鑑別であり，入院患者の1%程度が罹患し，その4分の1が死亡に関連する[12]．

③ 心臓

入院中の患者に生じる新規の急性冠症候群や心房細動 / 粗動による不整脈による心不全もあれば，敗血症や重症膵炎などでの入院時に発生する大量輸液による volume overload からの心不全もあり得る．また，心不全を生じた際に貧血や甲状腺機能による高拍出性心不全の影響も把握しておく．

④ 代謝

入院直後の急な呼吸困難やせん妄で，注意すべきはアルコール離脱せん妄であろう．アルコール多飲者が入院により急なアルコール中断を余儀なくされた際には注意が必要である．また重症糖尿病患者が感染などを契機に入院中に糖尿病性ケトアシドーシスなどを発症することは，稀だがあり得る．

⑤ 神経 / 筋

一般的な亜急性・慢性呼吸困難の原因として神経筋疾患はあり得るが，入院中の急性呼吸困難の際に考える必要は皆無だろう．脳梗塞自体が直接的に呼吸困難を生じることは少ないが，嚥下障害による誤嚥・窒息を起こすと呼吸困難を生じ得る．

⑥ その他

予後半年以内の担がん患者では3割程の患者で呼吸困難を自覚し，この症状は死亡するまでに増悪傾向となる[13]．そのほかには心理的要因による呼吸困難などが挙がる．ただし，①〜④を含む重篤な鑑別疾患を除外することが先決である．

入院中の急性呼吸困難患者のマネジメント

① バイタルサインの把握と診察

重症度把握のためのバイタルサイン確認は必須であり，それには呼吸数も確実に含めるべきである．診察では下記を意識した診察に努める．

○上気道の問題

口腔内の観察，呼吸パターンの把握（吸気延長があれば上気道狭窄），stridor などをチェックする．上気道閉塞と診断した場合には，気管内挿管や気管切開など気道確保を最優先としたマネジメントに移行する．

○下気道の問題

呼吸パターンの把握（呼気延長があれば閉塞性換気障害や肺水腫），呼吸音の確認（呼吸音減弱や crackle/wheeze などの異常呼吸音を含む），打診による胸水貯留の確認を行う．肺塞栓を疑った際には下肢の腫脹や Homans 徴候などをチェックする．

○心臓の問題

体重の変動を常に把握し，増加の度合いを見る．頸静脈怒張，異常心音・心雑音などをチェックし，course crackle の有無を把握する．下腿浮腫の把握も行う．

② 採血検査

一般的な採血（血算，生化学，甲状腺刺激ホルモンなど）に加えて，血液ガス分析は呼吸不全のタイプと重症度を把握するうえで必須の検査である．心筋逸脱酵素は心不全および急性冠症候群の診断に有用である．BNP や NT-proBNP は心不全の除外に有用なことが多い．肺塞栓除外目的のための D-dimer は測定され得るが，入院患者では多くの患者で D-dimer 陽性となることから，測定の意味性は少ない[14]．

③ 画像検査 / 生理検査

心電図や胸部レントゲンは心肺の問題を評価するうえで頻用され，下肢静脈エコーによる大腿静脈 / 膝窩静脈の評価（血栓の描出，ないしは圧迫にて静脈が潰れるかどうかをみる compression test）は感度 / 特異度共に高く，病棟では頻用される[15]．

④ その他の検査

胸部 CT を撮像するタイミングは，私見では

1. 上記までの評価で肺炎の診断がつかないがどうしても確定診断したい時
2. 膿胸や気胸などを疑ってドレナージ可能な領域を評価する時
3. 肺塞栓を疑い造影 CT を撮像する時

に限られる．

心臓超音波も頻用されるが，この検査は心不全と診断された際の病態把握（収縮不全による心不全，拡張障害型心不全，局所壁運動低下，心タンポナーデなど）に有用である一方，この検査そのものが心不全という病態診断につながらない場合があることには注意が必要である．収縮不全型の慢性心不全を有する患者が，肺炎や肺塞栓，上気道閉塞を起こすことは充分考えられるからである．

◆ さいごに

総合診療医が入院患者担当時にしばしば接する発熱，下痢，呼吸困難などの症状についてのマネジメントを概論した．これらの症状を呈した患者について他科からのコンサルトされることも多いため，適切なマネジメントを行えることが総合診療医の存在価値を高める．また，これらの common symptom へのアプローチは病院内で統一されていることが望ましく，統一のための啓発活動も病院総合医の重要な仕事である．病院を異動した際にはその病院での存在する施設内ルールを改訂するチャンスでもある．

さらに，これらのマネジメントの把握は看護師にとっても重要であり，早期診断のための他職種教育も院内の質改善につながる．

● 文献

1) Trivalle C, et al. Nosocomial febrile illness in the elderly：frequency, causes, and risk factors. *Arch Intern Med*. 1998 Jul 27；158 （14）：1560-5.

2) 上野久美子ほか．高齢入院患者における発熱症例の実態調査．感染症学雑誌．1998；72（5）：493-498.
   文献1）と2）どちらも入院高齢患者の新規発熱原因をまとめた study．どちらも原因は似通っており，世界共通の問題であることが示唆される．難易度★☆☆

3) Riley TV, Kimura T. The Epidemiology of Clostridium difficile Infection in Japan：A Systematic Review. *Infect Dis Ther*. 2018 Mar；7（1）：39-70.
   日本の CDI の論文をまとめた systematic review．難易度★☆☆

4) McDonald LC, et al. Clinical Practice Guidelines for Clostridium difficile Infection in Adults and Children：2017 Update by the Infectious Diseases Society of America（IDSA）and Society for Healthcare Epidemiology of America（SHEA）. *Clin Infect Dis*. 2018 PMID：29462280
   2018 年に改定された IDSA/SHEA の CDI ガイドライン．長文だが病棟総合診療医は必読． 必 須 難易度★★☆

5) Högenauer C, et al. Klebsiella oxytoca as a causative organism of antibiotic-associated hemorrhagic colitis. *N Engl J Med*. 2006 Dec 7；355（23）：2418-26.
   Klebsiella oxitoca による抗菌薬関連血性下痢症のまとめ．新規的な発見であれば後方視的コホートのみでも *N Engl J Med* に掲載されることがわかる．難易度★☆☆

6) Glass RI, Parashar UD, Estes MK. Norovirus gastroenteritis. *N Engl J Med*. 2009 Oct 29；361（18）：1776-85.
   ノロウイルスによる腸炎をまとめた *N Engl J Med* のレビュー．難易度★★☆

7) Polage CR, Solnick JV, Cohen SH. Nosocomial diarrhea：evaluation and treatment of causes other than Clostridium difficile. *Clin Infect Dis*. 2012 Oct；55（7）：982-9.
   入院下痢症のまとめ．やや長いがこれも必読！ 必 須 難易度★★☆

8) Chassany O, Michaux A, Bergmann JF. Drug-induced diarrhoea. *Drug Saf*. 2000 Jan；22（1）：53-72.
   薬剤性下痢をまとめたレビュー．難易度★★☆

9) Whelan K. Enteral-tube-feeding diarrhoea：manipulating the colonic microbiota with probiotics and prebiotics. *Proc Nutr Soc*. 2007 Aug；66（3）：299-306.
   経管栄養による下痢についてまとめたレビュー．難易度★★☆

10) Ofori E, et al. Community-acquired Clostridium difficile：epidemiology, ribotype, risk factors, hospital and intensive care unit outcomes, and current and emerging therapies. *J Hosp Infect*. 2018. PMID29410012.
    市中発症 CDI についてまとめたレビュー．私的には抗菌薬暴露のない CDI は経験がないが，そういったものも起こりうることを示す報告．難易度★★★

11) Berliner D, et al. The Differential Diagnosis of Dyspnea. *Dtsch Arztebl Int*. 2016 Dec 9；113（49）：834-845.
    呼吸困難についてまとめたレビュー．難易度★☆☆

12) Stein PD, Henry JW. Prevalence of acute pulmonary embolism among patients in a general hospital and at autopsy. *Chest*. 1995 Oct；108（4）：978-81.
    総合病棟において肺塞栓を起こす頻度を示した報告．難易度★☆☆

13) Seow H, et al. Trajectory of performance status and symptom scores for patients with cancer during the last six months of life. *J Clin Oncol*. 2011 Mar 20；29（9）：1151-8.
    緩和ケア患者の最後の半年の症状の軌跡について示した報告．緩和ケア患者を扱う医師は必読！ 必 須 難易度★★☆

14) Schrecengost JE, et al. Comparison of diagnostic accuracies in outpatients and hospitalized patients of D-dimer testing for the evaluation of suspected pulmonary embolism. *Clin Chem*. 2003 Sep；49（9）：1483-90.
    D-dimer は外来患者と比べ入院患者では肺塞栓の診断精度が低いことを示す論文．難易度★★☆

15) Crisp JG, et al. Compression ultrasonography of the lower extremity with portable vascular ultrasonography can accurately detect deep venous thrombosis in the emergency department. *Ann Emerg Med*. 2010 Dec；56（6）：601-10.
    エコーによる DVT の感度特異度を示した報告．POCUS を行うものは必読！ 必 須 難易度★☆☆

②-3　入院中の高齢者に起こり得る問題

関口健二（信州大学医学部附属病院／市立大町総合病院）

入院関連合併症のハイリスク患者に気づく

　この書籍を手に取っている多くの皆さんは，診断推論という言葉をご存じで，またよく勉強されていることと思う．様々な症状や身体所見から診断を絞っていく手法であり，その手法により原因となっている１つの疾患を見つけ出し，それを治療する．一般的な診療アプローチであり，卒前から卒後教育のほとんどがこの診断推論である．

　しかし日常臨床現場では，必ずしもその手法がフィットするとは限らない高齢者が多数いることに気づかされるであろう．高齢になればなるほど，患者はより多くの併存疾患や生活機能障害を有するようになり，そのような虚弱な高齢者が入院すると，その虚弱さゆえに，様々な入院関連合併症（Hazards of hospitalization）を発症する危険性が高い．そして入院関連合併症を契機として更に ADL 依存が高まり（Hospital-associated disability），元々生活していた場所に帰ることができず，施設へと退院する．米国でも 85 歳以上の約 40％が施設へ退院となっているとの報告がある[1]．また高齢者の ADL 依存のじつに半数が，内科疾患での入院を契機にしているとの報告もあり[2]，我々の入院管理の質が問われている．

　入院中に新規 ADL 依存を来すリスク因子についての研究のうち，大規模かつ最も妥当性が高いとされる Mehta らの研究を**表 1** に示す[3]．入院関連合併症リスクを決定する因子として，年齢に加え，入院前の生活機能，身体機能，認知機能が重要な因子となっていることがわかるだろう．また併存疾患が多いほど入院関連合併症がより多く生じ得ることも知られている[4]．

　虚弱高齢者の入院関連合併症は，入院の原因となった疾患によらず，診療科にもよらず，いつでも生じ得るものであり，病院全体を改善していくという仕事を請け負う我々病院総合医は，その特性に精通し，リーダーとして多職種協働を促進させていくことが求められている！

表1　集中治療における患者評価[3]

リスク因子		ポイント	合計ポイント（リスク　％）
年齢	80-89	1	0-1 (9%)
	≧90	2	2-3 (31%)
入院 2 週間前に IADL 3 項目以上介助を要していた		2	4-5 (44%)
入院 2 週間前の可動性	走ることはできないが坂道を歩くことはできる	1	≧6 (75%)
	坂道を上ること，階段を上ることができない	2	
入院前に介助を必要としていた ADL の数	2-3	1	
	4-5	2	
転移性がん または 脳卒中		2	
重度認知機能障害		1	
血清アルブミン値 <3.0g/dL		2	

Mehta KM, Pierluissi E, Boscardin WJ, et al. *J Am Geriatr Soc* 2011

入院関連合併症は「老年症候群」として理解する

　虚弱高齢者の入院関連合併症は，「老年症候群」と呼ばれるどの疾患カテゴリーにも分類されないような病態がほとんどであると認識すべきである．なぜなら老年症候群は，一般的診療アプローチとは全く異なるアプローチを必要とするためである．**図1**に示すように，一般診療では複数の症状や症候の組み合わせから単一の病因を推定し，診断へと到達し，単一疾患に対して治療を進めるのに対して，老年症候群では，1つの症状を来すのに複数の病因が存在し複雑に関連し合っている[5]，という特徴があり，複数の病因を1つひとつアセスメントし，絡まった糸をほどく様に1つひとつに介入していく必要があるのだ．この構造を理解できると，例えば「食欲不振」⇒血液検査で Na 128 mEq/L ⇒「低 Na 血症」などという短絡思考に陥ることなく，低 Na 血症は一要因だがそれ以外の要因もあるはずだ，との総合的アプローチが可能になる．多職種による複合的介入がいかに大事であるかが理解できるであろう．

　老年症候群には様々な病態が挙げられているが，「Geriatric Giants」としてその重要性が古くから謳われており，入院中の高齢者にも頻繁に生じる5つの病態を**表2**に示す[6]．本項ではこのうち，最も問題になることの多いせん妄と，重篤な転機を来し得る転倒について後半部分で詳説する．

老年症候群としての入院関連合併症は何よりも予防が大切

　我々は入院時から，これら老年症候群を来しやすいハイリスク群を同定し，その予防策を講じていく必要がある．ハイリスク群の同定のための情報を何も主治医が1人ですべて聴取する必要はない．いやむしろ，特に認知機能や生活機能などは看護師が総合評価として入院後早期に実施してくれていることが多い（高齢者総合評価加算）．我々の課題は「問診する時間がない」ことではなく，多職種での情報共有の欠如であることを認識したい．

　老年症候群は多岐にわたるが，異なる老年症候群であっても多くの病因が重複していることが複数の研究から知られており，その予防策も共通するものが多いことは特徴的である[7][8]．その特徴を踏まえた病院全体での予防的介入で，有益であるとのデータを複数示しているものに，Hospital Elder Life Program（HELP）がある[9]．HELP の興味深いところは介入の主体となるスタッフがボランティアである点で，各シフト（1日3回）で約15分程度，ボランティアが患者の状況把握を手伝ったり，患者の要望に応えてお話をしたり軽い運動の手伝いをするというのがその骨子である．入院高齢患者のせん妄発症を53%減少させたとのメタ分析が報告されているだけでなく[10]，医療費削減効果も報告

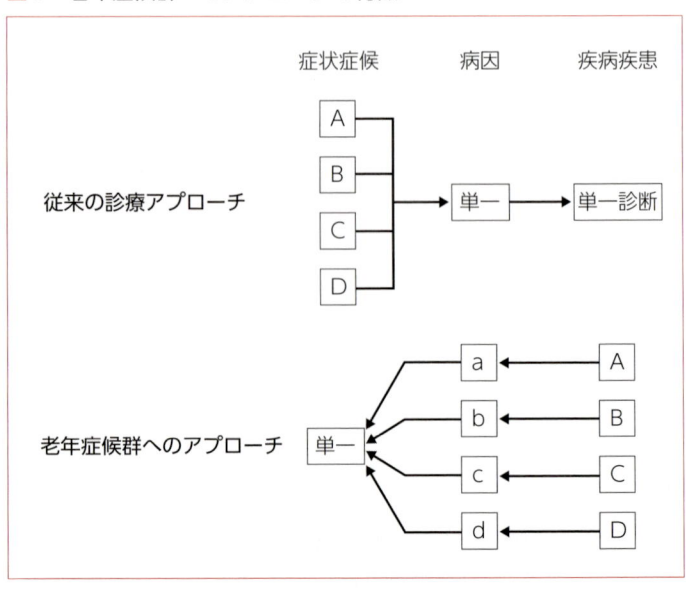

図1　老年症候群へのアプローチの特徴[5]

Olde Rikkert MG, Rigaud AS, van Hoeyweghen RJ, de Graaf J. *Neth J Med* 2003. より筆者改変

表2　入院中に意識したい Geriatric Giants "5 I's"[6) 12) 25) 26)]

Intellectual impairment（せん妄）	65歳以上の内科入院患者，入院時すでに18-35％でせん妄を発症しており，入院中も含めると29-64％でせん妄を発症（文献12）より引用）
Instability（転倒）	入院中の転倒率は3-13/1000患者・日であるが，高齢者に限ると6-15.9/1000患者・日にまで増加する（文献25）より引用） 全転倒のうち約1％が骨折に至る（文献26）より引用）
Immobility（廃用）	高齢者がADL依存状態となる主要因であり，入院に関連する複数のストレスにより急速に悪化し得て，他の老年症候群を誘発する
Incontinence（失禁）	適切な排泄（下部尿路）機能，認知機能，トイレへの可動性，衣服上げ下げ，意欲，障害となる環境因子・医原性因子がない，のいずれかがあると失禁となる 入院中，急に失禁が生じた際は，せん妄，感染をはじめとする炎症性疾患，宿便，薬剤の変更/開始，多尿，機能的尿失禁を鑑別に考える
Iatrogenic（医原性）	ポリファーマシーが医原性イベントを促進する 薬物の有害反応により，せん妄，排尿障害（尿失禁・尿閉），起立性低血圧，電解質異常，出血，低血糖，食思不振などが惹起される

1Isaacs B. *J Chronic Dis* 1972. Inouye SK, Westendorp RG, Saczynski JS. *Lancet* 2014. Sotelo M, Pierluissi E. American Geriatric Society 2016. von Renteln-Kruse W, Krause T. *J Am Geriatr Soc* 2007. を元に筆者が作成

されている[11]．

　日本ではゼロリスクを求める風潮が強く，ボランティアスタッフを導入していくのは一筋縄ではいかないかもしれないが，認知機能保持，寝たきり防止，視覚・聴覚補助，睡眠改善，脱水防止について多職種で働きかけることにより，認知機能・身体機能低下の予防を期待するものである（表3）．この意識を持って回診に望むと，今まで見えて来なかったことに気づき，日々の回診が予防的介入の機会となり，病院全体の雰囲気を変えていくきっかけになるかもしれない．

◆ せん妄

見逃されている「せん妄」を早期に診断する

　これらの予防的介入が何よりも大切であることは，複数の研究結果からも疑う余地はなく，いくら強調しても強調しすぎることはないが，それでも高齢者の多くは何らかの入院関連合併症を来し，特に3人に1人は入院中にせん妄を発症する．外科患者（手術後）であればさらに多い[12]．予防的介入の次に大切なのは，早期発見・早期介入である．

　せん妄を発症した患者は，入院中死亡率・退院後死亡率ともに上昇，施設への入所率増多などと予後不良であるにもかかわらず，入院中に適切な介入があるのは12〜35％とも言われており，見逃されているケースが未だ非常に多い[12]．それはなぜか？　要因は大きく2つあると思われる．1つは，せん妄には「不穏」などと言われて比較的気づきやすい「過活動型せん妄」に対して，精神活動が低下して，動かず，喋らず，食べず，反応にも乏しい「低活動型せん妄」があり，その「低活動型」が認識されていない点．もう1つは，「認知症だからこんなものだろう」と安易に判断されて経過観察されてしまっている点，の2点が挙げられる．

◎低活動型せん妄

　過活動型せん妄はせん妄全体のわずか25％に過ぎず，残りの75％は低活動型または混合型であったとの報告がある[12]．前出の「適切な介入12〜35％」との相関を考えないわけにはいかない．活気が

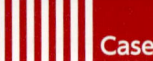

表3　入院中の機能低下予防のためのプログラム HELP[9]

介入するリスク因子	介入方法
認知機能障害	ケアスタッフの名前やその日の予定をボードに記載 見当識を意識したコミュニケーション 1日3回，最近の出来事の話し合いや過去の回想
動かない	1日3回，散歩あるいは関節可動域の運動 膀胱カテーテルや身体拘束などの最小化
視力障害	眼鏡，拡大鏡，わかり易いナースコール，大きな文字，使い慣れた日用品の使用
聴力障害	補聴器の使用 耳垢の評価と除去
不眠	就寝時の暖かい飲み物，リラクゼーション音楽，背中のマッサージ，騒音の軽減 睡眠を妨げないケア調整（投薬，医学的処置）
脱水	飲水の励行，必要があれば補液

Inouye SK, Bogardus ST, Baker DI, Leo-Summers L, Cooney LM. *J Am Geriatr Soc* 2000.

なく ADL も徐々に低下している患者を「せん妄ではないか？」と疑うことは簡単ではないが，高齢者になるほど低活動型が増加すること，過活動型に比べてより予後が悪いことが知られており[13]，「せん妄ではないかと疑う習慣」をぜひつけて欲しい．

◎「認知症だからこんなもんだろう」

認知症であってもせん妄を発症する．いやむしろ，認知症はせん妄の最大リスク因子の1つである．せん妄診断の最も大切な要素は，**患者のベースラインとなる認知機能はどの程度か，そしてどのくらい急にベースラインから変化したか？** である[13]．認知症は，その診断基準はあるもののスペクトラムは非常に幅広く，入院前の認知機能がどの程度であったか，あるいは認知症の進行度がどの程度であったかを把握しておくことは必須である．またせん妄を疑った時に入院前の認知機能がわからない場合は，暫定的にせん妄と診断して対応するほうが無難である[14]．

せん妄の診断ツールとして CAM（confusion assessment method）がよく知られているが[15]，ルーチンケアでの観察では診断感度が低くなることも指摘されており[16]，簡単な認知機能検査（見当識3項目，注意力4項目，精神症状3項目）と合わせた3 D-CAM（3-minute Diagnostic interview for Delirium using the Confusion Assessment Method）が提唱されている（**表4**）[17]．平均所要時間3分と言われており，忙しい中でも実施可能である．また低活動型であっても，患者の認知機能のベースラインを知りこの評価方法を用いることによりほとんどを診断することができる．

低活動型せん妄との鑑別を要し，入院中に好発するものに「うつ」がある．朝の症状が強い，焦燥や悲哀がある，能力低下を嘆く，自責感などを認めた場合には，積極的に疑って，GDS- 15 や PHQ- 9 により評価したい．

せん妄への対応はケアチーム全員の総合力が試される

せん妄を発症した患者は，入院合併症に対して非常に脆弱であり，予後不良である．医師はもちろんのこと，看護師，セラピスト，家族のメンバーなど，ケアスタッフ全員で多面的に介入することでのみ改善し得るものであると心得るべきである．

ケアチームのリーダーとしての医師の役割とは何だろう．せん妄症状を抑えるために薬物投与の指示をすることだろうか．そうではない．せん妄を発症した場合には，必ず原因（誘発因子）があることを

表4　3D-CAM[17)]

特徴1から4までをすべて行う（平均所要時間3分）
特徴1＋2＋（3または4）であればせん妄と診断する

アセスメント	特徴1 急性発症で動揺性のある経過	特徴2 注意力低下	特徴3 混乱した思考	特徴4 意識レベルの変容
患者の反応 何らかの精神症状の訴え，不正確な反応，反応しない，意味をなさない反応があれば，特徴ありとする	この24時間で次のいずれかを経験したか質問する ・混乱した ・病院ではない所にいると考えている ・本当はそこにないものが見えている	患者に次のいずれかの検査を行う ・数唱（3桁）逆順 ・数唱（4桁）逆順 ・1週間の曜日 逆順 ・1年間の月 逆順	患者の見当識を確認する ・年 ・曜日 ・場所（病院）	なし
診察者の観察 それぞれの問いに対する診察者の判断が"はい"であれば，特徴ありとする	意識レベルに動揺性があったか？ 注意力に動揺性があったか？ 会話や思考に動揺性があったか？	患者は問診内容の把握に困難があったか？ 患者はすぐほかのことに気を取られて注意散漫だったか？	患者の思考の流れが不明瞭で論理的でなかったか？ 会話はとりとめなく，すぐ脱線してしまうことがあったか？ 言語能力がいつになく限定されていて希薄であったか？	患者は眠そうか？ 昏迷または昏睡か？ 過覚醒か？ ※過覚醒：過度に周囲に警戒し，常にきょろきょろと周りを見渡したりわずかな刺激に反応したりする状態

Marcantonio ER, Ngo LH, O'Connor M, et al. *Ann Intern Med* 2014.

表5　せん妄の誘発因子[18)]

せん妄の誘発因子		AIUEOTIPS その他の全身性因子：全身麻酔，外科手術，疼痛，尿閉，便秘
薬剤	高リスク	抗コリン薬（抗ヒスタミン薬，筋弛緩薬，抗精神病薬，抗うつ薬） 抗不安薬，睡眠薬，抗パーキンソン病薬
	中〜低リスク	抗痙攣薬，ジギタリス，利尿薬，H2ブロッカー，テオフィリン 抗菌薬（キノロン，イソニアジド，マクロライドなど），消炎鎮痛薬アルコール，市販の感冒薬
環境因子		環境変化（入院とくに集中治療） 医療デバイス（点滴，尿道カテーテル，モニターなど） 感覚遮断（視覚，聴覚），睡眠障害，空腹

Inouye SK. *N Engl J Med* 2006を用いて筆者改変

認識し，それらを見つけ，取り除くための指示をすることが医師の役割である．

　せん妄の主原因の多くは急性疾患だが，複数の要因が関与していることが多い．せん妄が「意識障害の一形態」であることを意識して，お馴染みのAIUEOTIPSを軸に急性疾患を考える．加えて，薬剤，疼痛，尿閉，便秘，そして環境因子を考え（**表5**）[18)]，それぞれの要因をピックアップし，介入の指示を行う．しかし，より患者の近くでケアをしている看護師やセラピストのほうが，その要因をより的確にピックアップできることも少なくない．リーダーである医師は，常日頃から双方向的なコミュニケーションを心掛けることで，自分の視点だけでは気がつかなかった誘発因子が，それらコミュニケーションによって明らかにされることに気がつくであろう．誘発因子が明らかとなれば，既述したHELPを参照に，多面的に多職種での介入を行う．1つひとつの因子は小さいもののように思われても，それらを多面的に介入することで大きな改善を生むのである[19)]．

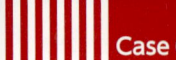

　薬物療法は，せん妄の「治療」ではない．せん妄症状が自傷他害の恐れがある場合，その場をしのぐために使用するものであり，せん妄の罹病期間短縮も重症度の改善も期待できないことを自覚して使用するべきである[20]．

◆ 転倒

転倒のハイリスク患者≒入院関連合併症のハイリスク患者

　入院中の転倒リスク予想ツールは複数あるが，急性期病院においては看護師の臨床判断と同等であったとするメタ分析や[21]，スタッフの臨床判断のほうが優れていたとするコホート研究もあり[22]，「異なる老年症候群であっても多くの病因が重複している」ことは転倒リスクにも当てはまることを示唆している．よって，表1に示したリスクを複数有する患者はすべて転倒ハイリスクと考えて対応していくことが望ましい．転倒予防策に関して有効性が確立したものはないのが現状であるが，やはり既述のHELPを主体とした複合的介入を入院早期から行っていきたい．しかしながら，多くの入院中の転倒は予防できないことが多く，我々が日常的に用いているベッドアラームも，転倒を減少させたとするエビデンスはない．薬物調整については転倒を減少させる可能性があるが，急性期治療に必要な薬物療法の多くが転倒を増多させるというジレンマもあり，転倒率減少のエビデンスは乏しい．

入院中の転倒も老年症候群として対応する

　転倒が発生したら，転倒による重大な外傷がないかをまず評価した後に，これが「複数の要因により惹起された老年症候群としての転倒」であると気がつけば，外傷評価で終わることなく，原因検索へ移行し，そのすべての要因を明らかにして，多面的に介入することができるだろう[23]．

　図2を参照に，まず誘発因子となった急性疾患がないかを評価し，失神やけいれん発作を疑えば，鑑別軸を変更して評価・介入を行う．また，急性疾患が同定されたとしても，老年症候群として捉えて，ここで評価を終了としないことも大切なポイントである．

　続いて内的要因の評価に進む．特に薬剤（表6）については，入院後の変更や新たに開始になった薬剤がないか，また減量や中止できる薬剤がないかを1つずつ検証する[24]．起立性低血圧については，薬剤に加えて脱水や自律神経調節障害などの複合要因であることが常であることを意識したい．

　外的要因については，身体抑制の見直し，医療器具（点滴，膀胱カテーテル，酸素，ドレーン，モニター）の見直し，夜間照明の確保，滑りにくくフィットした履物への変更，床にある障害物除去，適切な可動性補助具の使用などが変更可能な要因である．

　転倒を単なる外傷として対応するのではなく，総合的なリスク評価と問題点のリストアップ，それらへの包括的な介入機会と捉えて，今後の転倒および入院関連合併症の予防に活かせるかどうかが，病院総合医としての腕の見せどころである．

◆ まとめ

　以上，入院中の高齢者に起こり得る問題をせん妄と転倒を中心に解説した．
- 高齢者の入院関連合併症リスクを決定する因子：年齢に加えて，入院前の生活機能，身体機能，認知機能，そして併存疾患（数・重症度）が重要な要素である．

図2　転倒の要因

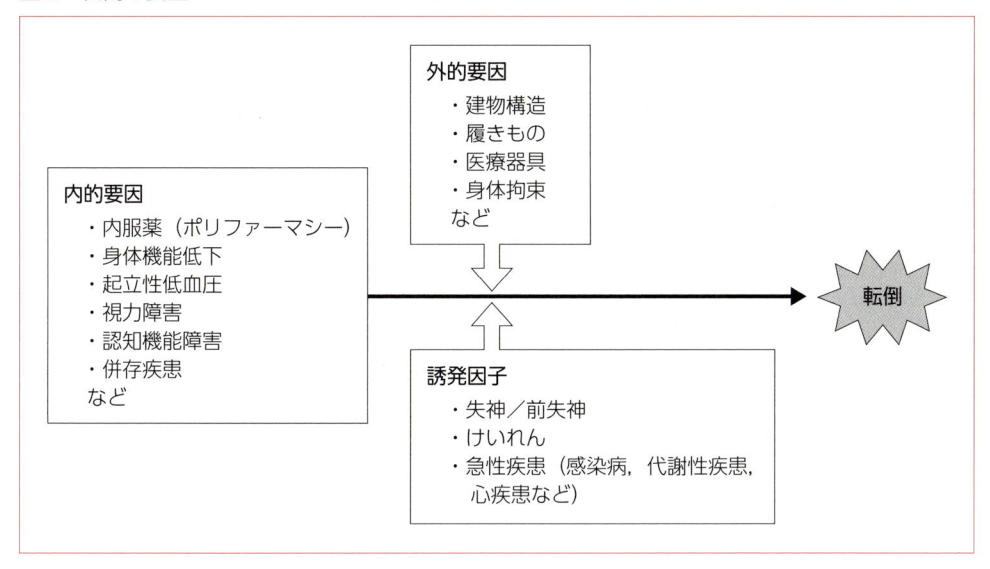

表6　転倒の原因になりやすい薬剤（オッズ比）[24]

高リスク	抗うつ薬（SSRI, TCA）（1.68），抗精神病薬（1.59），ベンゾジアゼピン（1.57），鎮静薬（1.47），抗コリン薬（抗ヒスタミン薬，筋弛緩薬など），抗パーキンソン
中リスク	抗てんかん薬，降圧薬（1.24，カルシウム拮抗薬を除く），NSAIDs（1.21），利尿薬（1.07），抗不整脈薬（Class IA），ステロイド，血糖降下薬

Woolcott JC, Richardson KJ, Wiens MO, et al. *Arch Intern Med* 2009

- 入院関連合併症に出合った時，それが「老年症候群」であると気づけると，その病因が複数存在していることが推定でき，多面的にアプローチ・介入することができる．
- 日々の回診を予防的介入の機会と捉えて，HELP を念頭にまず自分から介入を始めてみよう．
- せん妄も転倒もそのほかの入院関連合併症も，複数の病因を共有しているため，共通の予防的介入が有効で，最も大切．
- せん妄の診断はベースラインとなる認知機能と 3 D-CAM とで評価し，誘発因子を同定して介入，加えて非薬物療法（HELP）を実施する．薬物療法はその場しのぎ．
- 転倒も「老年症候群」の 1 つ．HELP を念頭に予防的介入を．転倒が発生すれば，多面的な評価から，誘発因子・内的要因・外的要因のそれぞれへの介入が，再発予防のカギ．

◉文献
1) Wier L, Pfuntner A, Steiner C. Hospital Utilization among Oldest Adults, 2008：Statistical Brief # 103 Rockville, MD：*Agency for Health Care Policy and Research*；2010.
2) Gill TM, Allore HG, Holford TR, Guo Z. Hospitalization, restricted activity, and the development of disability among older persons. *JAMA* 2004；292：2115-24.
3) Mehta KM, Pierluissi E, Boscardin WJ, et al. A clinical index to stratify hospitalized older adults according to risk for new-onset disability. *J Am Geriatr Soc* 2011；59：1206-16.
4) Vetrano DL, Foebel AD, Marengoni A, et al. Chronic diseases and geriatric syndromes：The different weight of comorbidity. *Eur J Intern Med* 2016；27：62-7.

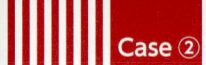

5) Olde Rikkert MG, Rigaud AS, van Hoeyweghen RJ, de Graaf J. Geriatric syndromes：medical misnomer or progress in geriatrics? *Neth J Med* 2003；61：83-7.
老年症候群の考え方とアプローチの仕方をわかりやすく解説
おススメ！ 難易度★☆☆

6) Isaacs B. Towards a definition of geriatrics. *J Chronic Dis* 1972；25：425-32.

7) Inouye SK, Studenski S, Tinetti ME, Kuchel GA. Geriatric syndromes：clinical, research, and policy implications of a core geriatric concept. *J Am Geriatr Soc* 2007；55：780-91.

8) Tinetti ME, Inouye SK, Gill TM, Doucette JT. Shared risk factors for falls, incontinence, and functional dependence. Unifying the approach to geriatric syndromes. *JAMA* 1995；273：1348-53.

9) Inouye SK, Bogardus ST, Baker DI, Leo-Summers L, Cooney LM. The Hospital Elder Life Program：a model of care to prevent cognitive and functional decline in older hospitalized patients. Hospital Elder Life Program. *J Am Geriatr Soc* 2000；48：1697-706.
2000 年に提唱されていながら未だ色褪せないせん妄への多職種介入プログラム．ケアスタッフ全員でサポートすることの意義を知ろう
必 須 難易度★☆☆

10) Hshieh TT, Yue J, Oh E, et al. Effectiveness of multicomponent nonpharmacological delirium interventions：a meta-analysis. *JAMA Intern Med* 2015；175：512-20.

11) Rubin FH, Neal K, Fenlon K, Hassan S, Inouye SK. Sustainability and scalability of the hospital elder life program at a community hospital. *J Am Geriatr Soc* 2011；59：359-65.

12) Inouye SK, Westendorp RG, Saczynski JS. Delirium in elderly people. *Lancet* 2014；383：911-22.

13) Oh ES, Fong TG, Hshieh TT, Inouye SK. Delirium in Older Persons：Advances in Diagnosis and Treatment. *JAMA* 2017；318：1161-74.
せん妄の診断アルゴリズムがわかりやすい
おススメ！ 難易度★★☆

14) Marcantonio ER. Delirium in Hospitalized Older Adults. *N Engl J Med* 2017；377：1456-66.
せん妄をもう少し勉強したいと思えば，これ．本稿では触れていない薬物の使い方はこれで勉強してください
必 須 難易度★☆☆

15) Inouye SK, van Dyck CH, Alessi CA, Balkin S, Siegal AP, Horwitz RI. Clarifying confusion：the confusion assessment method. A new method for detection of delirium. *Ann Intern Med* 1990；113：941-8.

16) Inouye SK, Foreman MD, Mion LC, Katz KH, Cooney LM. Nurses' recognition of delirium and its symptoms：comparison of nurse and researcher ratings. *Arch Intern Med* 2001；161：2467-73.

17) Marcantonio ER, Ngo LH, O'Connor M, et al. 3 D-CAM：derivation and validation of a 3-minute diagnostic interview for CAM-defined delirium：a cross-sectional diagnostic test study. *Ann Intern Med* 2014；161：554-61.

18) Inouye SK. Delirium in older persons. *N Engl J Med* 2006；354：1157-65.

19) Boockvar KS, Teresi JA, Inouye SK. Preliminary Data：An Adapted Hospital Elder Life Program to Prevent Delirium and Reduce Complications of Acute Illness in Long-Term Care Delivered by Certified Nursing Assistants. *J Am Geriatr Soc* 2016；64：1108-13.

20) Neufeld KJ, Yue J, Robinson TN, Inouye SK, Needham DM. Antipsychotic Medication for Prevention and Treatment of Delirium in Hospitalized Adults：A Systematic Review and Meta-Analysis. *J Am Geriatr Soc* 2016；64：705-14.
抗精神病薬がせん妄の予防にも治療にも寄与していないことを示したメタ分析

21) Haines TP, Hill K, Walsh W, Osborne R. Design-related bias in hospital fall risk screening tool predictive accuracy evaluations：systematic review and meta-analysis. *J Gerontol A Biol Sci Med Sci* 2007；62：664-72.

22) Nordin E, Lindelöf N, Rosendahl E, Jensen J, Lundin-Olsson L. Prognostic validity of the Timed Up-and-Go test, a modified Get-Up-and-Go test, staff's global judgement and fall history in evaluating fall risk in residential care facilities. *Age Ageing* 2008；37：442-8.

23) Panel on Prevention of Falls in Older Persons AeGSaBGS. Summary of the Updated American Geriatrics Society/British Geriatrics Society clinical practice guideline for prevention of falls in older persons. *J Am Geriatr Soc* 2011；59：148-57.
外来での転倒予防マネジメントについて，米英の老年医学会による合同の推奨
おススメ！ 難易度★☆☆

24) Woolcott JC, Richardson KJ, Wiens MO, et al. Meta-analysis of the impact of 9 medication classes on falls in elderly persons. *Arch Intern Med* 2009；169：1952-60.
転倒に寄与する薬剤についてのメタ分析

25) Sotelo M, Pierluissi E. Geriatric Review Syllabus: A Core Curriculum in Geriatric Medicine. 9 th edition ed. NY: American Geriatric Society 2016.

26) von Renteln-Kruse W, Krause T. Incidence of in-hospital falls in geriatric patients before and after the introduction of an interdisciplinary team-based fall-prevention intervention. *J Am Geriatr Soc* 2007；55：2068-74.

②-4a 感染症診療や不明熱診療の病棟コンサルト

廣澤孝信（獨協医科大学）

志水太郎（獨協医科大学）

発熱の病棟コンサルトをいただく場合は，

① 入院時より発熱を認めており，入院時診断に基づいた治療を行っても，予想される結果が得られない場合

② 発熱とは異なる疾患で入院したが，入院後に発熱した場合

の2パターンに大別される．本項では，後者を中心に解説する．

入院後に発熱を来すことは珍しくない．一般的には感染症や血管炎を含めた膠原病，腫瘍の3つの軸で考えることが多い．発熱の原因は

（ⅰ）原病自体やその治療に関連するもの

（ⅱ）入院期間中に発症しやすいもの

（ⅲ）偶発的に入院中に発症したもの

という3つの軸で考えるとよりわかりやすい．

（ⅰ）に関しては，術後の創部感染症や既知の腫瘍による熱，新規の治療が原因となった薬剤熱がある．（ⅱ）に関しては，以下の頭文字で7Dなどと呼ばれることもある．

CPP**D**（Calcium PyroPhosphate Dihydrate）：結晶性関節炎（痛風，偽痛風）

DVT（Deep Vein Thrombosis）：肺塞栓症や血腫も含む

Drugs：薬剤熱

Devices：CRBSI（Catheter-Related BloodStream Infection：カテーテル関連血流感染症），CAUTI（Catheter-Associated Urinary Tract Infections：尿道カテーテル関連尿路感染症），VAP（Ventilator-Associated Pneumonia：人工呼吸器関連肺炎），経鼻胃管関連の副鼻腔炎など

Debris：（無石）胆嚢炎，胆管炎

C**D**I（Clostridium Difficile Infections）：偽膜性腸炎

Decubitus：褥瘡，創部感染症も含む

偽膜性腸炎やデバイスに関連した血流感染症，尿路感染症，呼吸器関連肺炎といった入院特有に発症しやすい感染症がある．非感染症では，安静に伴う深部静脈血栓症や結晶性関節炎がある．（ⅲ）に関しては，外来診療と同じような感染症診療や不明熱診療のプロセスを経る．

入院中の発熱だからと言っても，（ⅰ）や（ⅱ）に分類される疾患の有病率を考慮する以外には，一般的な感染症診療や不明熱診療のプロセスと大きな違いはない．感染症か非感染症かを考え，感染症であれば病歴と身体診察から感染巣を想定し，起因菌を想定し，必要な治療を充分な用法用量で充分な期間行い，適切な治療効果判定を行う．一般的な発熱診療に基づいて診療や検査を行っても原因が不明な際は，不明熱に分類される．既にコンサルト元から培養検査を提出されていれば，それらの結果が判断に役立つこともあるが，より複雑になった状態から診療を開始しないとならないこともある．

病棟コンサルトをいただいた際の実際の流れに沿って，コンサルテーション内容の確認，入院経過の

確認，問診，診察，検査，診断・介入，説明，返事，フォローアップの順で解説していきたい．

◆ コンサルテーション内容の確認

まず，病棟コンサルトをいただいたら，どの程度のタイムスパンで診にいくべきか，どこで診察するかを確認する必要がある．診療のタイムスパンについては，

- 現在行っている仕事を一時中断してでも診に行くほど急ぐべき状態なのか
- それらの仕事が終わってからでも間に合うのか
- 本日中に診にいけばよいのか

を判断する．

診療の場所については，ベッドサイドに赴くべきか，外来診察室にご案内するか，を考える必要がある．患者さんの状態が安定していれば，外来診察室での診療も可能ではあるが，院内感染対策上も，できる限りベッドサイドに赴くほうが妥当と考えられる．ただし，準備していかないと手元に充分な診察道具がないことや，大部屋の場合はプライバシーに関する病歴聴取ができないことには，留意しておく．

コンサルテーションの内容だけでは判断しかねる際は，電話や直接会うなどのコンサルテーション元の医師とのコミュニケーションが必要となる．

◆ 入院経過の確認

次に，これまでの経過を確認する．診療録に眼を通して，一般的な病歴を確認する．既往歴や内服薬，生活歴，社会歴，アレルギー，入院の経緯や入院時現症，入院後の経過を確認する．これまでの経過を追って，これまで同様の発熱がないか，今回はどの時点からの発熱なのか，前後での病勢や抗菌薬を含めた治療の変化，これまで施行された検査結果を中心に確認を行う．また，入院中に末梢静脈カテーテルや尿道カテーテルなどの人工物が留置されていることも多いため，それらがいつからどの部位に入っているかを確認する．

医学的な側面だけでなく，背景疾患に関して配慮が必要な場合（未告知の病気があることや本人が病気に対して充分受け入れていないこと）や，家族関係が複雑な場合は，そのような社会的な側面にも配慮する．

チームでの診療を行っている場合は，これらの経過をチーム内で一度共有してから，参加できるメンバーでベッドサイドに向かうことが望ましい．

当日に予定されている診察や検査などがないか病棟に確認し，予定している診察が中断されないように配慮したい．

また，病棟の看護師とも連絡をとって，本人に診察に伺うことが伝わっているか，本人の直近の様子やバイタルサインを確認する．さらに，同室者や担当した看護師に発熱を来している人がいないかを伺う．

発熱の原因として，耳鏡や舌圧子，ベッドサイドの超音波検査，直腸診，追加の検査が必要と考えられる際はそれらの準備をする．具体的な追加の検査では，各種培養の追加や，追加のインフルエンザのスワブ，創部の滲出液や便などの検体が得られる可能性があれば，そのためのスワブやスライドガラスといったものを準備する．超音波技術の発達に伴い，より小型化した超音波機器があるが，小型化する

と解像度が低下するため，確認したい内容に応じて，適切な超音波機器やプローベを選択したい．その際は，タオルやゼリーなどの準備も一緒に行うことは言うまでもない．問診後に追加の検査が必要と予想される際は，それらの準備を行ったうえで，ベッドサイドに赴く．

◆ 問診

　ベッドサイドに行き，追加で伺う病歴や身体診察を行う．発熱の一般的な問診はカルテで確認していても，再度直接伺うようにしたい．ご本人の調子や悪寒戦慄（程度，発熱との関連，持続時間）や盗汗，頭痛，気道症状，腹部症状，排尿症状を中心に発熱前後の変化や発熱後から本日までの変化について詳細に伺う．

　一般的な発熱の問診に加え，潜伏期間中の外出や見舞いの家族，友人で体調の悪い人がいないかといった，外部との接触がないかにも注意する．

◆ 診察

　訪室時に発熱を認めていれば，本人の全身状態や触診上の体熱感も大切である．全身状態が比較的よく，免疫抑制因子がなければ，薬剤熱などをより疑うきっかけになる．また脈拍を修飾する因子（β受容体拮抗薬やカルシウム拮抗薬などの薬剤，永久ペースメーカー留置）がなく，比較的徐脈を認める場合も，薬剤熱を疑うきっかけになる．呼吸数は，敗血症のqSOFA（quick Sequential〈Sepsis-related〉Organ Failure Assessment）の項目の1つにも入っており[1]，他のバイタルサインに比べ修飾因子も少ないため，敗血症を含め感染症を早めに想起するために役立つと考えられる．

　頭の先から足の先まで（top to bottom）診察を行う．特に見逃されやすいのは，器具を使わないと観察しにくい口腔内や耳，前立腺，衣類などで覆われている体表である．

　口腔内は舌圧子とライトを用いて，歯の性状や圧痛の有無を確認していく．耳は，耳垂れがないか，耳介牽引時痛がないか確認し，耳鏡を用いて両側の外耳および鼓膜の確認を行う．男性で，罹患期間が比較的長ければ，前立腺膿瘍の有無がないか直腸診を行い，前立腺の熱感や圧痛がないか確認する．この際にCD toxinの提出も考慮される場合があるが，便塊がないと検査が難しいことには留意する．採取できた便塊が少なくても，多核球の有無を確認する便スメアは可能である．

　衣類に覆われている背部に形成した褥瘡や，陰部，靴下の中に隠れた糖尿病性足病変，着衣に覆われた人工物（末梢静脈カテーテルや中心静脈カテーテル，尿道カテーテル），関節には注意する．特に関節は椎間を含めすべて触るようにしたい．腸腰筋膿瘍，椎体膿瘍がないか，psoas sign，椎体の圧痛を確認する．体熱感がある場合，関節の熱感なのか判断が難しいことがあるが，左右差をみて解熱時に再度診察を行う．

　下肢についても視診や触診を行う．下肢径の左右差や感度は高くないが，Homman's signや下肢把握痛を確認する．

◆ 検査

コンサルテーション時に充分な培養検査が提出されていない際やフォローしたほうがよい場合は，

血液培養を追加する．その際，一般採血もフォローが必要であれば同時に行い，患者への穿刺を最小回数で済むように配慮したい．血液培養は2セット採取が昨今定着してきているが，発熱の推移をみながら，持続菌血症や感染心内膜炎を疑う際は追加での採取を検討する．また悪寒戦慄を認める際は，血液培養は陽性になりやすいため[2]，そのような時はできる限り採取を行いたい．

偽膜性腸炎が疑われる際は，CD toxin の提出も行う．しかし，既に陽転化していないか注意する必要がある．CD toxin の陽転化は持続するため，再燃の際は症状と便スメアにて好中球を認めるかを確認する．

入院3日後の便培養検査は有益な情報が少ないとされ[3]，細菌検査室への負荷も多いため，原則として検査は行わない．

冬季はインフルエンザの可能性を常に考慮する．検査前確率の比較的高い際は，時間を空けて2回の迅速検査を行うほうが，院内感染対策上も重要である．冬季に限らず，沖縄を含めた亜熱帯への訪問歴や海外渡航歴のある際は，夏季でもインフルエンザに罹患することがあるため，潜伏期間を考慮しつつ検査を行う．

深部静脈血栓症も疑われる場合は，両側大腿静脈と膝窩静脈において超音波機器を用いて compression test を行う．

◆ 診断・介入

デバイスに関連した発熱が疑われる場合，抜去や交換が可能か担当科とも相談し，考慮する．薬剤熱が疑われる際は，可能な範囲で薬剤の変更や中止を検討していただく．

感染症であれば，一般的に改善するか悪化するかのどちらかである．確定診断がつけば治療開始できるが，多くはそこまで至るのに時間を要することもある．そのため，これまでの情報と現在出ている培養結果，患者さんの予備能を推し量り，どの時点で治療を開始するか，どこまでの菌をカバーするかを考える．予備能があれば，経過観察や比較的狭域の抗生剤からの開始も検討される．一方で，後がないと考えられる重篤な状態やその徴候がみられれば，より広域な抗生剤で開始し，培養結果に基づいてカバーするスペクトラムを変更する．いずれにしろ，どこまでカバーできており，どこを外しているかを常に考えられているかが，重要になる．

また，必要な感染対策を行う．院内に感染制御室や対策室があれば，そちらと相談しつつ，感染性のある疾患と診断された際は，院内感染対策上も，マスクや個室管理，必要な感染予防策を講じる．接触者は，潜伏期間を超えるまでは，不要不急の移動は避けたほうが無難である．

◆ 説明

問診や診察，追加の検査がひと通り終わったところで，担当科からの説明や治療方針と齟齬が生じない範囲で患者さんに説明を行う．最後に「診察させていただいてありがとうございました．また，担当の先生と相談します．今後も伺うことがあると思いますがよろしくお願いします」と説明して締めくくる．

◆返事

　現時点でのアセスメントとプランが立った時点で，コンサルテーション元の医師に直接コミュニケーションをとりたい．文面だけでは伝えにくいニュアンスも含め，お伝えできるからである．担当科医師が多忙でコンタクトがとれない際は，充分にわかりやすい内容でカルテ記載や返書を認める．特に追加で検査や治療を行う際は，どちらがいつ行うか，治療であれば一般名と院内で採用されている商品名も併記し，用法用量，治療期間も含め，誰が読んでも間違えのないようにしたい．

　また，他の専門科へのコンサルテーションが追加で必要と考えられる際は，できる限り担当科を中心としてコンサルテーションしていただくほうが混乱は少ないが，必ずしもそうしなければならないというわけではなく臨機応変に対応する．

◆フォローアップ

　コンサルテーションをいただいた時点では，確定診断に至らないことも多い．特に薬剤熱やデバイス関連の発熱などは，被疑薬の中止やデバイスを抜去して経過を追わないと診断が難しいことも多い．腫瘍熱も除外診断である．その際は，暫定診断と今後予想される経過について担当科医師と相談し，フォローアップしていく．初回診察時には発熱の原因がはっきりせず，時間経過と共に顕在化してくるケースもある．そのため，状態が比較的安定していれば，時間をおいて再度病歴，身体所見，シンプルな検査を繰り返すことで，原因を突き止めることができる．

　最終的には，患者さんの状態が改善し，コンサルテーション元の科が相談してよかったと思っていただけるように対応していく．

●文献
1) Singer M, et al. The Third International Consensus Definitions for Sepsis and Septic Shock (Sepsis-3). *JAMA*. 2016；315 (8)：801-810. 必須 難易度★★☆
2) Coburn B, et al. Does This Adult Patient With Suspected Bacteremia Require Blood Cultures?. *JAMA*. 2012；308 (5)：502-511. おススメ！ 難易度★★☆
3) Bauer TM, et al. Derivation and Validation of Guidelines for Stool Cultures for Enteropathogenic Bacteria Other Than Clostridium difficile in Hospitalized Adults. *JAMA*. 2001；285 (3)：313-319. おススメ！ 難易度★★☆

② -4b　大病院でのコンサルト

山田康博（東京医療センター）

◆ 大病院ならではの特徴とは？

大病院について，環境の面で考えると以下の様な特徴が挙げられると思われる．

- ● 医師が多い

  当たり前であるが医師が多く，各診療科専門医が充実している．

- ● 横断チーム（NST, ICT, AST, 緩和ケア等），診療支援部門・管理部門が充実していることが多い

  横断チームは総合診療医がかかわることも多い．大病院はそれだけでなく，医療情報部門・医療安全部門などの管理部門も比較的多人数で行っている．

- ● 病院の役割として，高度医療・研究を担っていることが多い

  大学病院は特にだが，中小病院との役割分担として高度医療の提供などを行い，病院によっては希少疾患を専門とする部署があったりする．

これらを踏まえて，大病院での総合診療医は自分の病院全体の特徴を理解すると自分の役割や活躍できる分野も把握しやすいと思う．例えば，医師が多いことは逆に診療科ごとの垣根ができやすく，簡単に相談できないことも増えて来る．整形外科や脳外科，皮膚科などがどこの内科に相談したらいいのか，そもそも内科に相談したほうがいいことなのかわからなくて困っているかもしれない．入院後の微熱が続いているけど抗生剤処方していたらいいのかな？　かかりつけ医から処方されている降圧剤・血糖降下薬を続けて処方しているけれどこのままでいいのかな？などなど．積極的にコンサルトを受ける様にすることで，さらに依頼されることが増えて来る．逆に助けてもらうことも増えると思う．双方が協力して診療を行うことで，病院の診療の質は向上するであろう．

一例であるが，東京医療センター総合内科に対して平成29年4月から9月までの6カ月間で，入院患者の診察依頼があった科を集計した（図1）．整形外科を筆頭に，精神科，泌尿器科，皮膚科，脳神経外科，耳鼻咽喉科からの依頼で60%強となっている．病院ごとの違いはあるであろうが，大病院の総合診療医はこれらの診療科にとって役に立つことができる可能性が高いように思う．だから日頃からリハビリカンファレンスなどで整形外科と，リエゾンチームで精神科と，など各科との繋がりをつくっておくことで親和性は更に高まりやすくなり，連携を取りやすくなると思う．

◆ Consultation と Referral

大病院で実際に依頼をする／受ける際に，気をつけるべきところはどこか．病院内で1人の患者をたくさんの医師が診療していたとしても，逆に責任の所在があやふやになり誰がどこまで把握しているのかわからないことがある．「誰かが診てくれるだろう」ではなく，役割を明確にしなくてはいけない．Polypharmacy ならぬ，Polydoctor の問題が大病院では院内で起こりやすくなる．そしてこれを解決するには総合診療医のリードが必要である．もちろん患者の multi problem をすべて自分自身で解決する必要はないし，できるものでもない．適切に他科・他部門に協力をお願いしながら診療を進めていこ

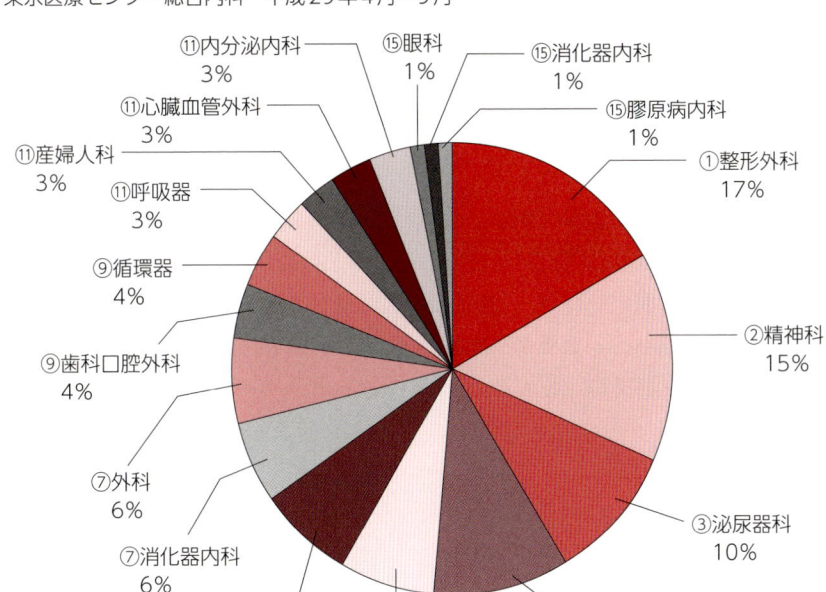

図1　入院患者における総合内科への診療依頼の診療科（丸数字は頻度別順位）
東京医療センター総合内科　平成29年4月～9月

⑪内分泌内科 3%
⑪心臓血管外科 3%
⑪産婦人科 3%
⑪呼吸器 3%
⑨循環器 4%
⑨歯科口腔外科 4%
⑦外科 6%
⑦消化器内科 6%
⑤耳鼻咽喉科 7%
⑤脳神経外科 7%
⑮眼科 1%
⑮消化器内科 1%
⑮膠原病内科 1%
①整形外科 17%
②精神科 15%
③泌尿器科 10%
③皮膚科 10%

表1　Consultation と Referral の違い

Consultation	Referral
診療について意見をもらい，それを元に自分たちで診療を行う	転科して紹介先に今後の診療をお願いする（主治医が変わる）
手技を依頼する	一部の診療に関しては，かかわり続けることもある
例 不明熱患者について，膠原病内科に依頼をして診察と追加検査について意見をもらう 複雑性腎盂腎炎の尿路閉塞に関して，泌尿器科にダブルJステント留置をしてもらう	**例** 不明熱患者が成人発症 still 病が疑われる状況となったので，膠原病内科に転科して今後の診療を行ってもらう 複雑性腎盂腎炎に関して泌尿器科に転科し，抗生剤選択と血糖管理に関してのみ引き続き診療を行う

う．重要な点として，診療依頼をする時／受ける時に，依頼内容が Consultation と Referral のどちらなのかをはっきりとさせておくことがある（**表1**）．Consultation は患者の診察は依頼するが診療の責任は紹介元にあり，Referral は今後の診療方針を含めて診療の責任を紹介先にお願いすることである．Consultation の場合にはその依頼内容も診察なのか，検査手技なのか，などを具体的に記載することが望まれる．適切な依頼をできることは総合診療医個人としてかなり重要な能力だと筆者は考える．また，臨床推論，診療行為の正確さ，マネジメント能力が問われるところであり，依頼内容を考えている

最中に自分の思考が整理されることもよく経験する．依頼の方略として，文章や会話の仕方に SBAR[エスバー]方式を取ることも有効な手段の１つである．

- S：Situation
- B：Background
- A：Assessment
- R：Request Recommendation

SBAR の順に沿ってプレゼンテーションすると，相手にはより適切に依頼内容が伝わる．

そうは言っても，依頼時には具体的に何をお願いしたいかも今ひとつわからず，そもそも何が何だかよくわからないから診療をお願いしたい，というようなこともある．その場合にはわからないこと，困っているという状況自体を situation として伝えてみる．

依頼文例，依頼返信文例を以下に記載する．

依頼文　良い例

　入院患者さんの診察と検査についてのご相談です．45 歳男性，１カ月半前からの 38 度を超す発熱，咽頭痛，多関節痛で先週外来を紹介受診され，昨日当科に入院されました．現時点では診断不明で原因検索を進めていますが，鑑別に膠原病（特に成人発症 still 病）も考えております．理由は…（中略）…膠原病の疑いに関して，診察のお願いと追加検査についてのご意見を頂きたく，本日ご依頼しております．よろしくお願いいたします．

　何か不明点などありましたら○○までご連絡ください．

依頼文　悪い例

　入院患者さんのご相談です．45 歳男性，１カ月半前からの 38 度を超す発熱，咽頭痛，多関節痛で先週外来を紹介受診され，昨日当科に入院されました．貴科疾患についてご高診のほどよろしくお願いいたします．

悪い例では，この相談が Consultation なのか Referral なのか，依頼された医師には判断がつきにくくなっている．

依頼返信文　良い例

　ご依頼ありがとうございます．患者さんの栄養についてですが…（中略）…今後，補液・食事内容については当科にてオーダーいたします．糖尿病薬は一旦中止で良いと思いますので，他の内服薬は貴科で処方お願います．

依頼返信文　悪い例

　ご依頼ありがとうございます．アルブミンや微量元素も低下しており，栄養状態悪いようです．今後は当科も併診いたします．

悪い例では，今後の診療においての役割分担が不明瞭である．

表2　病院における部門[1]

診療部門	診療支援部門	管理部門
外来部門	臨床検査部門	医療情報部門
病棟部門	放射線部門	診療情報管理部門
看護部門	リハビリ部門	医療安全管理部門
	薬剤部門	感染制御部門
	病理部門	医事会計部門
	手術部門	人事部門
	管理栄養部門	経理会計部門
	輸血部門	
	退院支援部門	

小西竜太. 新・総合診療医学−病院総合診療医学編第2版. カイ書林；2015.

診療部門以外の部門とのかかわり

　病院では診療部以外にも多くの人が病院運営にかかわっている. 病院運営全体からすると医師は少数派で, 大病院では他部門がどの様な構造で誰が担当者なのかわかりにくいことも多い. 病院によって組織図は異なって来るが一例を表2に挙げる. 自分たちの周りだけで解決できる問題だけでなく, 他部門とやりとりをすることで医療の質の改善を行うためには, その病院の組織図を把握しておくと効率的である.

　例えばインシデント事例からの業務改善は, 管理部門下の医療安全部門にいるコメディカルや事務と連携をとって病院全体で改善できる様にするとより効果的である. 診療支援部門のリハビリ部門や退院支援部門と連携を取ることは, 総合診療医にとって日常的なことだと思われる. 日常的にかかわる部署ではないかもしれないが, これらの部署と普段から連携を取る様にしておくことが, 大病院では肝要である.

　一方で, 大病院といえども限界はある. 総合診療医の役割が各病院で少しずつ違うのと同様に, 各科があらゆる疾患に精通しているわけではないし, 設備が整っているわけでもない. 重症・希少にかかわらずより特別な医療が必要な患者の場合には, 該当科とともに他院との連携も考慮する必要が出てくる. 「うちの○○科の得意分野は△△, だからこの患者さんは相談しようと思うけど, ▲▲の分野については他の病院にも相談することになるかもしれない」などがわかっていると相談しやすくなる. 病院としての特徴も意識しておきたい.

大病院で総合診療医が輝くということ

　大病院の中で一医師は小さな存在である. その中で総合診療医が輝くということは, 地域の患者のニードに応えるだけでなく, 病院内のニードに応えて院内での地位を確立し, 病院の問題点や改善点を明示する役割を担うことだと思う. 日々の診療で忙しいと思われるが, 文章のやりとりだけでなく, 病院中を歩き回ることで, 多くの人達と face to face の関係を築きたい. Consultation をうまく行っている先生の周りでは, 確実に医療の質は向上する.

● 文献
1）徳田安春編集. 小西竜太著. 新・総合診療医学−病院総合診療医学編第2版. 埼玉：カイ書林；2015, 73.
　おススメ！ 難易度★☆☆

②-4c　小病院でのコンサルト

仲田和正（西伊豆健育会病院）

　圧迫骨折で整形外科入院中の老人につき腎盂腎炎のコンサルトが行われた．尿路感染や肺炎は，心筋梗塞や脳卒中と異なり，小病院でも完結できる疾患である．院内でグラム染色を行うことにより即座に妥当な抗菌薬の選択が可能である．毎年，院内の培養結果と感受性の antibiogram を作成しているので，これさえあれば，これに従って抗菌薬を選択できる．

　しかし重症敗血症，敗血症性ショックと診断した場合は，その途端に時限爆弾のスイッチが入る．三次病院に1時間以上かけて送る余裕はない．

　外来で感染症を診たら，まず qSOFA（quick Sequential〈sepsis-related〉Organ Failure Assessment）を3つの変数でカウントする．下記各1点，3点満点である．

① 収縮期血圧 100 以下

② 呼吸数 22 以上

③ GCS（Glasgow Coma Scale）15 未満

　qSOFA が2点以上は1点以下と比べ院内死亡率が3倍から14倍になるのである．一方，入院した患者で敗血症の決定は SOFA（6変数：PaO_2/FiO_2，血小板数，Bil，平均動脈圧，GCS，Cr）で行う．SOFA 2点以上で「敗血症」が決定する（SOFA の詳細は文献1）参照）．

　更に「敗血症性ショック」の定義は「平均動脈圧：(sBP-dBP)/3+dBP が 65 mmHg 以上を保つに昇圧剤が必要で，血清乳酸値 18 mg/dL 以上の時」である．平均動脈圧で循環不全を代表し，高乳酸値で代謝不全を代表している．

　重症敗血症，敗血症性ショックと診断した45分後にアラームが鳴り（血培は45分以内に！　45分を超えたら重大な遅延！），1時間後に小爆発（抗菌薬は1時間以内開始！　以後1時間遅れるごとに死亡率は増加する），6時間後に大爆発する（6時間以内に Early Goal Directed Therapy を達成せよ！）．

　この爆発を回避する手段（EGDT）は「乳液に培菌で昇（にゅうえきにばいきんでしょう）」である．すなわち

乳酸測定

輸液（生食かリンゲル 30 mL/kg/分，安定するなら輸液継続）

血培

抗菌薬

昇圧剤（norepinephrine）

の5つである．「乳液に培菌で昇」と覚えておく．

　筆者のいる西伊豆健育会病院は78床の小病院である．カンファも毎週，内科，整形外科，泌尿器科合同，全員で行っており風通しも良い．

　西伊豆は大病院まで1時間以上掛かり，ほとんどの救急疾患はまず当院を経由することが多い．したがって様々な疾患が満遍なく当院を訪れる．ただし高エネルギー外傷や，intervention を要する心血管

疾患，脳血管疾患は救急隊の判断により直接ヘリで第三次病院へ搬送することもある．

　全科に跨る知識が必要となるため，医師全員参加の症例検討会でお互いの知識，技術の共有を心掛けている．各医師が学会参加した場合も極力，最新知識をフィードバックしている．また常時，初期研修医3名，後期研修医1名が研修に来ており，常勤医師は彼らを教えるため常に学習が必要であるし，また彼らに教えることにより常勤医の知識はより確実なものとなる．病院の質を保つためには教育病院であることは必須である．

　小病院の利点は，医局の風通しが良いこと，勉強する組織を一度構築すればその維持は比較的容易である．またネットの発達のお陰で，僻地であっても全国への発信が可能となった．これにより勉強熱心な医師が全国から集まるようになった．

　また過去15年以上前から行っていることに世界のトップジャーナルである *NEJM, Lancet, JAMA* の3雑誌の総説の要約を行い，医局で勉強会を行い更にメーリングリストで全国の先生方と共有している．

　当西伊豆健育会病院のホームページの西伊豆早朝カンファランスで，この内容をアップしているので，ぜひご利用していただきたい[2) 3)]．

　これらトップジャーナル総説では，日常診療でよく遭遇する疾患が取り上げられ世界最新の知識を与えてくれる．またそのカバー範囲も内科疾患に留まらず外科やマイナー科もカバーしており臨床医には誠にありがたい存在である．

　当院のホームページをフォローしていただければ，全科の知識を常に世界最新に保つことができると確信している．

● 文献
1) 西伊豆早朝カンファランス，敗血症・新定義とクライテリア！！ *JAMA*, Feb.23, 2016
　http://www.nishiizu.gr.jp/intro/conference/h28/conference-28_07.pdf ［最終アクセス2018年3月］
2) 西伊豆健育会病院　西伊豆早朝カンファランス
　http://www.nishiizu.gr.jp/intro/conference.html ［最終アクセス2018年3月］
　おススメ！
3) 仲田和正．トップジャーナルから学ぶ総合診療アップデート．東京：シービーアール；2017
　上記の早朝カンファをまとめたものを1冊にまとめている．この1冊を通読すれば，僻地，離島診療所での外来にはほぼ困らないと思う．
　おススメ！

②-5　その後（転帰）

片岡　祐（諏訪中央病院）

　尿道カテーテル交換後の尿グラム染色でグラム陰性桿菌が認められた．当院における ESBL 産生菌関与の Risk・持続点滴がせん妄に与える影響を検討したうえで，セフトリアキソンを2g/ 回・1日1回投与で治療を開始．泌尿器科へのコンサルトで，軽度前立腺肥大が認められるものの尿道カテーテルは早期抜去可能，また前立腺炎はなさそうだと評価された．後日の培養検査では血液培養は2セット陰性で，尿培養から ESBL 産生の大腸菌が検出されたため，解熱を認めていたがセフメタゾールに変更し，尿路感染症は悪化することなく改善．

　疼痛コントロールでロキソプロフェンが使用されていたが，腎機能低下がみられたためアセトアミノフェンに変更．疼痛コントロールはトラマドールを加えたが難渋．腎前性・腎性・腎後性の評価・対応をしたうえで，腎機能の改善がみられたため，セレコキシブを追加した．

　入院後は活動性のせん妄状態になっていたが，疼痛コントロール，ルート整理，ベッドサイドの環境調整，家族の訪室，不眠に対する多職種アプローチでコントロールがついた．

　圧迫骨折に関しては，喫煙が関与している可能性を説明．そのうえで慢性閉塞性肺疾患が併存している可能性を本人および家族に説明のうえ，禁煙を勧めた．病状が安定したら後日呼吸機能検査などの評価，および慢性閉塞性肺疾患の自然歴（急性増悪時の対応）やがん検診のことなどを可能であれば家族も一緒にお話ししたい旨も伝えた．

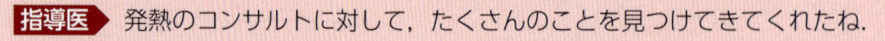

指導医▶ 発熱のコンサルトに対して，たくさんのことを見つけてきてくれたね．

専攻医▶ 病院内で起こり得る病状のアプローチや，高齢者の Multi-morbidity（複数疾患罹患）について，先日教わっていたことが実践できて嬉しかったです．今回の件で，整形外科の青山先生が「とっても助かったよ！」と大きな声で言ってくれて，その隣で仕事をしていた脳外科の坂井先生も「うちのも頼む！」と悪ノリして来られました．

指導医▶ それはすごい！　若宮先生が評価されている結果だね．うちの病院は医師の入れ替わりも多いし，規模として医師全体が集まってのミーティングも難しいから，こういった診療を通してのボトムアップは本当に重要なのよ．

専攻医▶ 確かに初期研修で回った小規模病院では，医師以外の職種にも色んな情報共有を工夫されているところがありました．

指導医▶ あとは，職種横断的な院内チームや委員会が院内の医療の質改善に向けて工夫をしていくことが必要になるんだけどね．これもなかなか円滑にいかないので，若宮先生みたいに風通し良く仕事してくれると本当に助かる！

専攻医 呑み会に誘われたことも貢献でしょうか？

指導医 顔の見える関係性の構築ね．ほんとうに助かるわ．軍資金が必要よね．そうだ！　せん妄対策チームのメンバーを増やそうかと思っていたんだけれど，若宮先生を推薦しておこうかな？

専攻医 えっ!?　いやまだ……

指導医 あれ？　上級医から依頼があった時の専攻医の返事は，"Yes" か "ハイ" の2通りしかないと，有名な先生が言ってなかったっけ？[*1]

専攻医 あっ，えーっと，ハイ！……です．

指導医 冗談よ．前回や今回のように，入院中に高齢者の様々な問題を捉えるようにしておくことは，将来，外来で診療をする時の準備になることを忘れないでね．

専攻医 外来と違って話し忘れてもすぐに確認できますが，効率よく漏れのないようにするのは訓練が必要ですね．頑張ります！

[*1] コラム「キャリアデザインを考える」（p.207）参照

コラム 健診業務など「雑務」の話

金井伸行（金井病院／関西家庭医療学センター）

> **専攻医** ポートフォリオを書く時間も確保したいのに，健診センターに駆り出されて問診の仕事に時間を取られるのはイヤだなあ．あまり勉強にもならないし．
>
> **指導医** たしかに面倒な仕事にも思えるよね．でもこの病院は健診センターに力を入れていて，僕も含めて内科医はみんな交代で問診や所見付けに駆り出されているんだよ．
>
> **専攻医** えっ，先生方も分担しているんですか！　若手だけがさせられているのだと思っていました．でも，健診業務以外にも，院内の委員会出席とか，診断書の記載とか，診療以外の雑務って本当に多いですよね．何とかならないんでしょうか．
>
> **指導医** 君の言う「雑務」の1つひとつの意味を一度考えてみたらどうかな．それぞれの仕事が誰にどんな価値を提供しているのか．そのうえで，本当に無意味なものはもちろん減らしていくべきだと思うので，業務を整理する良い機会になるかもしれないね．

　病院勤務医にとって面倒な「雑務」は数多く存在する（**表1**）．特に総合診療医は広い領域にわたる診療をしているので，こうした雑務を担当する機会が増える傾向にある．当然，こうした業務は誰もやりたがらないことも多く，チーム内で仕事の押しつけ合いになりがちだ．かといって，誰かがやらなければならない以上，雑務がなくなることは今後もないだろう．

　そもそも，これらの仕事は本当に「雑務」なのだろうか．上記の指導医の言葉にあるように，その1つひとつの仕事の意味を考えてみることで，雑務を「意味ある仕事」ととらえ直すことはできないだろうか．

　心理学者 A. アドラーの一派である W. B. ウルフは著書『どうすれば幸福になれるか』[1] の中で「3つの幸福論」について述べている（**表2**）．幸福には having「所有すること」，being「何者かであること」，doing「何かを行うことや誰かに貢献すること」の3つがあり，このうち最も幸せなの

表1　病院勤務医の「雑務」の例

業務	内容
健診業務	問診，画像検査の所見付けなど
書類業務	診断書・介護保険主治医意見書・生活保護要否意見書など
委員会業務	院内各種委員会への出席，部署間の意見調整など
人事業務	医師リクルート，見学者対応など

表2　W. B. ウルフ「3つの幸福論」[1]

having	家，車を持っているなど「所有すること」による幸福
being	医師である，エリートであるなど「何者かであること」による幸福
doing	「何かを行うことや誰かに貢献すること」による幸福

W. B. ウルフ著．どうすれば幸福になれるか．一光社

は doing を追い求めることだとウルフは言う．この観点で考えれば，一見，雑務に思える仕事でも，誰かに貢献できているという実感が得られれば，やりがいを持てるに違いない．

　健診業務を例に考えてみよう．第一に，健診業務には地域ヘルスプロモーションへの貢献という重要な価値が存在する．われわれ医師は，日々の外来や入院診療で疾病の治療に本気で取り組めば取り組むほど，健診・人間ドックによる生活習慣病予防の重要性を実感する．だから，しっかりとした予防医療が提供できれば，住民を幸せにすることができ，われわれ自身の貢献感も満たされることになるはずだ．第二に，健診事業は病院収益の柱になっていることが多く，病院経営への貢献という価値もある．このように，病院が地元企業に産業医や健診委託機関としてかかわったり，個人の人間ドックに熱心に取り組んだりすることで，予防から早期治療につながる．地域住民の幸福と医療機関の安定経営の両方に貢献できると考えれば，「雑務」に思える健診業務も価値ある仕事に見えてこないだろうか．

　さらに付け加えて言うと，総合診療を学ぶ若手医師にとっては，こうした「雑務」にむしろ積極的に取り組むことで様々な学びが得られることもある．例えば診断書や介護保険主治医意見書の記載を数多く経験するうちに，介護保険や社会制度についての学びを深めることができる．また，院内の委員会業務に骨を折ることは，プロジェクトワークを成功させるコツを学んだり，組織変革の手法を身につけたりすることにもつながる．

　とはいえ，物事には優先順位があり，「雑務」と言われる仕事に長い時間や多くの手間を割くわけにはいかないのが現実だ．特定の人に仕事が集中したり，医師でなくてもできるような事務作業を慣例により医師が担当していたりするのであれば，組織として，業務の効率化を推進する必要がある．医師事務補助者の採用や ICT 活用で「雑務」の一部はかなり減らすこともできる．みなさんの職場でも，この機会にあえて「雑務」にフォーカスを当て，チームでよく話し合ってみてはいかがだろうか．議論そのものが「雑務」の意味を考え直す好機となり，各医師の負担感の軽減にきっと役立つに違いない．

専攻医へのメッセージ

　ピンチはチャンス！　雑務が多いと感じる時，それは業務システムに改善の余地があることを意味しています．指導医とともにシステムの問題を分析し，計画（P），実施（D），評価（C），業務改善（A）のサイクル実施につなげてみてはいかがでしょうか．組織のメンバーや後輩専攻医に感謝されること間違いなしです．また，その経験はポートフォリオ「施設管理・運営」の事例としてまとめることも可能です．

指導医へのメッセージ

　専攻医が雑務に追われるあまり，本来行うべき研修に支障を来していないかをチェックするのも指導医の重要な仕事だと思います．雑務を免除したり，指導医自身がまるごと引き受けたりすることだけが負担軽減策ではありません．視野を広げ，組織全体として雑務を整理・削減するとともに，必要な業務については専攻医がその1つひとつに価値を見出せるよう導いてあげてください．

● 文献
1) W. B. ウルフ著．岩井俊憲監訳．どうすれば幸福になれるか（上）（下）．一光社；1994／1995.

特養からの救急搬送：誤嚥性肺炎

川島篤志（市立福知山市民病院）

指導医 ▶ リュミエール福知山（特別養護老人ホーム：特養）から誤嚥性肺炎の方が入院になったので，担当してくれる？

専攻医 ▶ わかりました．でも，呼吸器内科の丸山先生が救急で対応したのに，何で総合診療科で入院になるんですか？

指導医 ▶ おや？　症例を選ぶようになってきたかな？　臓器別専門医の不足や偏在がある地域では，医師の役割を最大限に発揮してもらうために，どの症例を誰が担うかを調整するのも，病院総合医の仕事と思っているんだけどな．

症 例

脳血管障害の既往があり認知機能の低下した特別養護老人ホーム入所中の83歳男性．6カ月前に下部消化管出血で当院消化器内科に入院歴あり．今回は誤嚥性肺炎にて救急搬送．

専攻医 ▶ そんなあ．症例を選ぶなんて，おこがましいことしていませんよぉ．そうですね．呼吸器内科の先生は肺がん診療やびまん性肺疾患の方の診療を頑張って下さっているし，消化器内科の先生方も吐下血などの対応もしてくれているし．はい，もちろん私が担当させていただきます．

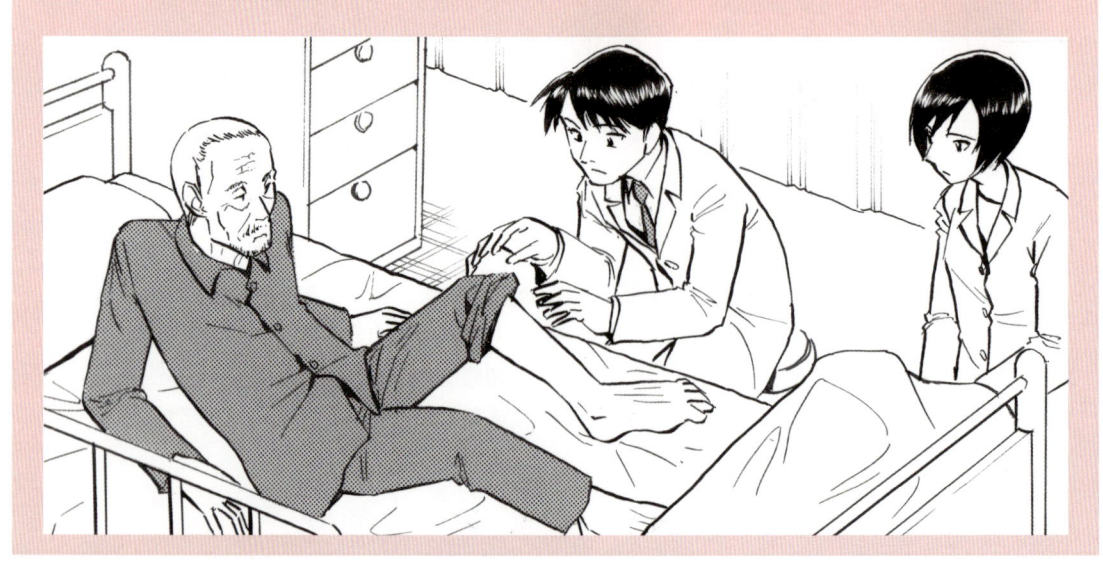

この患者さんは他施設から脳血管障害後で特養に入っていますけれど，その際に情報は整理されているのでしょうか？　うちに入院していましたたけれど，その情報はなさそうですね.

指導医 胸部の画像では陳旧性肺結核もありそうなので，感染管理も意識しないといけないね. ICT（感染管理チーム）にも連絡した方がいいかもしれないし. とにかく，診に行こうか.

——— ベッドサイドにて ———

指導医 （下腿周囲径をチェックして）全体的に低栄養が進んでいるね. 口腔内衛生も保たれていない. 口が開いていて舌根沈下しているのは，下顎の筋力が落ちているからのようだね. 誤嚥性肺炎とこのポジションとの関係の有無を臨床研究の題材にしているんだけれど，これはベッドサイドで気づいたのよ.
収縮期雑音があるけれど，これは消化管出血との関連もありそうね.

専攻医 消化管出血と心雑音の関係もあるんですか？

指導医 それはまた改めて教えてあげる.

専攻医 この患者さんは嚥下も含めて，リハビリも必要ですね.

指導医 その際には栄養のことも考えないといけないので，栄養投与経路の検討に関して，ご本人の意思決定能力や家族さんの意向も確認しないとね. NST にも相談が必要だね.

専攻医 そういえば，橋本先生は NST の一員でもありますよね. どうして NST に入ったんですか？

指導医 総合診療医として診療をしていくと，おのずと横断的領域にかかわることが多いから. 最近でこそ，チームが立ち上がって診療報酬がつくようになってきているけど，以前からこういった横断的領域には総合診療に親和性のある先生方がかかわっているのよ. 感染管理，臨床倫理もその1つだよね.

専攻医 ACP についても詰めていかないといけませんね. 前回の転院時には，急変時にはDNAR となってはいるようですが，細かいことは記載されていません. 患者さんの意思決定能力もどの時点から低下していたのでしょうね. 一度，当院に入院しているので，そのときに整理できていたらヨカッタですね.

指導医 そうだね. こういった領域の話題が徐々に取り上げられるようになってきたけれど，まだまだ認知度が低いよね. 院内や地域内で多くの医療従事者に啓発を進めていくのも，病院総合医の仕事の1つかな.

専攻医 誤嚥性肺炎も意識して診ることによって，多くのことに気づけますね. 頑張って診療していきます！

③-1 　主治医あて

川島篤志（市立福知山市民病院）

　病院総合医の議論を行う際に，入院担当症例の話題があり，入院担当を決定する「主治医決め」というプロセスに大きな問題がある．

　日本全体の病床数の問題が議論され，どこで医療を受けるのか？　という議論は誰もが知っている．問題は，誰が診るのか？　である．これは，病院総合医の存続に大きくかかわる問題と言っても過言ではない．地域における疾病分布は変わらないにもかかわらず，担い手の医師不足・医師偏在があるからである．入院診療への従事は，極端な話，24時間365日間の拘束とも言え，勤務医の疲弊に関連する事項でもある．興味のある疾患群以外の診療が不平・不満につながることは容易に想像がつく．ただ，この問題について医学部で習うこともなく，テキストに掲載されることもない．

　主治医あての議論をする際に，病院の規模，特性，立地の要素がかかわってくる．その医療機関の医師不足・医師偏在のあり方も変わるため，順に議論していく．

◆ 主治医あての問題

　都市部・大病院や特定の疾患のみを対応する医療機関など，地域での病床数が多くあり，その医療機関が症例を選定できる場合は，主治医あて問題は起こりにくい．医療者側が，自分たちが「診たい」症例を選定しているためである．またそういった医療機関に病院総合医が根付くことも考えにくい．ただ，病院内での所々の問題がないわけではないと思われる．

　大学病院（や大病院）での病院総合医では，そもそも入院病床を担当するのかどうかの議論がある．2018年時点で，全国に81ある大学病院（分院は除く）のうち，総合診療部門を持っているのは69の大学病院であり，「外来のみ」が37病院（53.6％）と過半数で，「外来と入院」は20病院で，「外来と入院とER（救急外来）」は11病院と多くはない[1]．もし入院を担当するとしたら，その症例はどういった分野で，どういった入口で担当するのかがある程度整理されているか，苦悩を抱えている可能性がある．特に入口に関しては，大学病院の新患外来や救急外来の特殊性とも関連し，その部門のStakeholdersとの調整が必須である．

　大規模病院・中規模病院での入院決定の問題には，救急からの入院が大きくかかわっている．救急への搬送が多ければそこからの入院もおのずと多くなり，入院決定が難しい症例が増えてくる．純粋医学的に入院が必要かどうかの判定はそれほど難しくはない．また病院総合医の仕事に「入院患者さんを診ること」は当たり前である．問題は「入院担当をその施設でどのように決定するか」である．

　小規模病院では主治医あての問題は別の要素もかかわってくる可能性がある．医療資源的にその施設で入院をするのかどうか，また他施設からの転院の受け入れという問題もある．医療資源的に対応しがたくても，本人・家族としてその地域での対応を希望されることもあるであろう．

　入院決定が難しい症例にはどういったものがあるであろうか？　医療機関の救急外来や一般外来に来られて，病状的に入院適応になったとする．その際の入院担当は誰が担うのが適当であろうか？

　簡略化した症例提示とその方にかかわる医師の一覧を表1に提示する（A医療機関に受診を想定）．

表1　A医療機関を受診した患者にかかわる医師の一覧

	症例	Base	入院適応	担当医師
あ	80歳男性	虚血性心疾患と胃潰瘍	尿路感染症	Aの循環器内科医と消化器内科医が主治医：診断した担当医師（救急当番）は血液内科
い	75歳女性	変形性膝感染症	食欲不振⇒ Cre 3.0 + K 6.0	Aの整形外科医が主治医：NSAIDs を処方：Aの内科医の関与はなし
う	82歳男性	間質性肺炎	感染契機の急性増悪	Aの呼吸器内科 非常勤医師が主治医：Aの常勤医は関与なし
え	85歳女性	脳出血：ADL 全介助 嚥下機能低下 齲歯多数	誤嚥性肺炎	Aの脳外科医から転院：施設にて嘱託医が主治医．Aでは内科医の関与はなし
お	80歳女性	うつ病・認知症	自殺目的：眠剤大量内服	他施設にて精神科医（診療所）が主治医：Aは初診

決して稀な状況ではないと思われるが，それぞれの施設で担当医師を想像してみて欲しい．

表1のそれぞれの症例で Key word と問題点を解析する．

あ：「当該科の疾患ではありません」

尿路感染症は Common な疾患ではあるが，案外〇〇科が担当するとは決まっていない．施設によっては，泌尿器科や腎臓内科かもしれないが，"診断した医師" が担当になることもある．その患者さんに関連する医師に相談しても，「当該科の疾患ではありません」となることがある．

蜂窩織炎や誤嚥性肺炎（必ずしも呼吸器内科ではない）でも同様である．

比較的頻度が低いことによって，対応する診療科が明確でないこともある．腹腔内臓器の血管病変（上腸間膜動脈解離，腎動脈血栓／解離）や自然気胸，二次性気胸，縦隔気腫である．感染症を契機に悪化した「発熱＋〇〇＋△△」といった診断が明確でない場合や，急性腹症の疑い，意識障害の疑いなど，初療医にとって Disposition に迷う症例も快く対応してくれる診療科は少ない可能性がある．

一方で，壊死性筋膜炎やなどは，対応する診療科から「全身管理」を依頼されることがある時に，主科となるか併診となるかは施設によると思われるが，こういった状況では「丸投げ」ではなく「信頼されている」感じがあるのではないだろうか．

い：「高齢者診療で "内科医" 不在」「診られていない疾患」「薬剤の処方医」±「1人医長（部長）」

高齢者を診療するに当たって重要なことの1つが，腎機能（＋電解質異常）と薬の副作用である．採血をしないとわからない情報を意識していない医療者と，投薬した医師が責任を持つべき副作用についての認識が足らず，内科入院となることがある．その際の担当医決定も難渋する．薬の副作用の中には腎機能による調整が必要なものや電解質に異常を来すものは多い．

高齢者が受診する可能性が高い科において，内科疾患を管理している医師が不在であれば，大きな問題が表在化しないまま，救急受診や入院となることがある．Case ②では，整形外科医の関与を想定したが，「整形外科」という部分を「泌尿器科」や「脳外科」に置換してもほぼ同じことが言える．あえて "内科医" 不在と記載したのは，内科系臓器別専門医が担当している時にも，残念ながら類似のことが起こり得る．高齢者の外来診療では，

① 自分自身がジェネラリズムをもって診療するか

② 自分以外のジェネラリズムを持った医師をもつことを奨めるか

を留意したい.

医師がかかわっていても,「腎機能」を意識していないために,診られていないことも高齢者では遭遇する.「腎機能」という部分を,「COPD」や「認知症」「社会背景」に置換してもほぼ同じことが言える（②−1〈p.48〉,⑤−2a〈p.167〉参照）.また,腎臓内科医は一般的に不足・偏在しており,腎臓に関する疾患をすべて腎臓内科医に担当してもらうと破綻することが目に見えている.医師不足の医師偏在がある医療機関では,「腎臓」という部分を「呼吸器」や「神経」に置換してもほぼ同じことが言える（後述する「内科医の4分類」〈次ページ下〉のB・Cグループ）.

う ：「非常勤医師担当の入院」「遠方の主治医」

非常勤医師である主治医と患者本人のみの外来受診が日常である方の緊急入院では,自然経過での悪化が"家人"に受け入れられないことがある.外来担当医と入院担当医が異なることや,入院担当医の専門領域と異なるため,入院でのマネジメント・説明に難渋する可能性がある.

都市部・大病院（大学病院）など遠方に特定の疾患の主治医が存在する時に,事前の連携なく,「困ったら近くの病院に行くように」と伝えられている場合も同様である（④−3a〈p.145〉参照）.

え ：「悪くなったら急性期病院へ：施設入所者と嘱託医」「虚弱高齢者」

内科診療的にはギリギリの状態である方が,何らかの疾病で救急搬送されてくることがある.特定臓器が悪いというより,全体的に悪く可逆性に乏しい,いわゆる"虚弱高齢者"であることも多い.ただ,本人＋家人を含めた大方針（Advance Care Planning）が決められているわけでもなく,「悪くなったら急性期病院へ」ということが後を絶たない.急性期病院を受診するかしないかという判断だけでなく,「受診した後,どのような医療を期待するか」も事前に検討することが重要になってくる（③−2〈p.94〉参照）.

お ：「モチベーションが上がらない疾患群」

表現しがたいが,内科医としてのモチベーションが上がりにくい疾患群も少なくない.いわゆる急性中毒,心肺蘇生後や低血糖脳症など,ADL/IADL低下,老衰・虚弱高齢者,社会的背景に問題を多く抱える症例（高齢独居,老老介護,認認介護,金銭的問題を含めた福祉対応）などがここにあてはまる.精神科救急の対応不在も問題の1つである.

このほかにあえて表1には入れなかったが「稀少疾患への対応」も避けては通れない問題であろう.どの地域にも,「稀少疾患」は存在する.それを「見つける」＝「診断する能力がある」医師は,その後の転帰について苦悩することになる.自分自身が診断しなくても,「頼られる」ことで相談を受ける事例もある.「当該科の疾患ではない」と言える立場の医師,診断できない／しない医師,頼られない医師には経験しがたい問題かもしれない.

さて上述の症例に対して,誰が入院担当医を担うかで,対応策や顛末が変わる可能性がある.これらの予想担当医はどうであっただろうか？ 読者の数だけ,担当医のバラエティがあると言えないだろうか？

　入院担当医の決定方法は施設により大きく変わると認識している．圧倒的な Top Down（担当決定係）で施設内ガバナンスが効いている医療機関もあれば，その症例を担当した医師（外来担当医や救急担当医もしくは救急医）と "当該科" と思われる科との折衝で決定される医療機関もあると思われる．「救急」の規模やマンパワー（専属・専従医師の有無）によっても，決定方法の難しさは異なる．

　主治医，かかりつけ医の意識を重要視する医療機関や担当医であれば，とりあえずその施設内で主治医，かかりつけ医を担う医師にバトンが渡され，その医師が直接担当，もしくは誰かに依頼（±併診）という可能性がある．

　一般的に比較的小規模の医療機関ではこの傾向があると認識される．

　臓器別疾患に該当しない疾患（ あ い え お ）や臓器別専門医不在の疾患（ う ），モチベーションが上がらない疾患群（ お ）に，施設内ルールを定めることが重要である．この「主治医あて」問題を施設内の大きな問題として捉えず，現場の医師任せにしていると，不平・不満が蓄積する可能性が高い．施設内の Stakeholders と議論を重ねて，施設内のルールをつくり，浸透させることが病院総合医リーダーの仕事の1つでもある．

　主治医あての工夫の一例として下記が考えられる．

あ ：当事者間で「当該科の疾患ではない」という問題が生じた時には，所属長同士で話し合いをするというルールを周知する，Common なもの（感染＋心不全）から，Rare なものまで問題になりやすい事例は事前に関連科内でルール作成

い ：（難しいことではあるが）高齢者にかかわる病院勤務の内科医・非内科医に対しての主治医・かかりつけ医意識の徹底[3]

う ：非常勤医師担当症例のルール決定（後述する輪番制度も選択肢），「1年以内に入院になっても主治医・かかりつけ医がおかしくないと思う方」などは事前に常勤医と連携するシステム構築[3]

え ：上記と同じく，「1年以内に再入院する可能性の高い方」は，再入院を念頭に置いた病状説明，情報整理・共有をしてからの退院・転院するシステム構築[3]

お ：モチベーションの上がらない症例の施設内基準，および内科・施設内医師での輪番制度などによる担当システム構築[4]

　また，担がん患者や特別な治療（免疫抑制関連やデバイスを用いた身体管理）を行っている方などの対応のルール作成，また退院後すぐの入院時は前回入院担当が窓口になるなどのルール作成が考えられる．

　今後，新たに病院総合医を施設内に新設する際には，事前に入院決めのルールの確認することが肝要である．また，年度が替わると院内ルールを知らない医師やルールに納得がいかない医師も出てくる．施設内の周知・徹底にも注意を払いたい．特に大学病院や都市部の医療機関で研修を行う医学生や研修医を含めた医師が地方都市などに赴任した際には，以下の「内科医の4分類」[2]がピンとこないことが多いので注意が必要である．

　A：チームが組めるマンパワーがある診療科

　B：チームが組めない（1〜少数）診療科

　C：非常勤のみの診療科

　D：院内に存在しない診療科

　大規模病院であれば，A・B グループは程度の差はあれ運営されており，C グループの存在は皆無，D グループの疾患は少数で，場合によっては存在も意識されていないかもしれない．

　大病院に勤務していると C グループの存在は理解し難いが，地方都市部の医療機関には多く存在する．C グループの疾患は決して稀ではなく，外来診療だけで完結せず，入院診療が必要になることも少なくない．偶然，入院診療を担当した医師が個別にコンサルトすることと，ある特定のチームが主担当となり日常的に連携をとることでは，どちらが質の高い医療を提供できるであろうか？　チームとしてかかわることで，知識・経験の共有が容易となるだけでなく，入院前からのかかわりも可能となる．

　D グループに関しては，実は大病院・都市部の病院でも遭遇する可能性がある．その疾患の存在に気づくか，その疾患に対して責任を負うか，その頻度をどう捉えるかの違いであると思われる．

　中規模病院ではどうであろうか？　常勤医は"相対的に医師不足"である．A・B グループとも疲弊しているなかで，もし A・B グループの医師にジェネラリズムがあれば，A・B グループのサポートや C・D グループ疾患のカバーが可能かもしれない．が，ジェネラリズムの欠如もしくは余裕がない場合には，「当該科ではありません」という発言が出てくる可能性がある．となると，誰かに皺寄せがいくが，それが誰かは施設内のバランスによる．

　中規模病院では，一般的に医局派遣や組織内ローテーションなどで，短期間で交代する医師が赴任していることが少なくない．その医師に，ジェネラリズムを意識した診療を依頼することは可能であろうか？　依頼して対応してもらえるだろうか？　まだ「内科医」として圧倒的に経験の少ない若手医師が「専門医」として振る舞うのか，「内科医」の矜持を語れるまで研鑽するのかは，各個人というより組織風土に任されていると感じている．

　上述の あ ～ お の症例が，小規模病院や地方都市・医療過疎地域の医療機関に入院した場合はどうであろうか？

　小規模病院であれば，A・B チームとは言っておられず，みんなで A・B±C・D チーム疾患を共有している健全な運営が可能かもしれない．一般的に，小規模病院でガバナンスが効いていれば，つまり院長を含めた多くの医師にジェネラリズムがあり，勤務医師にジェネラリズムが浸透していれば，お互いの協力体制のもと内科系医師がジェネラリズムを発揮し，"内科医"として担当を分担することが可能である．小規模病院では，その地域への愛着，その病院の文化や上層部医師に惹かれて勤務医が少数ながら定着する可能性はある．ただし，小規模病院でもガバナンスが効いていない場合はどうであろうか？　「自分自身は臓器別専門医（A・B グループ）であり，自分の関連する疾患以外は診ない」という医師がいれば，必然的に誰かに皺寄せがいく．ある地方都市の話で，院長クラスのベテラン医師がある科の医師に受け持ちを依頼したところ，派遣元の大学教授から「うちの医局員に当該科疾患以外の症例を担当させるなら引上げする」というニュアンスの会話があったと聞いたことがある．小規模病院での勤務医がどのように集まり，どのようなガバナンスが引かれるかの問題である．

　なお，小規模病院や地方都市・医療過疎地域の医療機関の担当医師の葛藤の 1 つに，"標準的な医療"との乖離感や"経験"不足感があり得ると認識している．稀少疾患を含めた専門不在領域の診療を行うことは大きなストレスになり得る．担当医師や患者・家族の感覚次第で，遠方施設への転院や，患者・医師関係，その医療機関や地域に対する想いによる診療継続など，様々な転帰があり得る．

◆ 主治医担当のタイミング

　「入院症例がどのタイミングで病棟に入院するのか」も，病院総合医にとって重要な要素である．外

来からの入院のみ，予定入院のみであれば，入院担当医が動き出すのは平日日勤帯が主体となり，これには負担感は少ない．一方で救急からの入院症例が多い医療機関であれば，どのタイミングから主治医として担当をするのかが大きな問題になる．

　夜間・休日の入院症例を入院時から担う＝時間外の Oncall 体制となるが，ここには 2 つ問題がある．1 つは Oncall 体制の負担である．平日＋土日祝の日中・夜間のコマを持ちまわるには，相当数の医師数が必要になる．もし 5 人のスタッフ・専攻医で担当すると仮定しても，おおよそ週に 2 回の当番があたることになる．もう 1 つは，少人数での担当科決定である．上述している担当あてルールがあったとしても，パワーバランスの不均衡の影響で何らかの不具合が生じることが懸念される．

　休み明けに主治医担当が決定する時にも問題が生じる．月～木の夜間帯に入院になった症例は火～金の朝に主治医が決定すると想定される．では，朝の何時に主治医が決定されるであろうか？　平日の業務に従事する前に主治医として動き出すためには，主治医決定をする医師も主治医担当する医師も早い時間からの勤務が求められる．月曜日や長期休み明けの平日はどうであろうか？　病院勤務医，特に主治医担当を行う医師の月曜日や長期休み明けの平日は相当大変である．その担当医が初診外来を担っている場合は，初診外来が混雑することも予想される．もし週末に担当した医師のマネジメントが不充分だったとしたらどうであろうか？

　病院総合医の苦悩ともいえるが，関与していた医師が診られていない疾患や，関与していた医師の処方などによる医原性の疾患を担当する時に，モヤモヤが生じる．前医が「診られていない」「医原性であることを認識」したうえで担当を依頼されるのと，「自分には関係ない」というスタンスで依頼されるのとでは，心の持ちようが替わってくる．長期的にはこういった医師への教育も広い意味で病院総合医の仕事なのかもしれない．

　繰り返しになるが，入院適応を考えることは難しくない．限られたマンパワーの中で，入院担当をどのように割り振るのかも問題である．

　総論でも述べたが，病院において総合診療医・家庭医と呼ばれる医師（集団）が，どのような立ち位置で診療に従事しているかが，大きな問題である．つまり，

① 入院適応を判断する外来診療や救急診療の診療割合

② 入院診療に対する診療割合・他科とのバランス

③ ①②の診療とマンパワー（＋臨床能力）のバランス

を，病院幹部を含めて施設としてどのように認識しているかで変わってくる．特に中規模病院では歴史的に臓器別専門医のみで運営してきた経緯も多く，立ち位置が難しい．また仕事量的に 1～2 名では対応もできないことを，病院総合医（総合内科医）を熱望する中規模病院の上層部は理解すべきである[5]．

● 文献

1）武岡宏明，堀端謙，増井信太ら．ウェブサイトから調査した大学総合診療部門の現状．福岡大学紀要 44 巻 2 号：p 81-86
2）都市部における内科医による地域医療の実践と課題．日本内科学会雑誌 106：331-334，2017
3）川島 篤志．病院勤務医にこそかかりつけ医マインドを！–病院勤務医による地域医療の実践とその課題–（シリーズ 地域医療を実践する内科医とは：診療場面毎の課題と実践）日本内科学会雑誌 2017：106：p 1615-1619
4）野口 善令．特集 病院総合医セミナー「病院総合医として期待される医師像」第 2 部シンポジウム：日本型ホスピタリストモデルの構築に向けて　大病院モデル　日本プライマリ・ケア連合学会誌 2012：Vol 35：143-144
5）川島篤志．特集 病院総合医セミナー「病院総合医として期待される医師像」第 2 部シンポジウム：日本型ホスピタリストモデルの構築に向けて　中小病院モデル　日本プライマリ・ケア連合学会誌 2012：Vol 35：140-142

③-2　特養，老健とのかかわり

本村和久（沖縄県立中部病院）

◆ 特養，老健からの情報収集

専攻医▶ まず，特別養護老人ホームのリュミエール福知山に連絡してみます．どんな患者さんなのかもっと把握する必要がありますね．

指導医▶ どんな情報が必要なのかな？

専攻医▶ 介護度とか家族の状況とかですね．けど誰に聞いたらよいのか．主治医からの情報は得たところですが，さらにケアマネージャー（介護支援専門員）もいるのでしたっけ．

指導医▶ 介護施設の主な職種とその人員配置って，そこに行って見てみないとなかなかイメージできないよね．あれっ？　学生のときに介護施設での実習はなかったの？

専攻医▶ 実習には行きましたけど，見学中心だったので，あんまり記憶に残っていなくて．いろいろな職種が多くて，誰がどの職種かよくわからないまま実習が終わってしまいました．

指導医▶ 正直でいいね．今からお勉強だね．まず，特別養護老人ホームがどのような施設でどんな人が働いているのか整理しようか（**表1**）．

専攻医▶ なるほど，医師は非常勤のこともありますし，看護師も入所者100人で3人以上なのですね．介護士は30人はいる計算でしょうか．機能訓練指導員がいらっしゃるので，嚥下機能についてお話が伺えるかもしれません．生活相談員，ケアマネージャーがいらっしゃるのは当然ですよね．現在の状況と，入院に至った経緯について，聞いてみたいと思います．

指導医▶ いいね．しっかり情報収集お願いします．

専攻医▶ はい．けどこんなにこちらからアプローチしないといけないのでしょうか？　施設によってはしっかり情報提供してくれるところもありますよね．こっちだって暇ではないのに．毎週のように誤嚥性肺炎の患者さんが送られてきて，ちょっと辟易しています．施設職員が忙しいとしたら，なぜ家族の方はついて来ることができないのでしょうか？

指導医▶ おっと，オカンムリだね．施設といっても，さっきの説明で専門職の数に結構な違いがあるのはわかるよね．入所者の病状悪化に事前事後で対応がしっかりできるかどうかは，施設職員の勤務状況で大きく変わるよ．例えば，入所者のことをよく知っている職員が休みになっているとその日は情報が得られないことがあるけど，それは病院の主治医が学会などでいない時に困るのと一緒だよね．最初から批判的に接すると，よりよい施設間連携は難しくなるよ．まずは目の前に患者ケアに何が必要かを考えて行動することが大事だね．

表1　介護施設の主な人員配置基準等

	小規模多機能型居宅介護	認知症対応型共同生活介護（認知症グループホーム）	特定施設入居者生活介護	介護老人福祉施設（特別養護老人ホーム）	介護老人保健施設（老健）	介護療養型医療施設
1人当たりの居室（宿泊室）面積	7.43m²以上	7.43m²以上	適当な広さ	10.65m²以上	8m²以上	6.4m²以上
1部屋の定員数	原則個室	原則個室	原則個室	原則個室	4人以下	4人以下
医師				必要数（非常勤可）	常勤1以上 100：1以上	3以上 48：1以上
看護職員	（通い）3：1以上（訪問）1以上（宿泊）提供時間帯を通じて夜勤1以上，宿泊1以上 ※うち看護職員1以上		看護・介護 3：1以上 利用者100人の場合，看護3人	看護・介護 3：1以上 入所者100人の場合，看護3人	看護・介護 3：1以上（看護2/7）	6：1以上
介護職員		3：1以上				6：1以上
リハビリテーション専門職※1					PT・OT・ST いずれかが 100：1以上	PT及びOTが適当数
機能訓練指導員※2			1以上	1以上		
生活（支援）相談員			100：1以（うち1名常勤）	常勤1以上 100：1以上	100：1以上	
介護支援専門員（計画作成担当者）	1以上	1以上	1以上 100：1を標準	常勤1以上 100：1を標準	常勤1以上 100：1を標準	常勤1以上 100：1を標準

注：特定施設入居者生活介護は，外部サービス利用型を除く．
※1：理学療法士（PT），作業療法士（OT），言語聴覚士（ST）
※2：理学療法士，作業療法士，言語聴覚士，看護職員，柔道整復師又はあん摩マッサージ指圧師の資格を有する者

http://www.mhlw.go.jp/stf/shingi/2r9852000001rbxs-att/2r9852000001sdvr.pdf より抜粋

専攻医▶ わかりました．施設側の問題点を今指摘しても，目の間の患者ケアがすぐに良くなるわけではないということですね．また，もっと施設の状況を知ることも大事と冷静になってきました．仕事に戻ります．失礼しました．

◆ 入院に至った経緯

専攻医▶ ケアマネージャーさんから，機能訓練指導員，生活相談員の方のお話を含め聞くことができました．機能訓練指導員の方の情報では，徐々に嚥下機能は低下したようです．とろみ食などの変更を行っても誤嚥しやすい状況はあったようです．細かな評価はできていないとのことでしたので，入院を機に，嚥下機能評価とそれに合わせた食事摂取の方法，栄養評価をお願いしたいとのことでした．生活相談員とケアマネージャーの方から

は，キーパーソンは長男ですが，衣類の交換などは長男の妻 A さんが行っていることを伺いました．長男は仕事が忙しく，施設に来るのは主に A さんのようです．また，患者さんご本人も A さんのことを頼りにしているようです．嫁姑の関係は良好と聞きました．経済的な問題はないようです．前回の消化管出血での入院では，命にかかわる急変も予想されたため，急変時に心肺蘇生処置を行うのか，当院消化器内科医師からキーパーソンである長男への説明があったようですが，家族で持ち帰って検討することとなっていて，その後，ご家族の結論はまだまとまっていないようです．ご本人は認知機能の低下があり，細かな意思表示を明確にできる状態ではないようです．長男さんは，「父親には長生きしてほしいけど，この半年で弱ってきているように見えるし，あまり無理させるのものどうかと思う」と妻にこぼしていたようです．

指導医 しっかり情報収集できていますね．ここで整理すべき情報が何かを考えてみましょう．

◆ 特養・老健など施設から入院となる時の整理すべき情報

① ADL（日常生活動作）と IADL（手段的日常生活動作）

日常生活動作（ADL：Activities of Daily Living）やその遂行能力を示す手段的日常生活動作（IADL：Instrumental ADL）は高齢者評価に最低限必要な情報である．その動作は**表2**のように示される（**DEATH SHAFT** と覚える）．

② 高齢者総合機能評価（可能であれば）

高齢者総合機能評価（Comprehensive Geriatric Assessment：CGA）とは，疾患や障害のある高齢者に対して，医療，社会，精神・心理，機能的観点から，その高齢者個人のもつ生活機能障害を総合的に評価する老年医学の手法 である[2]．ただし，評価するのに時間が掛かり評価者の専門的なトレーニングが必要であるという問題点がある．簡略版の CGA については，7つの質問で行える CGA7[3] がある（**表3**）．**表4** に CGA7 の解釈を示す．

表2 日常生活動作（ADL）と手段的日常生活動作（IADL）

日常生活動作 （ADL）	**D**ressing	着衣
	Eating	経口摂取
	Ambulating	移動
	Toileting	トイレ
	Hygiene	入浴
手段的日常生活動作 （IADL）	**S**hopping	買い物
	Housekeeping	掃除など
	Accounting	金銭管理
	Food preparation	食事の用意
	Transport	乗り物を使った移動

表3　アセスメント簡易版：CGA7[3]

1	外来または診察時や訪問時に，被験者の挨拶を待つ
2	「これから言う言葉を繰り返してください（桜，猫，電車）」 「あとでまた聞きますから覚えてくださいね」
3	外来の場合：「ここへどうやって来ましたか？」 それ以外の場合：「普段，ひと駅離れた町へどうやって行きますか？」
4	「先ほど覚えていただいた言葉を言ってください」
5	「お風呂は自分ひとりで入って，洗うのも手助けは要りませんか？」
6	「漏らすことはありませんか？」 「トイレに行けないときは，尿瓶を自分で使えますか？」
7	「自分が無力だと思いますか？」

西永正典：新・心臓病診療プラクティス11．文光堂；2008

表4　CGA7の正否とおおまかな解釈[3]

項目番号	調査内容	出典	正否	おおまかな解釈
1	意欲	Vitality Index	自分からすすんで挨拶をする＝○ 返事はするまたは反応なし＝×	挨拶意欲が× →趣味，レクリエーションもしていない可能性が大きい
2	認知機能	改訂長谷川式簡易知能評価スケール	可能＝○ 不能＝×（できなければ4の認知機能は省略）	復唱ができない →失語，難聴などなければ，中等度以上の認知症が疑われる
3	手段的ADL	IADL尺度（Lawton&Brody）	自分でバス，電車，タクシー，自家用車を使って移動できる＝○ 付き添いが必要＝×	付き添いが必要 →タクシーも自分で使えなければ，虚弱か中等度の認知症が疑われる
4	認知機能	改訂長谷川式簡易知能評価スケール	ヒントなしで全部可能＝○ 上記以外＝×	遅延再生ができない →軽度の認知症が疑われる，遅延再生が可能なら認知症の可能性は低い
5	基本的ADL	Barthal Index	自立＝○ 部分介助または全介助＝×	入浴，排泄の両者が× →要介護状態の可能性が高い．入浴と排泄が自立していれば他の基本的ADLは自立していることが多い
6	基本的ADL	Barthal Index	失禁なし，集尿器自立＝○ 上記以外＝×	
7	情緒・気分	GDS	いいえ＝○ はい＝×	無力であると思う →うつの傾向がある

西永正典：新・心臓病診療プラクティス11．文光堂；2008

③ 家族関係

　まず，キーパーソンが誰であるのを把握する必要がある．また，家族関係の整理には，家族図（ジェノグラム）の作成は重要である．例えば，この家族では図1のように表記される．

④ アドバンス・ケア・プランニング（ACP）

　心肺蘇生を行うかどうかも重要であるが，「意思決定能力が低下あるいは喪失した際に備え，今後の治療・ケア・療養生活に関する本人の意向や代理判断者について患者，家族，医療者やケア提供者などの関係者が話し合い，本人らしさを生かした計画を立てていくプロセス」と定義されるアドバンス・ケア・プランニング（Advance Care Planning：ACP）[4] は，より広い概念として重要である（⑤-2b p.174参照）.

図1 Case ③の家族図（ジェノグラム）

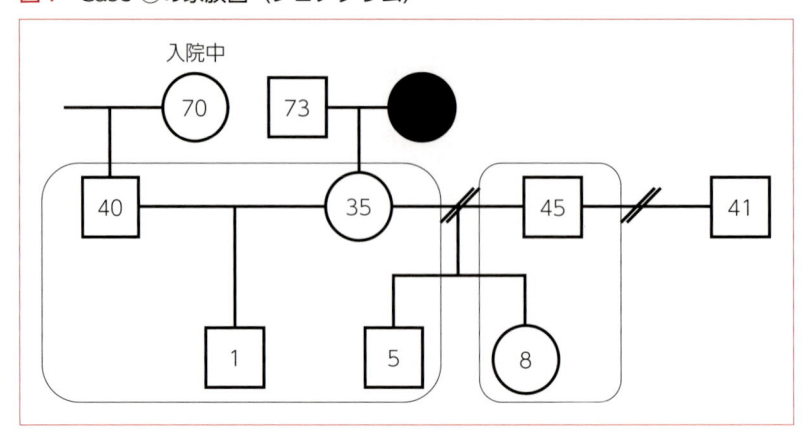

図2 人生の最終段階における医療とケアの話し合いのプロセス[6]

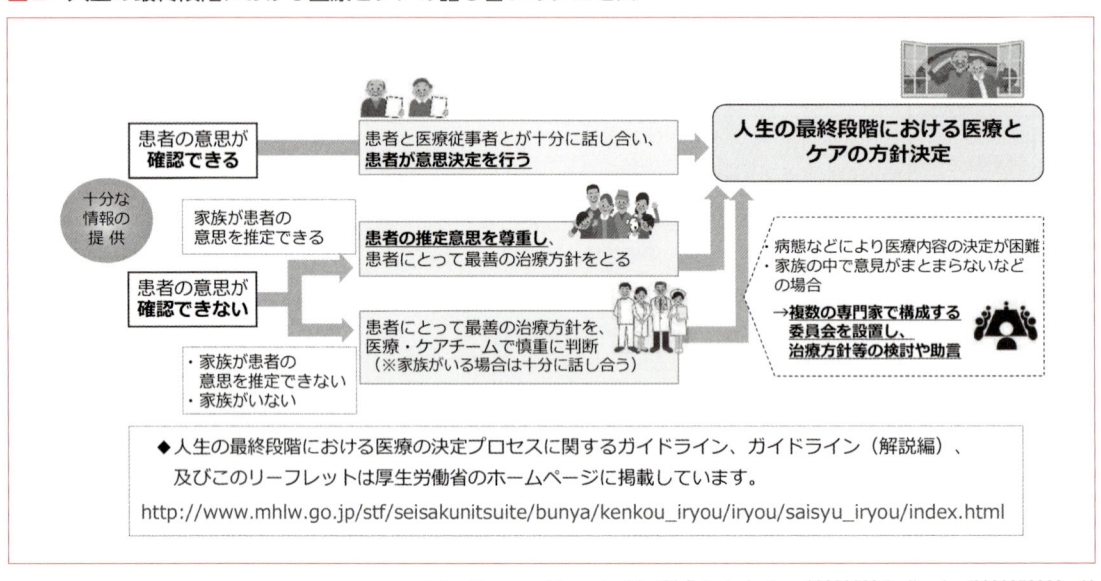

http://www.mhlw.go.jp/file/06-Seisakujouhou-10800000-Iseikyoku/0000078983.pdf

　日本では，厚生労働省を中心に「"人生の最終段階における医療"の決定プロセスに関するガイドライン」[5] を作成している．プロセスは**図2**のように示される[6]．

◆ 入院時に退院後までイメージする

> **指導医** ▶ 必要な情報とその情報を今後のケアに結びつける注意点やケアの理論的枠組みは理解できたかな？

> **専攻医** ▶ なんとかわかったような気がします．アドバンス・ケア・プランニングについては，まだ理解が足りないので，患者さん，患者さんご家族へのアプローチでは，ご指導よろしくお願いします．

指導医 ▶ わかりました．ガイドライン[5]の読み合わせをしましょう．また，今の時点で退院後まで見通すことも重要です．

専攻医 ▶ 今日入院したのに，もう退院の話ですか？

指導医 ▶ 医療だけでなく，介護サービスの継続性を考えるとサービスの変更に時間がかかることも多々あるからね．サービスの調整には，様々な保険診療上のサポートもある．図で勉強してみようか（**図3**）[1]．

　　　　　　　　　　　　　　　　　　　　　　：

専攻医 ▶ だいぶ理解できてきました．この患者さんに関しては，入院中に廃用が進み退院後に予想される ADL の低下や急変時の対応についての議論など，施設に帰るまでにいろいろな調整が必要ですね．これらは病状が安定している施設入所中には話がしにくいことかもしれないと思いました．いまの健康状態で予想される予後予測なども，入院中のほうが話やすいかもしれませんよね．

指導医 ▶ 素晴らしい視点！　病気を治療する中で，この患者さんが今後どのような人生を過ごすのがよいのか皆で話し合うことが重要だね．このあたりが退院時までにうまく要約できていると，その後の施設間での連携がスムーズになると思うよ．

専攻医 ▶ 批判するつもりはないですけど，これって嘱託医の役割でもありますよね．

指導医 ▶ だいぶ言葉を選べるようになったね．いいね．例えば多忙なクリニック経営の傍らに嘱託医として勤務されている先生の中には，なかなか入所者の細かな背景を理解して，診療できない方がいるかもしれないね．そうは言っても，こちらがお手本にしたいようなアドバンス・ケア・プランニングが施設の嘱託医主導でしっかり行われている施設もあるよ．また，施設での看取りに関する介入研究，施設長・看護管理者への支援，入居者・家族の意思決定支援や，職員対象の教育プログラムの開発などが施設における看取りの質改善につながるという研究[7]もあるよ．また，特別養護老人ホームにおける医師の役割（**表5**）についてまとめてある文献[8]もある．あとで文献を渡すから読んでおいてね．

専攻医 ▶ 必要な患者ケアを行うため，施設と病院でお互いの専門職が補完的に動く必要があるということですね．

指導医 ▶ 今すぐに指導医になれそうな発言だね．実際のケアに活かしていきましょう．

⬡ 施設でどのようなケアが行われているかイメージする

専攻医 ▶ 指導医と相談しながら，実際に施設職員の方と話をしてみると，施設でどのようなケアが行われているのか，いかに自分が知らないかに気づきました．うちの病院で私が特別知らなさすぎるのでしょうか？

図3　介護サービス等を見越した退院後支援の取り組みの評価の例[1]

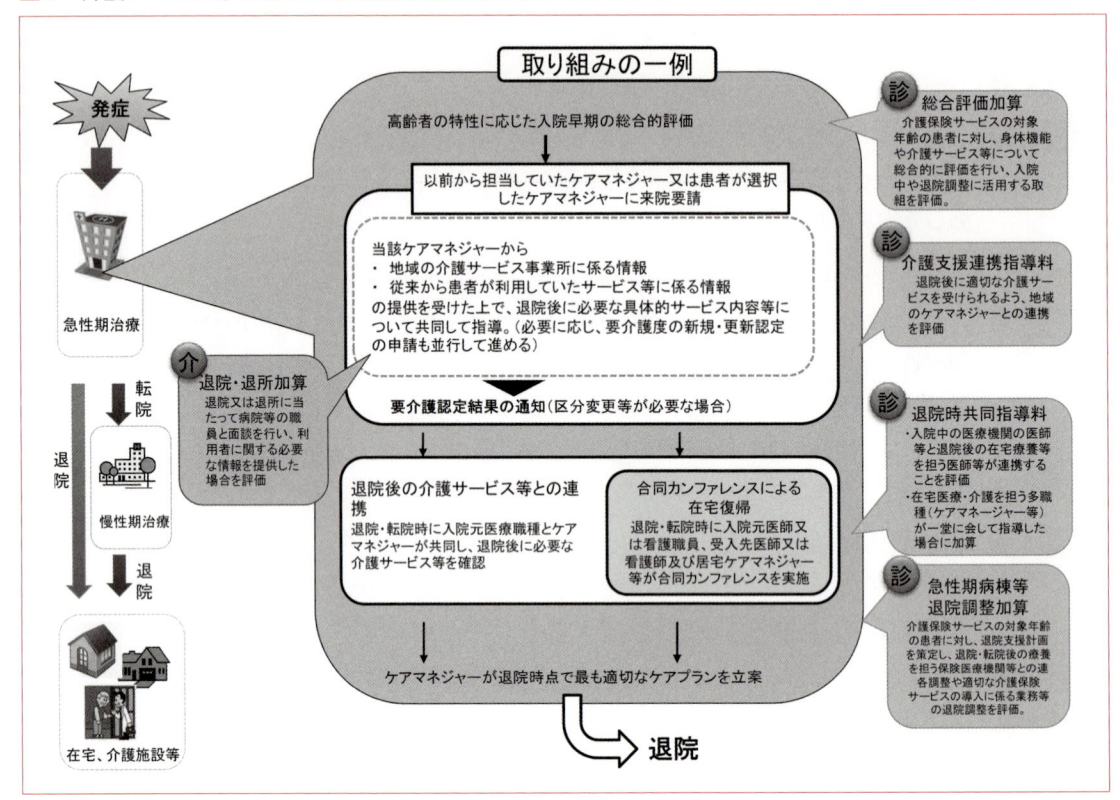

http://www.mhlw.go.jp/stf/shingi/2r9852000001rbxs-att/2r9852000001sdvr.pdf

表5　特別養護老人ホームにおける医師の役割[8]

(1) 医療機関との連携
(2) 職員の知識，技術向上のための研修や指導 （高齢者医療の基礎知識，服薬指導，健診指導，胃ろう，嚥下能，口腔ケア，感染症，誤嚥性肺炎，循環器疾患，神経疾患，リハビリ など）
(3) 精神的ケア（スピリツアルアクチベーション）と終末期ケア（死生学）の研修や指導
(4) 生活環境の充実への協力（音楽療法，書道，俳句，囲碁，将棋など）
(5) 家族，地域との連携（ボランティアの協力，地域学校，支援団体など）
(6) 高齢者の各種保健制度の理解（特養を含む高齢者収容施設，主治医意見書，介護度，認知度など）

栗田明ら．日本老年医学会雑誌．2012

指導医▶ 特定の専攻医だけが陥るワナではないよ．病院で勤務していると，その中の論理だけで患者ケアを考えてしまいがちだね．施設からの患者さんを受け入れる最前線にいる救急や急性期病棟の医師，さらに看護師も施設の状況を知るような機会が必要．退院前カンファレンスで施設の方に来ていただくとか，場合によっては施設で退院前後のカンファ

レンスを行うのも 1 つの方法だし，ただ単に退院した患者さんを施設へ見に行くものも良い方法だと思うよ．医療相談員など施設の専門職の方から，特養，老健のレクチャーをしてもらっている病院もあるみたい．オーストラリアでは，病院と施設の職員間のコミュニケーションを円滑にするプログラム [9] [10] をつくって実践しているところもあるね．急性期症状を有した施設入居者に対して，看護師による電話でのトリアージ，迅速評価，診断，対応を行い，最も効果的に急性期の対応と治療を受けられるようにする [9]．地域で必要な医療があり，その中で当院が成立していることに無自覚では良くないね．地域のことは地域でしかわからないので，地域で働く医療者がその地域特性や医療施設の状況をよく把握し，そのうえでケアに当たることが重要だと思っているよ．

●文献

1) 厚生労働省資料 中央社会保険医療協議会と介護給付費分科会との打ち合わせ会 診療報酬と介護報酬の同時改定に向けて　資料－1（参考資料）p.11 より抜粋
http://www.mhlw.go.jp/stf/shingi/2r9852000001rbxs-att/2r9852000001sdvr.pdf［最終アクセス 2018 年 3 月］
おススメ！ 難易度★★☆
医療機関と介護サービス事業者との連携が国レベルで検討されていることがわかる資料

2) 西永正典．高齢者の機能評価と包括医療．日本老年医学会雑誌．2002；39：279-281

3) 西永正典．高齢者高血圧の特徴と管理のコツ．高血圧を識る・個別診療に生かす，新・心臓病診療プラクティス 11（苅尾七臣・島田和幸），東京：文光堂；2008，p 376-380
おススメ！ 難易度★☆☆
2) 3) とも CGA（高齢者総合機能評価）をわかりやすく解説されている．

4) Advance Care Planning：A Guide for Health and Social Care Staff
http://www.ncpc.org.uk/sites/default/files/AdvanceCarePlanning.pdf［最終アクセス 2018 年 3 月］
おススメ！ 難易度★★☆
多職種向け．ACP（アドバンス・ケア・プランニング）がわかりやすく説明されている．

5) 厚生労働省 人生の最終段階における医療の決定プロセスに関するガイドライン
http://www.mhlw.go.jp/file/06-Seisakujouhou-10800000-Iseikyoku/0000078981.pdf［最終アクセス 2018 年 3 月］
必 須 難易度★☆☆
実臨床で使えるガイドライン．医療者だけでなく，患者・家族とも共有したい内容．

6) 厚生労働省 人生の最終段階における医療とケアの話し合いのプロセス
http://www.mhlw.go.jp/file/ 06-Seisakujouhou- 10800000-Iseikyoku/0000078983.pdf［最終アクセス 2018 年 3 月］
おススメ！ 難易度★★☆
高齢者ケア施設における看取りの状況がわかる文献．

7) 大河原啓文ら．日本の高齢者ケア施設における看取りの質の評価・改善に関する研究の動向．*Palliat Care Res.* 2016；11（1）：401-12
https://www.jstage.jst.go.jp/article/jspm/11/1/11_401/_html［最終アクセス 2018 年 3 月］
おススメ！ 難易度★☆☆
特別養護老人ホームにおける医師の役割が明解に書かれている．

8) 栗田明ら．特別養護老人ホームにおける看取りケアの経緯と医師の役割．日本老年医学会雑誌．2012；49（3）号．336-43
おススメ！ 難易度★★☆
オーストラリアの高齢者ケアの現状を知ることで日本の問題点が見えてくる

9) 瀬間あずさ．高齢者ケア評価チームを中心としたオーストラリアの高齢者ケアの概観と医療との連携の現状．海外社会保障研究，2008
http://websv.ipss.go.jp/syoushika/bunken/data/pdf/18715008.pdf［最終アクセス 2018 年 3 月］
おススメ！ 難易度★★★
多職種連携の重要性がわかるオーストラリアでの取り組み．

10) Geriatric Rapid Acute Care Evaluation（GRACE）Model of Care
https://www.aci.health.nsw.gov.au/ie/projects/grace-model-of-care［最終アクセス 2018 年 3 月］

③-3 ベッドサイド回診

須藤　博（大船中央病院）

　自己紹介から始まり患者とコミュニケーションをとるのは当然のこととして，ベッドサイド回診は，目的を考えると次の2種類に分けられる

① その患者の診断・治療に直接関連する回診（work round）

　診断が確定していない状態では，そのための情報収集（病歴＆身体診察）およびその後の経過観察や治療効果の判定をするため，言い換えると日常業務としての回診．

② 教育を主な目的として行われる回診（teaching round）

　この場合，個々の患者の診断や治療を目的にしていない．学生や研修医を対象に，病歴を直接患者から聴き（病歴聴取），身体所見を見て学ぶことを目的としている．院外講師を招いて行う教育回診もこれに含まれる．大学病院や研修教育病院では，独自に教育回診を設定しているかもしれないが，市中病院では両者を明確に区別して行っている施設は少ないだろう．

◆ ベッドサイド回診における"ベッドサイド"とは？

　ここでの"ベッドサイド"とはどこを意味するか？　自明のように見えて，実際の現場を考えると理想と現実は異なる．電子カルテの普及によって，患者に関するかなりの情報がパソコンの画面だけでわかるようになった．ナースステーションから病室に行かなくても，あるいは極端な場合には医局から出ないでも確認できることがある．PCの前に座ったままで病室に行かない，そんな医師を揶揄して"iDoctor"という言い方があるそうである（実際，笑いごとではない）．指導医による"教育回診"もPCの前で済まされる場合もある．回診と名前がついていても，それは回診とは呼べない．"カルテ回診"という言い方もあるが，よくよく考えれば妙な言葉で，自戒を込めて言う．それは回診とは呼ばない．

　"ベッドサイド"ティーチングといいながら，実は"患者に関連した"内容を別室で討論するだけだったり，廊下や病室の前で行われる議論でしかない場合が多い．本当のベッドサイドとは，実際に指導医と研修医が患者の元に足を運び，一緒に患者から話を聴き，触れて診察することである．そこでしか得られないものは何か，それは生の患者の息遣いや言葉であり，患者から受ける印象，全体像や重症感，もちろん何らかの身体所見など，直接診察しなければ決してわからないことである．

◆ 何をベッドサイド回診の目標とするのか？

患者や患者の家族とのコミュニケーションのとり方

　病歴を聴く前に，まずその患者から信頼を得なければならない．前提は，その患者に人として共感をも持ち，その背景に興味を持つことが必須である．患者は単なる「症例」ではなく，人格を持った個人である．どのように信頼を得て，的確に病歴を聴き出すのか，ベッドサイドでしか学べないのは，このようなアートの部分である．患者のバックグラウンド（生活歴，社会的背景，職業歴など）は，現在の病態に必ず何らかの影響を与えている．

病歴のとり方，質問の仕方

　特に質問のしかた，相槌の打ち方など，話の聴き出し方はその場で見なければ（見せなければ）わからない．一例を挙げると，飲酒量を聴き出す時に，

　「お酒はどれだけ飲むんですかッ！」

　「ええっと……まあ晩酌で水割り1〜2杯程度です．」

となるかもしれないが，一方で言葉遣いを変えるとこうなる．

　「お酒のほうはどうなんです？　実は，結構いける口なんじゃないですかぁ？」

　「いやあ〜それほどではないですよ．若い頃は一晩でウイスキーボトル1本くらい空けましたけどね〜，今は水割りで1〜2杯程度ですわ」

　「なるほど〜．ところで，ボトルは何日くらい持ちます？」

　「う〜ん，3〜4日かなあ」（計算が合わない）

　このようなちょっとしたコツも，ベッドサイドでしか学べない．

身体所見のとり方

- ●患者から話を聴きながら，鑑別診断を思い浮かべつつ，その疾患を考えながら，関連する所見の有無を確認する（疾患を rule out, rule in する）．
- ●病歴・診察の際に，学生や研修医が，**最初から**その場に立ち会って見ていることが大切である．
- ●最初に挨拶をして手を優しく握ることから．そのままベッドに横たわった患者の場合には，手に触れたまま話を聴くことも多い．例えば，安静時の頻脈は必ず何か原因がある．
- ●どこを重点的に診るのか，それは患者の話を聴きながら判断する．その過程を見せることも重要．
- ●鑑別診断をベッドサイドで話すか？　現時点でどんなことが考えられるのかを，わかりやすく説明しながら行えば問題ない．患者に**どのような言葉を選んで**説明するのかも重要．もし患者に不安を与えそうなら部屋を出てから話し合えばよい．

◉ 理想とするベッドサイド回診とその実例

　筆者がベッドサイド教育，中でも身体診察に強くこだわるきっかけになった論文がある．ベッドサイドでの教育が行われなくなったことを憂い，警鐘を鳴らす内容で，20年も前に書かれたものだが，現在にも通ずる普遍的なものである[1]．筆者はかつて短期留学や大学病院での総合内科の立ち上げ時期に，米国の研修プログラムを複数見てきたが，研修プログラムの中で，しばしばこの論文が参考文献になっていた．この論文の中で「古き良き時代の」教育回診の様子が活き活きと描写されている．米国 Brown 大学の総合内科を見学した際に，指導医（Dr. Mark Fagan）がクリクラの医学生グループを対象に，全く同様の回診を実践しているのを見て非常に感銘を受けた．その回診の実際を紹介したい．

　まず別室で，当日のテーマに関して座学を1時間行う．*JAMA* の Rational clinical examination シリーズを題材にして，担当の学生が中心になって発表．この時は深部静脈血栓症が題材だった．その後，レジデントがあらかじめ選んでくれた，所見のある患者の病室を訪問する．

　患者は40歳台男性．C型肝炎による肝硬変の患者．患者の部屋に入り指導医が患者に挨拶をしたのち，学生の身体所見の勉強のための回診であると説明して許可を得る．そして学生たちを紹介した後，

「今回の経過を説明してくださいますか？」と問いかけて，患者自身に病歴を語ってもらう．必要に応じて指導医が質問を追加して，患者から病歴を引き出す．

1カ月前から両側下腿の腫脹があり，近医で蜂窩織炎の診断で抗菌薬が投与されたが改善せず入院した．病室では，DVTの所見である下肢の腫脹，皮膚の色素沈着（うっ滞性皮膚炎），足趾の色調変化を確認，触診も交えて指導医が1つひとつ説明．さらに両側膝関節の腫脹や膝関節液の貯留もあったため，関節液の有無の見方，Baker's cystにも言及．肝硬変については皮膚の色素沈着とその周囲に点状出血，体幹のクモ状血管腫なども指摘．asterixisの有無も確認して，tremorとasterixisの違いも解説した．

最後に，指導医が患者にお礼を述べたあと「学生達が身体所見を勉強するには，この方法しかないんです．どうもありがとう．今日は随分たくさんの質問をしましたが，我々に何か質問はありませんか？」と締めくくった．患者は学生の教育に役に立ててうれしいと話した．これはまさにLaCombeが描いていた教育回診そのものであった．指導医であるDr. Faganに回診の後で自分が感じた印象を話すと，彼もこの回診を楽しんでいて，LaCombeが描く回診がまさにモデルだと話していた．

◈ 理想と現実の間で

このような教育回診が日常的にできればよいが，実際にはなかなか難しい．最大の制約は，研修医，指導医ともに時間的な余裕がないことである．筆者も研修医と定期的に回診を行っているが，純粋な「教育回診」は実際難しい．途中で患者への指示出しなどが必要となって中断させられることも多い．どうすればよいか？　回診（work round）中に，教育的な病歴や身体所見に遭遇することがある．そんな場合，途中であっても少し切り替えて教育回診的コメントを5分間ティーチングのようにはさむという方法がある．この場合の欠点は，指導医が前もって準備できないことである．日頃から，回診のとき出会う可能性がある所見について事前に勉強（コソ勉）して，引き出しを増やす努力は必要である．

◈ よいベッドサイド回診のために

このような回診を実践するために，準備すべきことと基本的ルールについてLaCombeは次のように述べている[1]．

指導医は病歴聴取や，身体診察に堪能であること．そのため良い教科書を手に，学び直すこと，さもなくば初めてでもちゃんと学ぶこと．

さらに回診に関する重要な大原則として，以下の8点を挙げている．

- 患者にも教育回診の目的を周知すること．すなわち，その回診は純粋に教育目的であって，患者自身の状況に関連したわけではないこと．疑問があれば，いつでも話を中断して質問できること，家族も希望すれば同席してもらってよい．席を外させる理由はない．
- 指導医はレジデントが答えられない質問はしない．
- 患者が話す病歴は時間とともに変わり得る．違ったとしても恥ずかしいことではない．
- 誰にも恥ずかしい思いをさせてはならない．シニアが答えられなかった質問を決して，学生やジュニアに振るな．無用な競争心をあおるべきでない．
- コミュニケーションを教えることは重要な目的の1つである．
- プロフェッショナルであることを教える（指導医自身が意識することから）．

- 観察の重要性を実際に示しながら教える.
- あえて「私は知らない」と言ってみる. すなわち学生や研修医が教える機会をつくる. 教育・学習は双方向性であることを知る.

🔶 身体診察　そのスキルアップのために

すでに 20 年前から米国ではテクノロジー重視とともに身体診察が軽視される風潮があり, 現在では「身体診察について聞きたければ "grey-haired（年配の医師）" を探せ」という言い方があるそうである（徳田安春先生 personal communication）. 幸いなことにわが国で, とくに総合診療の領域では中堅・若手の先生や学生の間で, 身体診察を改めて学ぼうという機運が高まっているように（筆者の贔屓目かもしれないが）感じる. ではどう学べばよいだろうか.

フィジカルを学ぶ際には理想の 3 条件があると, ある時筆者は気づいた. それは,

① その所見のある患者がいること

② その時, その場に自分がいること

③ その時, その所見を教えてくれる指導医がいること

この 3 つが揃うことは残念ながら滅多にない. もしそんな環境にいるとすれば, それは僥倖^{ぎょうこう}である. 残念ながら筆者にはそんな経験はほどんどなかった. だが, そう悲観することもない. 自ら学び続けるという気持ち（覚悟といってもよいかもしれない）さえあれば, 少しずつでも上達することができる. 身体診察はいわば足し算のスキルであり, 良い教科書とともに続けていれば, 歩みは遅くても必ず上達する. 少なくとも筆者は, 自分の経験からそう断言できる. 問題は他人との比較ではない, 自分自身の問題である.

もちろん独学のみでは, 自分のスキルが正しいかどうか不安になる. 修正するために, それなりの努力は必要である. 最近は身体診察に関して良い教科書が多く出版されている（例えば文献 2)～4)). ネットを検索すれば身体所見の画像や動画はたくさん出てくる. 聴診に関しては素晴らしい講習会が毎年開催されている[5]. 熱意のある優秀な指導医達が, どこかしらで勉強会を開催している. 少し情報の網を張っていれば, 機会を見つけることはそんなに難しくない. 目の前の患者を日常的に地道に診察し, そんな機会を使えば, たとえ身近に「達人」がいなくてもスキルを上げることは充分可能である. 日々のベッドサイド回診は, そのための第一歩であり重要な習慣である.

継続こそが上達の秘訣である. 頑張ってください.

🔴 文献

1) LaCombe, MA. On Bedside Teaching. *Ann Intern Med.* 126 : 217-220, 1997
   本稿で記載した大部分は, この論文を読んでいただければ実は済んでしまう. ただし LaCombe の文章は, やや読みにくいところがあるのが難点. 皆さんに広く読んでもらうために全文訳を筆者のブログで公開している（米国内科学会に許可済）.
   http://blog.goo.ne.jp/green-mountain-top/d/20180112［最終アクセス 2018 年 3 月］
   `必須` **難易度★★★**

2) 平島修, 志水太郎, 和足孝之編. 身体診察免許皆伝. 東京：医学書院；2017
   `おススメ！` **難易度★☆☆**

3) 山崎直仁. 循環器 Physical Examination　診断力に差がつく身体診察！. 東京：医学書院；2017
   `おススメ！` **難易度★★☆**

4) 平島修企画編集. シン・フィジカル改革宣言. 総合診療　1 月号　2018

5) 循環器 physical examination 講習会
   http://physicalexamination.jp/［最終アクセス 2018 年 3 月］
   難易度★★★

③-4　リハビリテーション

若林秀隆（横浜市立大学附属市民総合医療センター）

施設からの誤嚥性肺炎患者では，入院前からフレイル，サルコペニア，寝たきり，摂食嚥下障害，低栄養を認めることが多い．そのため，入院時にこれらの有無を評価したうえで，入院当日にリハビリテーションオーダーして理学療法と言語聴覚療法を開始することと，適切な栄養管理が必要である．本項では，フレイル，サルコペニア，医原性サルコペニア，サルコペニアの摂食嚥下障害，リハビリテーション栄養（リハ栄養），KT バランスチャートについて解説する．

◆ フレイル

フレイルとは，加齢のために身体機能を支える恒常性維持機構の低下により，ストレスに抗う力が低下し健康障害に対する脆弱性が高まった状態である．身体的フレイル，認知的フレイル，社会的フレイルに分類される．

身体的フレイルでは，基本的日常生活活動（BADL）は自立しているが，日常生活関連活動（IADL）は一部介助のことが多い．BADL が介助の場合には，身体的フレイルに含まれず，障害と判断する．意図しない体重減少，主観的疲労感，筋力低下，身体機能低下，日常生活活動量減少の5項目のうち，3 項目以上に該当すれば身体的フレイル，1～2項目に該当の場合は身体的プレフレイルと判断する．身体的フレイルの主な原因は，サルコペニア，低栄養，多剤投与である．

認知的フレイルは，身体的フレイルに加えて軽度認知障害を認めた場合である．認知症は，認知的フレイルに含まれない．社会的フレイルとは，社会活動への参加や社会的交流に対する脆弱性が増加しているが，閉じこもりではない状況である．外出機会が週1回以上で1日1回未満であれば社会的フレイル，週1回未満であれば閉じこもりと判断する．

施設からの誤嚥性肺炎患者では，身体的，認知的，社会的いずれもフレイルから障害レベルのことが多い．そのため，入院時に身体的，認知的，社会的フレイルを評価する．

◆ サルコペニア

サルコペニアとは進行性，全身性に認める筋肉量減少と筋力低下であり，身体機能障害，生活・人生の質（QOL）低下，死のリスクを伴う．サルコペニアの診断には，Asian working group for sarcopenia（AWGS）によるコンセンサスを用いる[1]．筋力低下（握力：男性26 kg 未満，女性18 kg 未満）もしくは身体機能低下（歩行速度 0.8 m/s 以下）を認めた場合に筋肉量を評価して，筋肉量減少も認めればサルコペニアと診断する．

AWGS の筋肉量減少のカットオフ値＝四肢骨格筋量（kg）÷身長（m）÷身長（m）で計算した骨格筋指数が，DXA（二重エネルギー X 線吸収測定法）で男性 $7.0\,kg/m^2$，女性 $5.4\,kg/m^2$，BIA（生体インピーダンス法）で男性 $7.0\,kg/m^2$，女性 $5.7\,kg/m^2$ である．入院高齢患者では，下腿周囲長（ふくらはぎで最も太い部分の周径）が男性 30 cm 未満，女性 29 cm 未満を筋肉量減

少のカットオフ値とする．

　施設からの誤嚥性肺炎患者では，歩行困難では身体機能低下を認めることが多い．そのため，入院時に下腿周囲長が男性 30 cm 未満，女性 29 cm 未満であれば，臨床的にサルコペニアと判断できる．実際，入院前からサルコペニアのことが多い．

　サルコペニアの原因は，加齢，活動（廃用性筋萎縮），栄養（エネルギー摂取不足・飢餓），疾患（急性炎症・侵襲，悪液質，神経筋疾患）に分類される．施設からの誤嚥性肺炎患者では，すべての原因を認めることが多い．

◆ 医原性サルコペニア

　サルコペニアの一部は，医原性である．医原性サルコペニアとは，

　① 病院での不適切な安静や禁食が原因の活動によるサルコペニア

　② 病院での不適切な栄養管理が原因の栄養によるサルコペニア

　③ 医原性疾患によるサルコペニア

である[2]．

　施設からの誤嚥性肺炎患者では，入院時に「とりあえず安静」「とりあえず禁食」「とりあえず水電解質輸液のみ」とすると，医原性サルコペニアを生じやすい．入院前からサルコペニアのことが多く，そこに医原性サルコペニアが加わると，サルコペニアの摂食嚥下障害を生じやすい．

◆ サルコペニアの摂食嚥下障害

　サルコペニアの摂食嚥下障害とは，全身および嚥下関連筋の筋肉量減少，筋力低下による摂食嚥下障害である．入院前は老嚥（presbyphagia）から軽度の摂食嚥下障害で 3 食経口摂取していた人が，入院後に重度の摂食嚥下障害となりやすい．

　サルコペニアの摂食嚥下障害診断フローチャートを図1 に示す[3]．嚥下筋群の筋力低下は，舌圧が20 mPa 以上か未満かで評価する．ただし舌圧計がない場合には，嚥下筋群の筋力低下を評価する段階まで行った時点で，サルコペニアの摂食嚥下障害の可能性ありと判断してよい．

　施設からの誤嚥性肺炎患者では，入院時にサルコペニアの摂食嚥下障害を認めることが少なくない．さらに入院後に医原性サルコペニアで悪化することが多い．脳卒中など摂食嚥下障害を認める疾患の既往のある患者が，誤嚥性肺炎の入院後に摂食嚥下障害が悪化した場合，サルコペニアの摂食嚥下障害の可能性が高い．

◆ リハビリテーション栄養

　施設からの誤嚥性肺炎患者では，入院当日にリハオーダーを行うだけでなく，リハ栄養の視点が重要である．誤嚥性肺炎の治療のみを考えていると，入院中にサルコペニアが進行して，摂食嚥下機能やBADL が悪化しやすい．その結果，元の施設に戻れなくなるおそれがある．リハ栄養とは，国際生活機能分類（ICF）による全人的評価と栄養障害・サルコペニア・栄養素摂取の過不足の有無と原因の評価，診断，ゴール設定を行ったうえで，障害者やフレイル高齢者の栄養状態・サルコペニア・栄養素摂

図1　サルコペニアの摂食嚥下障害診断フローチャート[3]

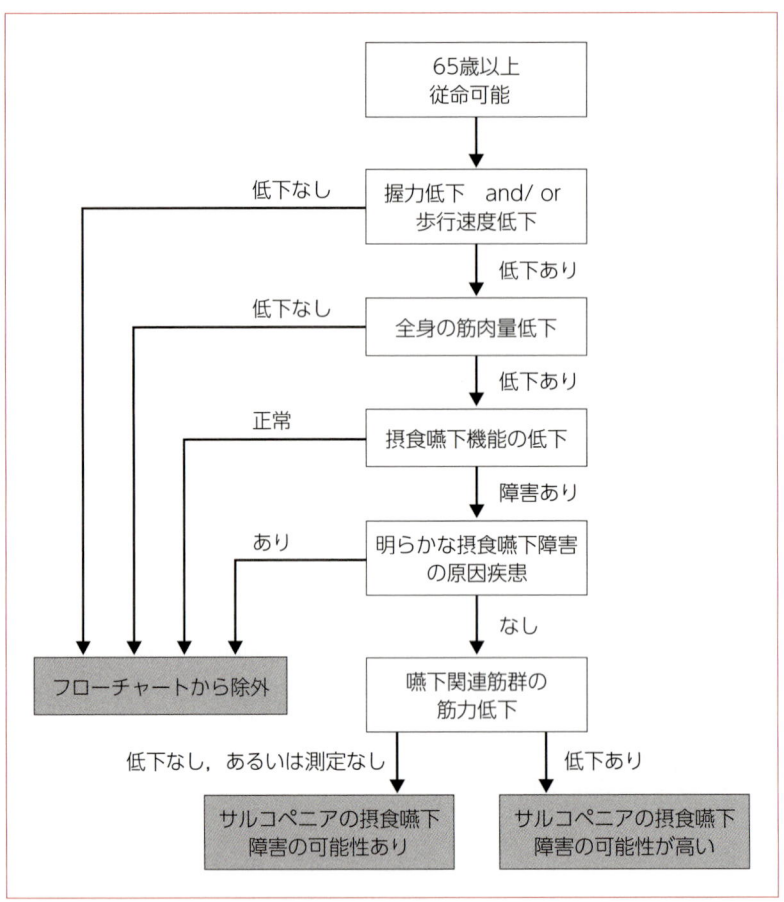

Mori T, *JCSM Clinical Reports* 2017

取・フレイルを改善し，機能・活動・参加，QOL を最大限高める「リハからみた栄養管理」や「栄養からみたリハ」である[2]．質の高いリハ栄養の実践には，リハ栄養アセスメント・診断推論，リハ栄養診断，リハ栄養ゴール設定，リハ栄養介入，リハ栄養モニタリングの5段階で構成されるリハ栄養ケアプロセスが有用である（**図2**）[2]．

　サルコペニアの予防と治療には，原因別の考え方が有用である．加齢が原因の場合，レジスタンストレーニングと分岐鎖アミノ酸を含む栄養剤摂取の併用を行う．活動が原因の場合，適切な評価を行ったうえで不要な安静臥床や禁食を避けて，早期離床と早期経口摂取を行う．誤嚥性肺炎では，重度の摂食嚥下障害の場合，禁食が必要であるが，安静臥床が必要なことは稀である．離床の開始基準と中止基準を**表1**に示す[4]．

　栄養が原因の場合，侵襲が同化期になってから，

　　1日エネルギー必要量＝1日エネルギー消費量＋エネルギー蓄積量（1日 200〜750 kcal）

とした攻めの栄養管理で体重や筋肉量を増加させることが治療である．侵襲が異化期の場合には，エネルギー蓄積量を追加しない．CRP が 5 mg/dL 以上が異化期，CRP が 3 mg/dL 以下が同化期の1つの目安である．同化期で攻めの栄養管理を実施している時には，必ずレジスタンストレーニングを併用する．

　疾患が原因の場合，原疾患の治療が最も重要である．侵襲が原因の場合，異化期では栄養状態の悪化

図2　リハ栄養ケアプロセス[2]

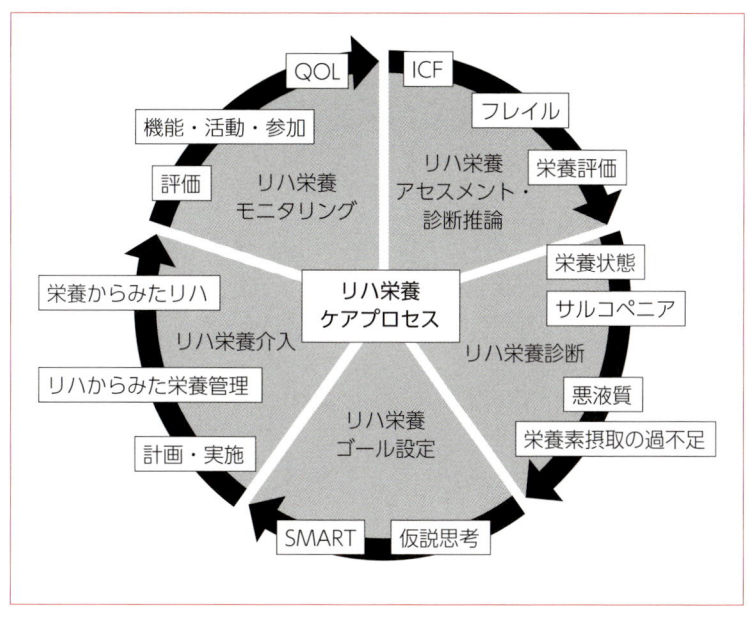

Wakabayashi H. *J Gen Fam Med* 2017

表1　離床の開始基準と中止基準[4]

開始基準	強い倦怠感を伴う38度以上の発熱
離床を行わないほうが良い場合	安静時の心拍数が50回／分以下または120回以上
	安静時の収縮期血圧が80mmHg以下（心原性ショックの状態）
	安静時の収縮期血圧が200mmHg以上または拡張期血圧120mmHg以上
	安静時より危険な不整脈が出現している（Lown分類4B以上の心室性期外収縮、ショートラン，RonTモービッツⅡ型ブロック，完全房室ブロック）
	安静期より異常呼吸が見られる（異常呼吸パターンを伴う10回／分以下の除呼吸 CO_2ナルコーシスを伴う40回／分以上の頻呼吸）
	P/F比（PaO_2/FiO_2）が200以下の重症呼吸不全
	安静時の疼痛がVAS7以上
	麻痺等神経症状の進行が見られる
	意識障害の進行が見られる
中止基準	脈拍が140回／分を超えた時（瞬間的に超えた場合を除く）
離床を中断し，再評価したほうが良い場合	収縮期血圧に30±10mmHg以上の変動が見られた時
	危険な不整脈が出現した時（Lown分類4B以上の心室性期外収縮，ショートラン，RonTモービッツⅡ型ブロック，完全房室ブロック）
	SpO_2が90%以下となった時（瞬間的に低下した場合は除く）
	息切れ・倦怠期が修正ボルグスケールで7以上になった時
	体動で疼痛がVAS7以上に増強した時

曷川　元．実践！　早期離床完全マニュアル．慧文社，2008.

図3 KT バランスチャートでの評価例[5]

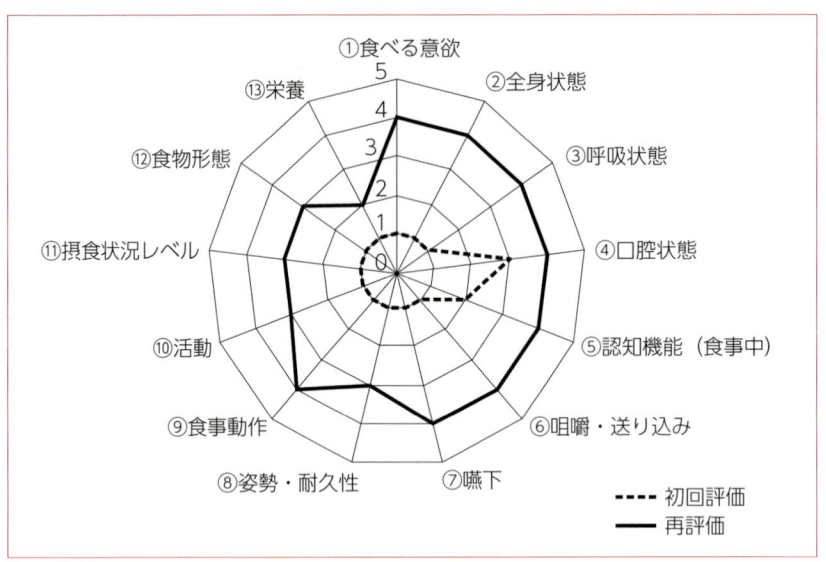

小山珠美編．口から食べる幸せをサポートする包括的スキル．医学書院；2017.

防止を目標とする．異化期の１日エネルギー投与量は，内因性エネルギーを考慮して 15〜30 kcal/kg 程度を目安とする．異化期では，廃用性筋萎縮を予防する程度（最大筋力の 20〜30％程度）の筋力トレーニングを行う．

　施設からの誤嚥性肺炎患者では，入院時は異化期のことが多い．そのため，末梢静脈栄養でアミノ酸製剤と脂肪乳剤を併用しながら，15〜30 kcal/kg/ 日で栄養管理を開始する．誤嚥性肺炎が改善傾向で同化期に移行したら，攻めのリハ栄養管理にギアチェンジする．

◆KT バランスチャート

　KT バランスチャートは，口から食べる支援において，包括的な視点で多職種による評価とアプローチをするためのアセスメントツールである[5]．「口から食べる」ための要素を 13 項目（①食べる意欲，②全身状態，③呼吸状態，④口腔状態，⑤認知機能〈食事中〉，⑥咀嚼・送り込み，⑦嚥下，⑧姿勢・耐久性，⑨食事動作，⑩活動，⑪摂食状況レベル，⑫食物形態，⑬栄養）に分類して，各項目を５段階で評価することで全体のバランスを見る（図3）．点数が低い項目はケアやリハを充実し，伸ばしたい点や強みへのアプローチとへつなげる．

　施設からの誤嚥性肺炎患者では，全身状態や呼吸状態だけでなく，様々な項目で低下していることが多い．入院時から KT バランスチャートで評価して，経時的に再評価することが，早期経口摂取獲得に有用である．

◆おわりに

　フレイル，サルコペニア，医原性サルコペニア，サルコペニアの摂食嚥下障害，リハ栄養，KT バラ

ンスチャートについて解説した．病院で医原性サルコペニアや医原性嚥下障害を作らないよう，リハ栄養の考え方と KT バランスチャートを活用してほしい．

　総合診療医がリハオーダーする機会は多いが，リハオーダーしただけで「おまかせリハ」となっていることが少なくない．そのため週に1回10〜20回分だけでも総合診療医，リハスタッフが参加する病棟カンファレンスを行うことが望ましい．病棟カンファレンスが難しい場合は，総合診療医が週1回でもよいので機能訓練室に足を運び，リハスタッフに話し掛けてほしい．

　なお，施設に戻ることを目標とした誤嚥性肺炎患者を主な内容としたが，実際には終末期の誤嚥性肺炎患者もいる．終末期の場合にも，緩和リハとして入院当日にリハオーダーをして理学療法と言語聴覚療法を開始する．ただし，機能改善が目標とはならないため，苦痛軽減，QOL 維持を重視した内容で行ってほしい．

リハビリテーションに関連するおススメの学会，勉強会など

学会　：日本リハビリテーション栄養学会（https://sites.google.com/site/jsrhnt/home）
　　　　日本リハビリテーション医学会（http://www.jarm.or.jp/）
勉強会：日本リハビリテーション栄養学会，日本リハビリテーション医学会が行う研修会
Facebook：日本リハビリテーション栄養学会に入会すればメーリングリストは全員加入，
　　　　　Facebook は希望者のみグループに登録します．

● 文献

1) Chen LK, et al. Sarcopenia in Asia：consensus report of the Asian Working Group for Sarcopenia. *J Am Med Dir Assoc*, 2014；15：95-101.
2) Wakabayashi H. Rehabilitation nutrition in general and family medicine. *J Gen Fam Med* 2017；18：153-4.
3) Mori T, et al. Development, reliability, and validity of a diagnostic algorithm for sarcopenic dysphagia. *JCSM Clinical Reports* 2017；2 e00017.
4) 葛川元．実践！　早期離床完全マニュアル，日本離床研究会，慧文社，2008.
5) 小山珠美編．口から食べる幸せをサポートする包括的スキル—KT バランスチャートの活用と支援第2版．東京：医学書院；2017.
　　KT バランスチャートと食支援のテキストで写真が多く学びやすい．

必須　難易度★★☆

③-5 横断的チーム（NST，感染ICT）を依頼されたら

鈴木　諭（利根中央病院）

病院で働く総合診療医の役割の1つに，緩和ケアチームやNST（Nutrition Support Team），ICT（Infection Control Team）といった横断的チームへのかかわりが挙げられる．そして，これらチームにおいて総合診療医はチームワークを重視しリーダーシップを発揮する機会が多い．

高齢社会，Multimorbidityの時代における入院患者の診療現場においては，医師，看護師，薬剤師，セラピストといった多職種が持つ様々な知識や技術，経験は，診療や治療を円滑に進め，安全で効果的なケアを提供するためには重要である．医師個人のパフォーマンスだけで患者対応をすることは不適切であり，各横断的チームの専門性に合わせた体制の構築と調整された活動が重要となると言えよう．このようなチームワークの効果に関してはプライマリ・ケア[1]やがん治療[2]の領域において，患者の転帰改善との関連が示されており，さらには医療上のエラーを減少させることとの関連も報告されている[3][4]．

では，私たち病院で働く総合診療医は，どのようにチームリーダーとして横断的チームを立ち上げマネジメントすべきか，各項目に沿って考えてみることとする．

◆ 横断的チームを立ち上げる

チームとは「複数の個人が共通の価値ある目標・目的・任務のために動的，相互依存的かつ適応的に相互作用する，ほかとは明確に区別できる集団であり，各メンバーに特定の役割または機能が割り当てられ，かつメンバーとしての資格に期限が設けられたもの」[5]と定義される．そして医療におけるチームの目的は，厚生労働省の報告書[6]では「専門職種の積極的活用，多職種間協働を図り，医療の質を高め効率的な医療サービスの提供をすること」とされている．チームを動かすメンバーの関係性は，最終的な成果に大きくかかわるため，チームリーダーは協力関係にある各専門職種それぞれの立場からの意見を反映しマネジメントに活かしていくことが必要である．

では横断的チームを立ち上げる際，多様性をもったメンバーが1つのチームとして活動していくうえで重要なことは，どのようなことであろうか．チームリーダーは，個々のメンバーに対し

① 目標を明確にする

② 責任者意識を強く持つ

③ 決定したことが実現するまで実践を継続する

ということを支援することが重要である．

メンバーの目標設定に際しては組織全体の目標を示したうえで，チームの目標がどうかかわっているかについて相互に理解し，それを個人の目標に落とし込む必要がある．そして目標の検討すべき要件としてはSMART criteria[7]（図1）を考慮すると良い．

SMART criteriaを用いて明確化された目標は，チーム全体の現状を把握し今後の方向性を明らかにすることにつながる．そして同時に，目標達成に必要な行動指針を記しておくことが重要である．行動指針に焦点を絞ることで，メンバー間の対話は建設的になり，リーダーは目標達成の手段をメンバーと

図1　SMART criteria[7]

```
S …Specific       具体的な表現になっているか
M…Measurable    計測可能かどうか
A …Achievable    達成可能かどうか
R …Result-based   成果に基づいているか
T …Time-phase    いつまでにやるのか
```

Doran, GT. *AMA FORUM*. 1981.

表1　ダイアローグとディスカッションの違い[8]

ダイアローグ	ディスカッション
感情を明らかにする	立場を表明する
暗黙の前提を探索する	自分の信ずることを主張する
自分の信念を保留する	他者を説得する
共通の理解基盤を形成する	対立構造を用いる

Daft,R.L. : Leadership. South-Western Cengage Learning, 2008.

一緒になって考えることができる．また，メンバーが取った行動について一緒に振り返ることができ，追加的な行動をともに考えることができるようになるのである．

　もう1つ重要になってくるのが，リーダーが考えるゴールとメンバー個々人が考えるゴールとは，完全に一致するとは限らないということである．しかしチームが効果的に活動するにはメンバー間に共通の理解基盤が存在することが必要である．そこでリーダーは，個々人のゴールの違いをすり合わせる作業を行うことが必要となるが，その際に重要なのがダイアローグ[8]（**表1**）である．ダイアローグを通じてメンバー個人の業務に対する感情や信念を共有し，互いのメンバーを肯定的な存在として捉えることができるようにチームをつくり上げることが必要である．

◆ チーム STEPPS とリーダーシップ

　立ち上がったチームのパフォーマンスを最大限に活用する1つの枠組みとして，チーム STEPPS[9]（**図2**）が挙げられる．この枠組みは多職種のメンバーで構成されるチームが，1.リーダーシップ，2.状況モニタリング，3.相互支援，4.コミュニケーションという4つの主要なスキルを習得し実践することで，チーム内で医療に関する認識や理解，知識などを共有し，よりチームとして安全で有益な成果が得られるように考えられた戦略である．

　このチーム STEPPS を意識しチームを運営していくことで，良好なチームワークを確立することができるようになり，医療全般のパフォーマンスを高めることができる．

　ここで重要となってくるのがリーダーシップである．リーダーシップとは，個人あるいはリーダーとなるチームが，リーダーとその部下が共有している目的を追求するために，集団を誘導していくプロセスである．チームには，チーム構成を定めてそれを維持し，意見の対立に対応し，メンバーの声に耳を傾け，メンバーを信頼して支援する，有効なリーダーシップが求められる．また Mickan と Roger は，

図2　チーム STEPPS の4つのコアになるコンピテンシー[9]

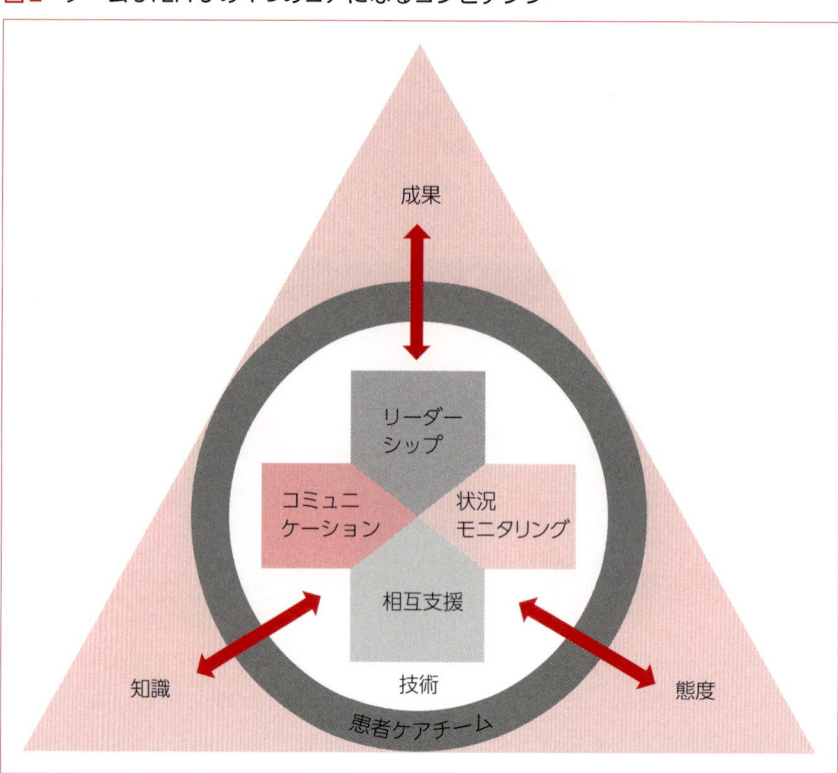

https://www.ahrq.gov/sites/default/files/wysiwyg/professionals/education/curriculum-tools/team-stepps/instructor/essentials/pocketguide.pdf

表2　効果的なチームリーダーの責務[9]

チームをしっかりまとめる
明確な目標を同定し，はっきりと伝える
業務と責任とを割り当てる
業務と計画をモニターし修正する（変更を伝える）
チームのパフォーマンスをレビューする（必要ならフィードバックする）
資源を管理し配分する
情報共有を推進する
チームメンバーが互いに支援するように奨励する
学習環境において対立の解決を促進する
効果的チームワークのモデルを示す

https://www.ahrq.gov/sites/default/files/wysiwyg/professionals/education/curriculum-tools/teamstepps/instructor/essentials/pocketguide.pdf

リーダーシップの機能に関して各メンバーが同意し，認識を共有していることの重要性についても強調している[10].

　リーダーシップには様々なスタイルがあるが，効果的なチームリーダーとは**表2**のような責務を担ったリーダーであると考える．このようなリーダーは従来のリーダーシップの考え方とは，対照的であ

りサーバント・リーダーと呼ばれる．従来のリーダーは，相手の上に立って相手を動かそうとするため，リーダーとしての地位や権力，金銭を得てから，これらの余った部分で他者に奉仕しようとする．それに対してサーバント・リーダーは，部下に対する思いやりの気持ちや権威，奉仕の行動が常に最初に来る．リーダーである人は，「まず相手に奉仕し，その後に相手を導くものである」という実践哲学[11]を，サーバント・リーダーシップと言うが，この考え方は横断的チームを効果的に運用していくためにも重要である．

● さいごに

ここでは病院で働く総合診療医がかかわることが多い横断的チームの立ち上げとその運用に関するいくつかの理論を概観した．しかし実際は，自分のリーダーシップの特性や傾向を知ったうえで，状況に応じて臨機応変に対応することも重要である．リーダーシップに関する理論は高度に一般化されており，成書も多く存在する．個別具体的な状況においては，リーダーの創意工夫によってその状況に最も適した行動を選択しなければならない．医師は，医療現場において種々のチームリーダーとなる機会が多く存在する．従って医学的な知識の習得だけに注目するのではなく，横断的チームの運営等を行う機会を見据えマネジメントスキルの習得にも関心を持つと良いだろう．そして実際に遭遇した経験を，相対的に振り返り今後に生かしていただきたい．

● 文献

1) Stevenson K et al. Features of primary health care teams associated with successful quality improvement of diabetes care : a qualitative study. *Fam Pract*, 2001, 18：21-26.
2) Junor EJ, Hole DJ, Gillis CR. Management of ovarian cancer : referral to a multidisciplinary team matters. *Br J Cancer*, 1994, 70：363-370.
3) Morey JC, Simon R, Jay GD. Error reduction and performance improvement in the emergency department through formal teamwork training : evaluation results of the MedTeams project. *Health Serv Res*, 2002, 37：1553-1581.
4) Risser DT et al. The potential for improved teamwork to reduce medical errors in the emergency department. The MedTeams Research Consortium. *Ann Emerg Med*, 1999, 34：373-383.
5) Salas E et al. Toward an understanding of team performance and training. In : Sweeney RW, Salas E, eds. Teams : their training and performance. Norwood, NJ, Ablex, 1992.
6) チーム医療の推進について（チーム医療の推進に関する検討会 報告書），平成 22 年 3 月 19 日厚生労働省
http://www.mhlw.go.jp/shingi/2010/03/dl/s0319-9a.pdf［最終アクセス 2018 年 3 月］
7) Doran, GT. There's a S.M.A.R.T. way to write management's goals and objectives. Management Review. *AMA FORUM*. 1981. 70（11）：35-36.
8) Daft,R.L.：Leadership. International Edition. 5th edition. South-Western Cengage Learning, 2008.
9) TeamSTEPPS Home
https://www.ahrq.gov/sites/default/files/wysiwyg/professionals/education/curriculum-tools/teamstepps/instructor/essentials/pocketguide.pdf［最終アクセス 2018 年 3 月］
TeamSTEPPS の概念について触れられている． おススメ！ **難易度★☆☆**
10) Mickan SM, Rodger SA. Effective health care teams : a model of six characteristics developed from shared perceptions. *J Interprof Care*, 2005, 19：358-370.
11) Greenleaf, R. K.（1970）The Servant as Leader. Robert K. Greenleaf Center in Indianapolis, Indiana, USA

③-6 臨床研究

青木拓也（京都大学）

病院総合医が臨床研究を行う意義

　臨床・教育活動で多忙な病院総合医にとって，継続的に臨床研究に取り組むことは容易なことではない．しかし臨床研究の実践には，「研究成果でより多くの患者・住民の健康に貢献できる」「新たな人的ネットワークを形成できる」等，様々なメリットがある．中でも最も重要な点は，臨床医としての力量を高めるためにも，臨床研究の経験は役立つという事実である．Evidence-Based Medicine（EBM）と臨床研究は表裏一体とされ，EBM の概念を拡張すれば，臨床研究の実践はそれに包括されると考えることもできる．

　臨床医であれば誰しも，EBM における情報収集と批判的吟味の過程で，新たな臨床研究の必要性を認識した経験を持っていると思う．実際に，臨床研究の経験は，エビデンスを批判的吟味する能力，提供する医療の質，生涯学習スキル等の向上に寄与することが知られており[1]，臨床研究は，病院総合医に求められる能力の1つと言える．

　わが国の病院総合医からは，優れた症例報告が数多く発信されている．一方，臨床研究の発信数は現状では極めて少なく，筆者らが調査した結果，プライマリ・ケア領域の主要国際学術誌における日本の論文数シェア（2011〜2016 年）は，わずか0.15 ％ だった[2]．地域包括ケアシステムの推進や新専門医制度を始め，わが国のプライマリ・ケアを取り巻く状況は変化しつつある．日本のプライマリ・ケアの学術的基盤を形成し，プライマリ・ケアの質を向上させるため，総合診療医による臨床研究の推進は，社会的要請である．

病院総合医（特に中小規模病院）の臨床研究実践に必要な方略

　基礎研究と異なり，臨床研究は高価な機材や試薬等を必要としない．さらに，以前は大学でなければ文献情報や統計ソフトの利用が困難だったが，インターネット環境の整備，論文のオープンアクセス化，フリー統計ソフトやその解説本の普及によって，現在では誰でも・どこでも臨床研究が実施可能になった．とはいうものの，臨床研究の価値を認識し，実践の意欲を持つ総合診療医にも，現実的にはいくつものハードルが立ちはだかることが多い．本項では，主なハードルを乗り越えるための方略について，市中病院のセッティングにフォーカスして概説する．

臨床研究の基礎的知識の習得

　臨床と同様，基礎的知識が不足している状態で，いきなり研究を実践することは困難であり，誤った結論を導き出してしまう可能性もある．そのため，疫学や生物統計学の基本（量的研究の場合）は，土台として身につけておく必要がある．近年，この分野には日本語の良書が増えており，独学もある程度可能だが，個人的に書籍だけでは継続性の面で限界があると考えている．幸いにも現在は，多忙な臨床医でも受講可能な臨床研究の遠隔学習プログラムが国内外に存在し，実践的なスキルの獲得に役立てることができる．

　国内では，京都大学医学部附属病院や東京慈恵会医科大学等が，e-learning 中心のプログラムを開講しており，こうしたプログラムの一部では，同僚とのグループ受講や自身の研究計画に対してフィードバックを受けることも可能である．そのほかにも週末等を利用して iHope International が主催するワークショップに参加することも研究リテラシーの向上に役立つ．

タイム・マネジメント

　一般的に，相応の時間をかけなければ，優れた臨床研究は生まれない．そのため，研究のための時間をどう捻出するかが，多忙な臨床医にとって大きな課題になる．筆者は自身の経験から，週に最低 1 日は研究に専念できる休日以外の時間（Protected time）がないと，臨床研究を継続的に実践することは難しいと考えている．ただし，現実的には研究日の確保が可能な職場は少数派である．Protected time を確保できるか否かは，施設のマンパワーは当然として，研究活動に対する病院全体の姿勢にも大きく依存する．実際に筆者の周囲でも，病院全体（特に上層部）が医療者による研究実践の意義に理解を示し，研究を業務の一環に位置付けている市中病院では，研究活動が文化として根付きやすい傾向にある．なお，こうした文化を維持するためには，医療者は病院から一方的にリソースを与えてもらうのではなく，研究成果を現場の診療に還元し実装する努力や，臨床研究の経験から得たスキルを周囲と共有する教育的努力を怠らないことが重要と考える．

　また臨床研究の完遂には構想から数年を要することが多く，長期的なタイム・マネジメント（キャリア・デザインを含め）も重要である．

データ収集

　中小規模病院の場合，単施設で必要な研究対象者を集めることが難しい場合があり，多施設共同研究から享受できるメリットは大きい．多施設共同研究の 1 つのスタイルとして，近年プライマリ・ケア領域では，Practice-Based Research Network（PBRN）が注目を集めている[3]．PBRN は，診療上の疑問に対して研究を行い，得られた知見を患者に還元することを目的とした多施設ネットワークである．

　PBRN の利点として，研究対象者のリクルートや研究の外的妥当性の向上だけでなく，臨床家の経験に基づく切実なリサーチ・クエスチョンを扱える点，臨床研究の学習・交流コミュニティとしても機能する点が挙げられる．診療所だけでなく，わが国の中小規模病院も PBRN の良い対象になると考えられるので，臨床研究に関心のある他施設の仲間と，まずは定期的な学習会から始めてみるのも一考である．

　なお，新規に患者データを収集しなくても，現存する文献をレビューすることで臨床上の課題について論じる臨床研究（システマティックレビュー）を行うこともできる．システマティックレビューの方法は標準化されていることもあり，多忙な臨床医にとって実施可能性の高い臨床研究の 1 つと言える．

メンタリング

　臨床研究には，計画から成果の公表（学会発表や論文発表）まで一連のプロセスにおいて，臨床スキルとは異なる高度な専門スキルを必要とする．そのため，こうしたスキルを持つ臨床研究の専

門家が，メンターとして病院総合医を支援する形が理想的と考える．臨床研究の経験が豊富な専門家が病院内部にいるケースは，日本では少数派だが，前述の PBRN はこうした貴重な人的資源の共有の点でも有効である．その他にも大学等研究機関との連携が選択肢として挙げられ，実際に市中病院の臨床研究を，様々な形で支援している研究室が各地に存在する．

おわりに

病院総合医が臨床研究を実践する意義は大きい．これまで述べた通り，総合診療医が臨床研究を継続的に行うためには，学習環境，Protected time の確保，外部との連携等，インフラ整備が有効であり，院内での理解も得ていく必要がある．本稿が，病院総合医による臨床研究活動，ひいては市中病院に臨床研究の文化を根付かせるうえで一助になれば幸いである．

臨床研究に関連する　おススメの学会，勉強会など

学　会：日本臨床疫学会（http://www.clinicalepi.org/）

勉強会：臨床研究デザイン塾：iHope International（http://www.i-hope.jp/）

その他：遠隔学習プログラム CLiP Extension［京都大学医学部附属病院］（http://www.clip.ac/clipex/）

● 文献
1) Alguire PC, et al. Resident research in internal medicine training programs. *Ann Intern Med* 1996；124：321-8.
2) 青木拓也ほか．プライマリ・ケア主要国際学術誌における日本の論文数シェア．日本プライマリ・ケア連合学会誌 2017；40：126-30.
3) AHRQ. Primary Care Practice based Research Networks.
http://www.ahrq.gov/sites/default/files/publications/files/pbrn.pdf.［最終アクセス 2018 年 3 月］

③-7　その後（転帰）

片岡　祐（諏訪中央病院）

　喀痰グラム染色では多菌種貪食像を認め，ベッドサイド回診で指摘された口腔内不衛生も加味し，スルバクタム／アンピシリン3g/回・1日4回の投与を開始．同時に，嚥下障害へのアプローチとして嚥下対診やリハビリ介入，NST介入を依頼し，より良い口腔ケアのため歯科の介入も依頼．

　大きな嚥下障害は認めなかったが，施設で摂られていた食形態の見直しを提案された．将来的にはサルコペニアの進行，誤嚥性肺炎の再発も考えられ，再入院が容易に予想できると判断．今後の医療への意向の確認について検討したが，急性期を脱した後も本人の意思決定能力は定かではなかった．キーパーソンの長男夫婦への意思決定支援を含めて多職種で面談したところ，「もう高齢なので自然にまかせてあげたい」という考えがうかがえた．

　口腔内ケアを含めた摂食嚥下サポート，リハビリを継続したところ，元と遜色のないADLとなり，施設へ退院．退院時にはACPを含めた情報を整理し，施設の嘱託医・職員に情報提供をした．そのなかで急変時や食事がとれない場合の現時点でのご家族の意向を記載したうえで，当院搬送が必要な時には総合診療科が窓口になることも併せて明記した．

専攻医▶ 今まで誤嚥性肺炎の方を担当したこともあったんですけれど，抗菌薬投与して改善すれば，あとは退院すればいいと思っていました．

指導医▶ そうだね，よくある疾患だけど，病院総合医の腕の見せどころと言ってもいいね．

専攻医▶ ベッドサイド回診の時，「風邪は自然に治るけど，齲歯は放っておいても治らない」と言われて，当たり前だけど認識できていないことに自分で驚きました．

指導医▶ 他人の口のなかを診る職種は少ないよね．高齢者にかかわらず，普段の受診から意識して，齲歯を治す重要性を伝えたり，齲歯がある人が「なぜ歯科受診できないか」にまで思いを巡らせられたりしたらいいよ．

専攻医▶ ベッドサイド回診ではいろいろ見えてくるので，一緒にたくさん診たいです！　下腿を触る癖も外来診療でも活かせそうです．

指導医▶ 「一緒に診ること」が大事だよね．若宮先生が指導医になったら，必ずベッドサイドまで一緒に行ってください．さて，今回もいろんなチームや職種に助けられたね．

専攻医▶ こんなに多くの職種がかかわると，安心感もあるし，何よりチームワークを感じて嬉しかったです．みんな熱心で知識も豊富ですね．

指導医▶ 今回は関係なかったけど，もし結核を疑っていたらICTもかかわっていただろうね．

「いつも心に結核を」と言われるくらいだけど，どういう時に結核を疑うか，自分で整理できているかい？

専攻医 ステロイドや免疫抑制剤だけでなく，胃切後や糖尿病，透析患者……本当に多くの診療科に関係していますね．啓発していかないと大変なことになりますね．

指導医 そう．でも，正論だけでは誰もついてこないからね．様々なチームやメディカルスタッフから学ぶことはとても多いよ．みんなで学会に行くのも面白いし．チームのなかで医師はリーダー的役割を求められることが多いし，いつかは若宮先生も何かしらのリーダーになる．その心の準備はできている？

専攻医 マネジメントのことも意識しないといけないんですね．勉強することばかりです．

指導医 まずはリーダーやサブリーダーがどういう働きをしているか，意識して観察してみるといいかも．

専攻医 わかりました！　まずは呑み会に潜入してきます．

指導医 えっ！　どこのチームに誘われたの!?　NST ではないよね．私誘われてないし．

専攻医 ふふふ，内緒です．

コラム　院内勉強会の工夫

大矢　亮（耳原総合病院）

　耳原総合病院は大阪府堺市にある 386 床の病院である．救急総合診療科は 1998 年に設立した総合病棟とＥＲ型救急を中心に診療と研修医教育に取り組んできた．これまで研修医教育のために試行錯誤を重ねながら，様々な学習会や外部講師の招聘を行ってきたので，ここではこれまでの経験を踏まえ学習会や外部講師の招聘を企画するうえでのポイントをまとめてみたい．

■ 勉強会の企画・運営は総合診療医活躍のチャンス

　おそらく総合診療医は，どの病院でも教育を担うことを期待されており，勉強会での講師役を頼まれたり企画・運営を任されることも多いと思われる．講師を頼まれても企画・運営に回ってももちろん大変だが，総合診療医の強みを活かして活躍するためにも，教育やマネジメントの経験を積み力量を上げるためにも，そして言うまでもなくリクルートのためにも，勉強会は非常に大切なチャンスである．最初にこれまで多くの勉強会に参加したり企画・運営にかかわるなかで，総合診療医ならではの強みがあると感じている点を以下に列挙する．

- プライマリ・ケア連合学会など関連する学会や研究会などで質の高い教育を体感できる機会が多く，質の高い教育を行う基盤を持ちやすい．
- 総合診療医のモデルとして多くの優れた教育者が全国に存在し，実績のある Faculty development program を持つプログラムもいくつもあるため，身近な存在として相談相手，頼れる相手が必ず見つかる．
- 専門科医師がいない，もしくは少ないような分野の患者さんや，複雑な問題を抱えた患者さんの診療を担うことが多いため，その病院の診療や教育で足りないものに気づきやすい．
- 他分野や異なる職種と連携する機会も多いため，勉強会を企画・運営するうえで幅広くアイデアを出したり協力を依頼できる．
- 総合診療医は様々な場面でマネジメントの役割を求められることも多く，企画・運営に長けていたり経験豊富な人が多い．

　自分たちでは当たり前と思っていることが，他の分野の企画に参加するとそうではないと感じることは，皆さんもあることと思う．その強みを活かして，全国の病院で総合診療医が教育の担い手としての存在感を高めていくことが，総合診療医を志す若手医師を増やす大きな武器になるはずである．

■ 常に目的を意識する

　せっかくの勉強会も目的がぼやけてしまったり，当初の目的が失われてしまうと，効果が激減してしまう．勉強会を企画・運営する際には常に企画の目的を意識することが大切である．

■ 過ぎたるは猶及ばざるが如し

- 当院でも勉強会が多くなり過ぎると研修医が疲れてしまったり，企画者の負担が大きくなり，充分な準備ができないようなことになる．「過ぎたるは猶及ばざるが如し」とならないように，企画・運営することも力の見せどころである．
- 特定の人ががんばりすぎて，その人が疲れたら消滅してしまうということはよくあるパターンだと思う．企画者が抱え込まずにうまく周囲を頼ることが続けていくうえで大切だが，頼ることが苦手な人も多いため，特定の人の努力だけでなく運営できる方法にしておくことが大切である．

■ 当院で行ってきた勉強会の例

外部講師の招聘

- 当院で医師体制が少ない分野について，近隣の病院から院外講師として招聘して顔の見える関係づくりを行ってきた．その甲斐あって概ねどの分野も転院をお願いできる距離に，頼れるコンサルテーション先を確保することができるようになった．
- 外部講師を招聘する際は医師会などを通じ広報を行うことで，地域連携を深める場にもなっている．

臨床倫理4分割法，M＆Mカンファレンス，SEA（Significant event analysis）

　臨床現場ではもやもやするような経験や糸口が見つからない問題がたくさんある．そういう経験を皆で共有してよりよい解決策を考える手段として，当院では臨床倫理4分割カンファレンス（p.200 参照）を行っている．また，つらい経験を次に活かす方法として，M＆Mカンファレンスや SEA（Significant event analysis）を状況に応じて使い分けて実施している．それぞれの方法論は参考文献を参照していただきたい．この3つのカンファレンスが使い分けられるようになると，扱える問題と教育の幅が大きく広がると実感している．

地域の中での勉強会

　当院には年間 6,000 台あまりの救急搬送があり，年に数回救急隊との振り返りを行っている．振り返りを通じてそれぞれの立場を共有することで，これまで以上にお互いの立場がわかるようになりスムーズな受け入れにつながっている．2017 年度からは研修医と ER 看護師の救急車同乗実習を行い，さらに双方向の交流を深めている．

学生さん向け企画

　院内勉強会ではないが，当院では 2009 年から「臨床セミナー」として高学年の学生さん向けの企画を行っている．2014 年には研修医の先生たちが「絶対に断ってはいけない当直 24 時」と銘打って内容を一新し，さらに多くの学生さんが参加してくれる企画となった．マッチングに向けて学生さんに当院を知ってもらうことが大きな目的だが，いつもは学習者の立場である研修医の先生たちが企画・運営を担い学生さんたちを教えることで，その楽しさや大変さを実感できることの大切さを感じている．

■ 勉強会チェックリスト

　最後に勉強会を企画・運営するうえでのチェックリストを以下に記すので，参考にしていただきたい．

企画編

☐　企画は参加者のニーズに合致しているか？

☐　ニーズと，目的や内容がずれていないか？

☐　内容に見合う準備期間があるか？

☐　参加してほしい人が参加できる日時になっているか？

準備編

☐　必要な広報は実施しているか？

☐　参加してほしい人にアナウンスが届いているか？

☐　内容にふさわしい会場の設定や準備ができているか？

☐　内容の確認や打ち合わせは必要ないか？

本番編

☐　必要物品や PC などの動作を確認しているか？

☐　開始と終了の時間は守られているか？

☐　また参加したくなる楽しさがあるか？

事後編

☐　振り返りを行い次回に活かすことができているか？

● 文献

1)　川口篤也. モヤモヤよさらば. 臨床倫理 4 分割カンファレンス　週刊医学界新聞　第 3059 号 − 第 3103 号
　　難易度★☆☆
2)　長谷川耕平, 岩田充永. 内科救急 見逃し症例カンファレンス M&M でエラーを防ぐ. 東京：医学書院；2012
　　難易度★★☆
3)　大西弘高. Significant event analysis：医師のプロフェッショナリズム教育の一手法. 家庭医療 14 巻 1 号；2008, 4-13
　　難易度★★★

新患外来：リウマチ性多発筋痛症（PMR）→巨細胞性動脈炎（GCA）

和田幹生（市立福知山市民病院 大江分院）

専攻医 橋本先生，そろそろ正式に新患外来も担当し始めるのでしょうか？

指導医 そうだね．新患外来は救急を経験しただけではダメだし，病棟診療を経験しただけでもダメ．新患外来特有のコミュニケーション技法というものがあるし，病棟業務の対応をしながらとなると，時間のマネジメントができる環境や能力がないと円滑にもできないから，すぐにはお願いできなかったんだけど．そろそろ大丈夫かな？

専攻医 病院総合医は，なかなか入院診療に特化するというわけにはいかないんですね．

指導医 病院規模やその立地によって求められるものは違うから，いろいろだけどね．紹介状が持参されて既に疾患が絞られているような環境もあるけれど，ゼロからのスタートだったり，後医として期待されている時もあるからね．幅広い症候学を知識として持っておくことはもちろん，その人の背景や医療への期待を理解することも必要になってくるところもあるから，新患外来はたくさんの情報を集めて整理して診断と治療方針を決めることになるよ．

専攻医 外来の時点から背景を含めて意識することが大事なんですね．

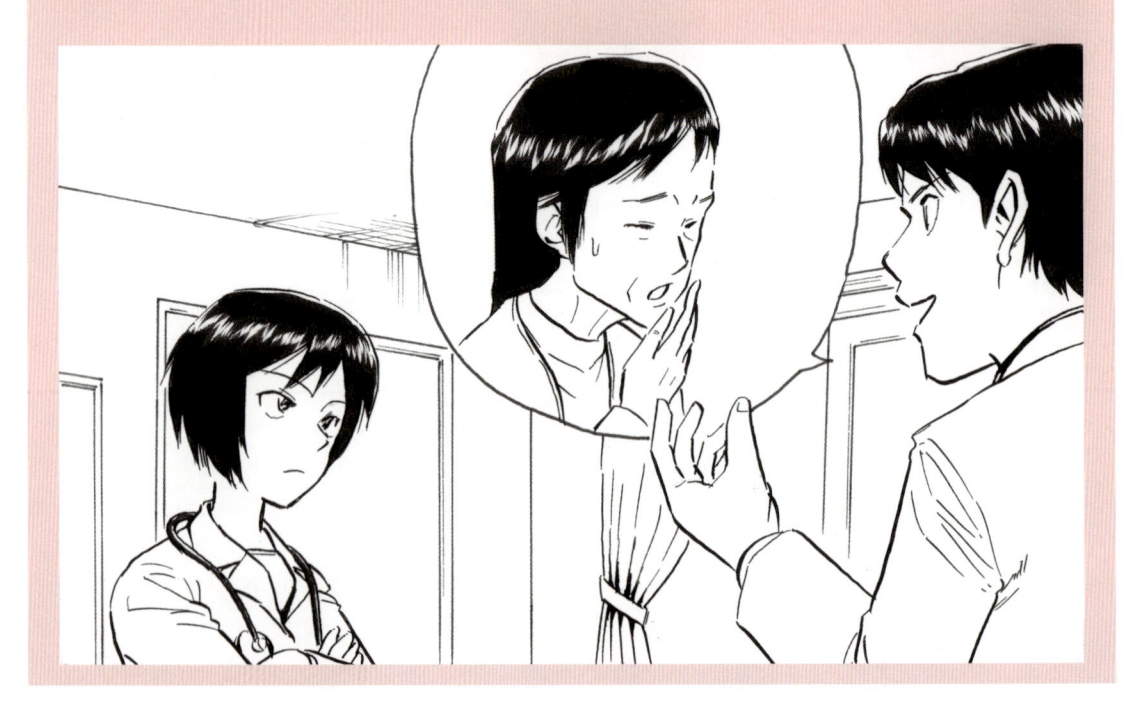

指導医 そう．ところで，咳嗽を主訴にして来院したこんな症例があったんだ．どう思う？

症 例

特に既往のない58歳女性．主訴は長く続く咳嗽．ただ，病歴を聴取していると近位筋優位の違和感があり炎症反応が高値．咳嗽に関する一般的な問診で引っかかるものがなく，経過を診ているなかでリウマチ性多発筋痛症様の病態が明らかになってきた．側頭動脈の炎症はなく，違和感がありながらもステロイド少量投与で劇的に改善．1年以上かけて漸減し，ステロイド投与を中止したところ再度咳嗽が出現．再燃時は体重減少も伴っていた．造影 CT を施行したところ大動脈の肥厚があり，PET-CT でも同様の所見があったため，側頭動脈炎を含まない大動脈炎（巨細胞性動脈炎）と診断．本人とご家族の希望があり，一度，遠方の大学病院に相談に行ったところ同じ診断が下され，しばらくは大学病院での Follow となった．

専攻医 興味深いですね．この症例は学会発表できないんですか？

指導医 興味深い症例に当たったときに発表しよう！というのはとてもいいことだけれど，この一例だけでは少しインパクトが低いと思うんだ．研究会や勉強会ではいいけれどね．でも，リウマチ性多発筋痛症と思っていたら違っていた，いわゆる PMR Mimicker についてまとめたりすると，それは重要なことかもしれないよね．最近は安易な診断による誤診例も増えてきているしね．

専攻医 この患者さんは今はどうされているんですか？

指導医 基本的には大学病院で診てもらっているけれど，うちともちゃんと情報共有はしていて，患者さんも安心してくれているみたいだよ．今後，救急診療や予定外の入院診療があるかもしれないから，うちにはかかりつけ医としての役割が期待されているんじゃないかな．特にこの病院には膠原病を専門で診る先生がいないでしょう？　近隣の医療機関にも常勤の先生はいない．だからといって，この地域に膠原病の患者さんがいないというわけではないし，膠原病の患者さんを断るというわけにはいかないよね．

専攻医 「うち（当該科）ではありません」と言うのではなく，コーディネートするんですね．

指導医 そう．そのためには色んな勉強会やメーリングリストなどに参加しておくのもいいし，そういったつながりを通じて，困った時には相談できる窓口を多く持っておくことも，医療資源が少ないところで医療を行う際の工夫だと思うんだ．「浅く広く」ではなく，「広い守備範囲で，担当した時には深く診る」準備を整えておく姿勢が必要で，こういったことも病院総合医の仕事のひとつだと思うようにしているといいんじゃないかな．

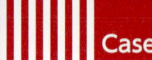

④ -1a　初診外来の基本

金城紀与史（沖縄県立中部病院）

　冒頭で紹介された専攻医は主に病院総合医として研修しているようだ．初期研修は病棟や救急での研修が中心となっている場合が多いと思われる．最近は学生が診療所で実習するケースも増えているようだが，まだ病棟や救急のように「外来診療の基本」をしっかりと身につける機会は多くない．

◆ 新患外来の特徴

　救急や病棟の経験だけで外来ができない理由とはなんだろうか．外来の特徴（診療の場による違い）をまとめた（**表1，表2**）．

疾患群の違い

　病棟に入院している患者は，すでに外来や救急で診断がついて入院加療が必要とされた場合や，診断がついていないが重症であるとか，入院でしか行えない検査が必要であるため入院している場合が多いだろう．必然的に重症度が高い．例えば肺炎の患者を病棟で診ているとしよう．入院が必要になったのは呼吸状態が悪いなど市中肺炎でも重症な場合が多い．その患者に糖尿病が合併していたとしても，感染症コントロールという短期的目標のために血糖コントロールをするであろう．長期的な視点で微小血管・大血管合併症のスクリーニングや生活習慣指導など患者教育，薬剤調整は，急性期の医療としては優先順位が低い．パーキンソン病を背景とした肺炎の患者であれば，入院中に嚥下の評価を行うことはあるかもしれない．しかし肺炎を起こすようなパーキンソン病は病期としては比較的晩期である．

　外来では糖尿病やパーキンソン病は様々な病期で初診外来を訪れる．パーキンソン病は手の振戦を主訴にするかもしれないし，歩行障害で来るかもしれない．もしくは検診異常のような別の理由で受診した際に，顔貌が仮面様で片手がふるえているというような身体所見から見つかるかもしれない．

　救急外来は（一次・二次救急なのか，三次救急なのかにもよるが）重症度は様々であっても重要な任務は「重大疾患を見逃さないようにする」ことである．頭痛患者が受診したとしよう．脳出血，髄膜炎など重大な疾患を見逃さないようにすれば，救急外来の使命は概ね果たしたことになる．救急外来では

表1　診療の場による違い

	外来	救急	病棟
疾患群	頻度の高い疾患 重症度が低い 無症状（検診異常），亜急性〜慢性の経過	頻度の高い疾患を考えながら重症度の高い疾患を除外 急性の経過	疾患頻度は様々 重症度高い
診断で求められること	確定診断	緊急疾患除外	入院の契機となった問題を解決
配慮すること	受療動機	緊急疾患除外	医原性疾患を考慮
ペース	急ぎ〜ゆっくり	急ぎの疾患を除外，あとは後日外来で	ある程度急ぎ

表2　診療の場による疾患層の違い（糖尿病，頭痛，関節炎を例にとる）

	外来	救急	病棟
糖尿病	しばしば無症状 合併症評価 生活指導 薬物治療開始考慮	高血糖緊急症・低血糖除外 感染症，心筋梗塞，脳梗塞除外	急性期疾患治療に伴う血糖コントロール
頭痛	片頭痛など一次性頭痛がメイン 生活指導，発作治療・予防治療	脳出血や髄膜炎除外	医原性頭痛の除外（抗凝固療法に伴う脳出血やニトログリセリンによる頭痛）
関節炎	関節リウマチのような亜急性・多関節炎	痛風・偽痛風・外傷に伴う関節痛	利尿薬使用中の痛風・偽痛風発作

　非重症疾患を確定診断までつけようと頑張ると，時間的・人的資源が限られた救急という場にはそぐわず，非効率的である．対照的に外来では脳出血などは頻度が少なく，片頭痛・緊張性頭痛といった「死なない」頭痛が多くなる．一次性頭痛をきちんと診断し，適切な治療（生活指導や頭痛発作治療，予防治療）に結びつけることが求められる．

　もう1つ例として関節炎の患者を取り上げよう．救急外来に受診する関節炎患者は，多くが痛風や偽痛風，外傷後の骨折や靱帯損傷である．いずれも急性発症で痛みも激しい．救急医の役割は骨折を見逃さないこと，化膿性関節炎を除外することである．対照的に外来にはこうした激痛の関節炎というよりは，亜急性〜慢性の多発関節炎の患者が増える．激痛ではないのですぐには受診しないが，しばらく経過しても改善がないので受診したというパターンが多い．関節リウマチは疾患頻度が高いが，初診で救急には来ないし入院する必要もない．入院中の患者で関節炎を発症するのは痛風・偽痛風が多い．

疾患頻度・重症度・医療へのアクセス

　このように救急外来や病棟と疾患頻度が異なる疾患，異なるプレゼンテーションに対応しなければならない外来には，疾患頻度に基づいて「よくある疾患」から診断していくことが必要である．もちろん「歩いてくるクモ膜下出血」患者もいるので，見逃してはいけない疾患も念頭には置くが，血液培養を何セットも急いで採取したり頭部CTや腰椎穿刺を緊急で行う状況はそれほど頻繁ではない．

　もちろん，自分が外来を行っている診療の場によって重症度や疾患頻度が変化する．都会なのか，地方都市なのか，へき地離島なのか．外国人や旅行者のような土地の疾患構造と異なる背景の患者が来るのか．また周辺住民の社会経済状況を含む生活状態や年齢層，周りに医療機関が林立しているのか，それとも地域に一軒しかない診療所や中小病院なのか．初診といっても，飛び込みで受診するのか，紹介患者が多いのか．これらの因子により受診患者のアクセスが変化し，外来で診る疾患構造に影響する．周りに医療機関が少ないほど疾患のバラエティは広がるであろうし，紹介患者は難易度が高まるであろう．

受療動機と求められること

　重症度は病棟や救急に比べて低いかもしれないが，外来ならではの受療動機に配慮する必要がある．3カ月前の紹介状を持参して受診する患者は，忙しくて3カ月経過してしまったかもしれないし，紹介状とは関連のない症状が急に出てきて心配になって受診しているかもしれない．患者自身は気が乗らないが，家族や職場から言われて渋々受診しているかもしれない．受療するタイミングも様々で，症状が

表3　急性の咳を主訴に受療した患者の受療動機と対応例

受療動機	医療者に求めること	対応例
肺がんが心配	肺がんの除外	肺がん除外のための病歴，診察，検査
明日大切な会議でスピーチする	症状緩和	細菌感染症の除外，鎮咳薬

出てからずっと我慢に我慢を重ねて，相当進行・重篤になってようやく受診する場合もあるだろう．ヘルスリテラシーの問題かもしれないが，家族の介護に忙しくて受診する暇がないとか，経済的に苦しくて受診できない，など背景も様々である．対照的に咽頭痛が出た当日に「風邪をこじらすといけないと思って抗菌薬を出してもらおうと」受診する場合や，家族の見舞いのついでに寄ってみたなど受診の閾値が低い患者もいる．テレビ番組である疾患が取り上げられた時や，病気で倒れた親族や友人が出ると健康不安になって受診するパターンも少なくない．

　こうした様々な受療動機・受診タイミングが入り乱れる外来では，「何が心配で受診したのか」を直接聞いてみるのが重要である．救急でもこの問いは重要であるが，受療動機を深く聞き出す時間的猶予がない場合には，どうしても「見逃してはいけない疾患の除外」を重点的に行うことになる．病棟ではそもそも入院の理由がしっかりしている．外来では受療動機を確認して，「ある病気ではないか心配」なので医療者側としてはその疾患ではないことを確かめるよう診療するのか，「ある症状があって辛い・困っていて」診断はともかく症状緩和をメインに診療するのか求められる対応が異なる．例えば急性の咳で受診した患者を例にとると**表3**のようになる．

　咳を主訴とする患者では，医学的に咳の原因を解明し，見逃したくない疾患（肺炎，肺がん，結核など）を除外し，治療するという医者の論理と，上記の患者の求めることへのすり合わせ，ネゴシエーションが必要である．病棟でも，どこまで病名を知りたいか，意思決定をどこまで患者側が主導権をとって下すかなどの場面はあるが，個々の検査や治療方針はルーチン，「型」があって患者の意向を1つひとつ聞いて決めることは少ない．肺炎で入院している場合には抗菌薬を投与するかどうか，何を選択するか，あまり患者と交渉しないことも多いのではないか．出される食事，面会時間，入浴の決まりなども病院ルールに従ってもらわないといけない場合が多い．つまり患者の裁量は外来に比較して小さくなっている．外来では患者に裁量が大きく，これに配慮しないとうまくいかない．見定めるのは結構難しく直接聞くのが重要だが，患者は遠慮して外来終了間際に言うこともあるし，結局言ってくれず他院に行ってしまうこともある．

　紹介患者の場合には，患者の求めることに加えて紹介元の意向を推し量ることも重要である．症状などの評価をしてほしいのか，検査をしてほしいのか，それとも継続的に引き継いでほしいということなのか，などである．

問題解決へのスピード

　「歩いて外来受診する心筋梗塞」もないわけではないが，超緊急の対応を迫られる状況は多くない．むしろ急ぎでない場合が多く，何回かの外来に分けてやったほうがいいことも多い．糖尿病の初診患者の例をとろう（高血糖緊急症や，1カ月以内の手術までに血糖コントロールしなければならない場合を除く）．病型分類（Ⅰ型，Ⅱ型，膵性），微小血管・大血管合併症のスクリーニング，生活指導（栄養や運動），血糖降下治療の選択，血圧やコレステロールなど他の血管リスク評価と治療，と医学的な部分だけでも膨大である．加えて患者教育，社会心理的サポート，動機づけをしながらアドヒアランスをよ

くすることも重要である．これを一度にやろうとしても多くの場合患者は圧倒されてしまう．すぐに検査や処方を連発すると，「自分はそんなに重症なのか」「お金がかかる」「こんなに薬を飲んだら却って病人になってしまう」など様々な反応がある．1回の外来では全体像を示して，次回以降で患者がどの程度「こちらに付いてきてくれそうか」探りながら，徐々に医学的な事項を進めていっても遅くない．

もちろん全身状態が急速に悪化する疾患もあり急ピッチで診断治療を進める場合もあるし，性病で受診した際には再来の確率は決して高くないので HIV スクリーニングや診断が不確かでも治療を当日に行うなど，ペース配分を考える必要がある．いつ再診予約をとるか，翌日～1週間以内なのか，1カ月～半年後～1年後なのか，何かあれば再受診といって一旦終了にするのか．検査するのか否か，精査するなら検査をいつするのか．救急に送る・入院にするか，などペースのとり方のバリエーションは多い．

診療のスピードもバリエーションが多い．「3分診療」などと揶揄されることもあるが，何分が適切かという明確な基準があるわけではないだろう．安定している継続外来患者で，何も変化がなければ3分で充分に外来を終わらせることも可能であろう．新患は情報収集の量が多くなるため短時間に終わらせることが難しい．難易度も様々で，患者が病歴をうまく言えるかどうか，医療者がうまく病歴を聴取できるかどうかによって時間が大幅に掛かることもある．また，家族や前医，ケアマネージャーなど患者本人以外から情報収集する必要がある場合もある．

ていねいに診察することは重要であるが，一方で外来は患者の待ち時間や予約どおりに診療できるかというサービス面も無視できない．また，診察室内で患者は「自分の話をよく聞いてもらった」とか「聴診してもらった」などていねいな対応をしてもらったかどうかで満足度が左右される．

したがって受診患者数に応じて診療スピードを調整する必要がある．急ぎでない問題については次回以降の外来にまわすとか，ひとまずの病歴や診察を行ったら「もっともらしい診断」に沿って検査に行ってもらい，その間に次の患者を診察する．予約患者の合間で予約外や新患を診るなど，臨機応変な対応が必要だ．

診察室に入る前に予診票や看護師で予診を行うことで，既往歴や薬歴，アレルギー歴，社会歴を事前に聴取することが可能である．今後は IT を使って予診をより効率的に行うことができるかもしれない．

総合診療科としての専門にどこまで踏み込むか

総合診療科だからどこまで診ても良い／診てはいけない，などという議論はあまり意味がないものと筆者個人は考えている．ただし，大病院では業務の分担が比較的明確にあるところもあろう．大切なことは患者のアウトカムがよくなることである．専門性を理由に「これはうちの科ではない」と診療を忌避することは，総合診療科とはそぐわないだろう．とは言え，総合診療科だけで診断治療が完結できるわけではない．臓器別専門医と連携が必要であり，お互いにリスペクトを持って患者のアウトカムを良くするために協同していく必要がある．そのためには総合診療科と臓器別専門診療科との間で，常に症例のフィードバックができる関係性があることが望ましい．めまいと労作性呼吸困難の例を取り上げてみる（**表4，表5**）．

表4 耳鼻科での「めまい」への対応例

| 例1 | 病歴，診察，聴力検査などから「耳鼻科のめまいではない」と伝えてめまい薬を処方する |
| 例2 | 病歴から「前失神」と考え，心電図をとりながら内科へ急ぎ紹介する |

表5　呼吸器内科での「労作性呼吸困難」への対応例

例1	病歴，診察，レントゲン，CT，呼吸機能検査から「呼吸器疾患ではない」と診断する
例2	病歴・身体所見から心血管リスクの高い患者であり，狭心症の症状としての労作性呼吸困難と判断し，循環器内科へ紹介する

　患者は必ずしも正しい診療科を最初から受診するわけではない．何科に行っても，ある程度境界領域については診断できてもよいだろう．例2のような対応が取れれば理想的である．耳鼻科・呼吸器内科医師にホルター心電図の解釈やペースメーカー挿入，心臓カテーテル治療の技量を要求しているわけではない．初期診断・対応能力を総合的に持っておくことは総合診療科医はもちろんであるが，どの科の医師でもあってよいと筆者は考えている．これまでは外来診療の教育・研修をきちんと受ける機会が多くはなかった．初期研修中に外来が研修必須項目になる予定であり，今後は初診外来のスキルが全診療科で向上することが期待される．

　もちろん，患者によっては専科意識が高いこともあろう．自分では対応できないと判断すれば他医・他科・他施設の助けを求めて良いし，患者の意向を尊重したい．最終的に重要なことは患者のアウトカムであり，自分の力量を誇示することではない．ただし，専門の領域を制限して「ここだけ診る」医師の汎用性は低くなってしまう．常に自分の「楽な診療ゾーン」から一歩二歩外側へ広げてストライクゾーンを広くとることで，ホームランは少なくても三振の少ないバッターになるのが良いだろう．

● **文献**
1）金城光代，金城紀与史，岸田直樹編集．ジェネラリストのための内科外来マニュアル改訂第2版．東京：医学書院；2017
　　総合診療科でよく遭遇する主訴や問題への対応方法を網羅している
　　おススメ！　難易度★☆☆
2）松村真司，矢吹拓編集．外来診療ドリル　診断＆マネジメント力を鍛える200問．東京：医学書院 2016
　　症例200例をクイズ形式で考えながら，外来のスキルアップにつながる
　　おススメ！　難易度★★☆

④ -1b　大病院での初診外来

鋪野 紀好（千葉大学医学部附属病院）
生坂 政臣（千葉大学医学部附属病院）

◆ 大病院・大学病院での初診外来のあり方

　一口に初診外来といっても，診療所・中小病院・大病院のように診療のセッティングが異なれば，その果たすべき役割も異なる．有効な診療を行うにはその診療セッティングの特徴を把握することが重要である．

　大病院・大学病院総合診療科における初診外来の診療ニーズは「患者の診断」が大半を占め，診療所や中小病院などで診断がつかず紹介されるケースが集積する．遠方からの紹介患者も多く，時間を掛けても初診時に診療ニーズを満たす努力が必要となる．また，他科臓器専門医から診断困難症例のコンサルトも多く，原因臓器に限定されない包括的な切り口を実践できる診療スキルが求められる．さらに，包括医療費支払い制度（DPC）が導入され，原因精査は可能な限り外来で行う時代へとシフトしつつあり，診断の見当がつくまでは外来でのワークアップが期待される．そのような背景から，大病院・大学病院における総合診療は病棟から外来重視へと変化しつつある．大病院・大学病院初診外来における特徴について述べる．

診断のバリエーション

　紹介患者が中心となる大病院・大学病院総合診療外来は，診断のバリエーションに富んでいる．値が低いほど診断のバリエーションが大きくなる Herfindahl Index は [1]，米国循環器内科医 0.53，米国家庭医 0.15，当科総合診療科外来で 0.024 であり，100 人の患者でみた場合，循環器内科医は 2 種類，家庭医は 10 種類，当科は 100 種類の診断を付けていることになる．総合診療医に求められる診断の守備範囲は，生物学的な問題だけでなく，心理的・社会的など様々な問題を抱えた患者を含め，高頻度疾患をもれなくカバーする必要がある．

事前確率への留意

　当然，高頻度疾患から検討すべきであるが，紹介患者が中心となる外来では頻度の情報が歪められてしまうため，事前確率の見積に注意する必要がある．すなわち，コモンディジーズの稀なプレゼンテーションだけでなく，稀な疾患まで常に鑑別を含めなければならない．

心理・社会問題への精通

　当科外来に紹介された患者の調査では，心理・社会問題による患者が 24.5 % を占める結果であり，総合診療医は心理・社会問題に対しても精通することが求められる．また，多愁訴や医学的に説明できない症状の患者に対して，「器質的疾患に合致しないから心因性疾患だろう」という思考プロセスは非常に危険である．内分泌・代謝疾患（甲状腺ホルモン，副腎皮質・髄質ホルモンや血清カルシウム等の

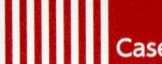

異常）や変性疾患（パーキンソン病や多系統萎縮症など）は多愁訴となることがしばしばある．何よりも実在するすべての器質的疾患を除外することは極めて不可能に近い．従って，典型例であれば積極的に精神疾患を診断し，高頻度な器質的疾患にも精神疾患にも合致しない時に稀な疾患まで鑑別を広げるという診断プロセスが望ましく，心理・社会問題に対しても充分なトレーニングを行う必要がある．

引き算診断の活用

引き算診断とは，稀な疾患の診断に必要なのはパターン認識で稀な疾患と診断することではなく，コモンディジーズでは矛盾する情報に着目することによって，稀な疾患をあぶり出す診断推論の方略である．言い換えると，

[疾患全体] − [コモンディジーズ] ＝ [稀な疾患]

という考え方である．引き算診断の利点は，自分が経験したことのない疾患に対しても，診断に迫ることができることにある．そのスキル獲得には，コモンディジーズごとに感度の高い症候を把握し，その症候がないことでコモンディジーズを除外する推論力が求められる．それゆえに，様々な疾患に精通している総合診療医だからこそできるアプローチともいえるだろう．

病歴診断の重要性

外来症例の診断に対する貢献度は，病歴が76％，身体診察が12％，検査が11％とされており[2]，病歴の段階で有力な疾患仮説を立てられない場合，身体診察や検査に診断の手掛かりを見出すことは難しい．これは外来診療の特性として，早期軽症例で異常所見を呈さない患者や，身体診察や一般検査で異常を示さない機能性疾患が多いことも関与していると考えられる．病歴から適切な疾患が想起されないと身体所見の評価精度が低下し，検査の異常所見を見逃しやすくなることも知られている．以上より，病歴聴取が適切な身体診察と検査の選択および評価の基盤となることは明らかであり，正確な診断には病歴聴取のスキル向上が不可欠である．

逆転移の理由を考察する

患者に対して意図せず沸き起こる医師の感情を逆転移という．逆転移には陰性感情（患者に対する怒り，反感）と陽性感情（患者に対する好意）があり，このような感情は適切な臨床判断を妨げ，診断エラーの原因となる．過度な陽性感情を抱いた場合，性交歴の聴取や直腸診などプライバシーにかかわる問診・診察を省略する，悪性疾患などの望まない疾患の存在確率を過小評価する，悪い結果を楽観的に説明してしまうなど，正確な臨床判断を鈍らせる危険をはらむ．逆転移は誰にでも沸き起こる感情であるが，自己の感情に注意を払い，「なぜそう感じたのか」を冷静に分析し，逆転移をコントロールするよう意識すべきである．

◆ 学生・研修医への教育方法

病棟症例は，疑診を含め入院時に診断の見当がついている患者が大半を占める．このため病歴聴取の段階からバイアスが加わりやすく，ゼロからの診断プロセスの学習には不向きである．一方，外来症例は診断不明患者が中心であるため，診断プロセスを学習するには絶好の機会となる．ここでは，学生・研修医に効果的に診断プロセスを教育するための方法について述べる．

▶疾患仮説想起のための方略

診断推論における疾患仮説想起には，

① 確信のある疾患を即座に思いつく

② 自信はないが疾患名を想起できる

③ 何も疾患も思いつかない

の3つのパターンがある．①のいわゆる snap diagnosis は，認知心理学で System 1（Intuitive process）と呼ばれている．②は仮説演繹法，③は VINDICATE+P（図1）を利用した疾患想起が必要となり，これらのプロセスは System 2（Analytical process）と呼ばれる．System 1 の発動には豊富な経験が必要であり，初学者の主たる推論プロセスは System 2 が中心となる．一方，System 2 の発動には「鍵となる情報が5つ以下」や，「熟考の時間」などが前提となっており[3]，情報量が多い症例や多忙な現場での推論は経験則に委ねられる．従って初学者の臨床推論能力を高める研修では，考える時間を与え，かつ情報過多を避けなければならず，この方略として比較的単純な症例を担当させる，限られた病歴情報や身体診察から推論させる，などの工夫が必要である．

図1　VINDICATE+P

```
Vascular （血管性）
Infection （感染）
Neoplasm （新生物）
Degenerative （変性）
Intoxication （中毒）
Congenital （先天性）
Allergy/Autoimmune （アレルギー，自己免疫）
Trauma （外傷）
Endocrine （代謝，内分泌）
Psychiatric （精神，心因性）
```

A．キーワードの抽出

③の何も疾患も思いつかないケースでは，情報過多になっていることが多いため，まず推論の起点をつくるためのキーワードを選び直して再考させる．全体像を俯瞰する能力が求められるため，診断推論の中で最も難しいステップかもしれない．臨床経過や珍しい情報はキーワードの有力候補であるが，あまりに特異的であると，鑑別が挙がらなくなる場合がある．一方，全身倦怠感など器質疾患と心因性疾患の両領域にまたがってみられる症候は絞り込み効果が低いので，キーワード候補としては下位に置いたほうが良い．

B．Semantic Qualifier への変換

診断推論過程では，キーワードの選択が重要であるが，通常，これらは具体的に病状や経過を設営する患者の発する言葉となっている．この具体的な言葉を医学的に分類し，より上位の概念に置き換え，普遍化した用語を Semantic Qualifier（SQ）と呼ぶ[4]．「48 歳男性が2日前から左膝が痛むため受診し

た」．これを，より上位の医学用語に変換すると，「急性単関節炎」が統制語となる．一般に英語圏の
データベースを利用したほうが情報量が多いため，英語に置き換えると，「acute mono arthritis」となる．データベースで検索を行うと，外傷性，結晶性，感染性が該当する．そのうえで，年齢・性別・経過から，有病率の高い疾患を中心に鑑別を進めていく．この場合は中年男性であるので結晶性，なかでも痛風を第一に考える．

C. 解剖学的アプローチと病態からのアプローチ

それでも有力な疾患仮説を立てられない場合には，解剖学的アプローチまたは病態からのアプローチを用いる．病態からのアプローチには VINDICATE+P が有用である．ただし，病態からのアプローチは，その後の絞り込み作業にかなりの時間が必要となるので，もしキーワードに局所症状が含まれていれば，まず解剖学的アプローチを試み，必要に応じて VINDICATE+P で病態を加味しながら疾患を絞り込むほうが効率的である．胸痛を例に挙げれば，病態よりも解剖学的に胸部の痛みを生じる構造や臓器を考えたほうが早い．すなわち，皮膚，神経，筋骨格，肺（胸膜），心臓（心膜），大動脈，食道，縦隔などの疾患を想起し，ついで，これが突然発症であれば炎症よりも血管性や外傷性を考えるという具合である．一方，症状が発作性の場合は，主要な病態が Vascular, Allergy, Psychiatric, Endocrine および Seizure に限定されるので，それぞれの頭文字をとって "VAPES" とまとめるとアプローチしやすい．

プレゼンテーションにおける指導方法

限られた情報から疾患を想起することのピットフォールとして，推論の早期閉鎖による診断エラーがある．この診断エラーを回避するための方略として，five microskills[5] に「合わない点の言語化」を加えたプレゼンテーション方法を指導している．当科で six microskills と呼ぶこの指導法の手順と役割を述べる．

① 学習者に診断（病態）を述べさせる

この時点で最も考えられる疾患を1つ述べさせる．初学者は複数の鑑別疾患挙げたいという衝動に駆られがちであるが，あえて1つずつ述べさせることでディスカッションポイントを明確にし，学習者の思考を促進することが可能になる．

② 学習者にその根拠となる合う点を述べさせる

想起した疾患を示唆する点を述べさせるが，疾患特異性が高い情報から順に述べるなど，少ない情報でもプレゼンテーションが成立するための工夫をさせる．また，診断根拠を述べさせることは学習者の理解度を確認する役割も果たす．

③ 学習者に合わない点を述べさせる

合わない点を検討することが，診断エラーを回避するため重要であり，学習者・指導医の双方にとって最も難しい点である．それぞれの疾患について合わない点を明記している成書はほとんどなく，経験症例をベースとしたディスカッションでのトレーニングが必要となる．

④ 合致している点を褒める

　合致している点を褒めることは，学習者の活発な発言を促す効果のみならず，学習者が自らの達成度を確認する機会となる．

⑤ 誤りを訂正する

　誤りを訂正することは学習項目の同定を支援する効果があるが，強烈なネガティブフィードバックは学習者を萎縮させてしまう恐れがある．その結果，疾患仮説に合わない点を隠すようになる学習者もいる．「あえて付け加えるなら，」「次にもっと良くするには，」といったように，学習者を支援する姿勢でフィードバックするよう心がける．

⑥ 一般原理・原則を添える

　学習者へ伝えたいポイントは得てして多々あるが，せいぜい2つから3つにポイントを絞って伝えるべきである．次に活かせるように，可能な限り一般化して伝えたほうが良い．この際，疾患の心理的イメージ（ゲシュタルト）を短く言語化した疾患スクリプトの確認が極めて重要である．また，さらなる学習を促すために，関連した論文を提示するのも効果的である．

🔴 外来カンファレンス

　学習者が自らの思考プロセスを熟練医の思考プロセスと照合し，熟練医に近づけるべく修正を重ねる．この作業が外来診療における診断推論能力向上に有効であるが，それを修練する場として当科では定期的に外来カンファレンスを実施している．参加者にとって効果的な学習機会を提供するためのカンファレンス運営の留意点について述べる．

実診療時の思考プロセスを辿る

　外来カンファレンスの最大の特徴は，「リアルタイムディスカッション」である．病歴部分を実診療に準ずる形式で，少しずつ再現して行うことで，実診療時あるいは実際にできなかったが辿るべきであった望ましい思考プロセスを，参加者に追体験させることができる．

最終診断の「当て物」に終始しない

　カンファレンスの主な目的は，思考プロセスのトレーニングである．診断までの過程を検証することに価値がある．

参加者の学習機会を損なわないように配慮する

　最終診断のあたりがついた指導医は，あえて2番目に疑わしい鑑別疾患を挙げる．鑑別診断は，序列が後ろになるほど合致する情報が少なくなるが，2番目にというからには合致点はそれなりにあるものの，決定的な矛盾点を指摘できなければならず，指導医にとっても思考プロセスを修練する絶好の機会となる．

病歴に基づいた思考プロセスの検証に時間を割く

外来診療では，病歴が推論に寄与するところが大きいため，病歴に基づいた思考プロセスの検証に時間を割く．検査値に触れないまま，気がついた時にはカンファレンスが終了していることもしばしばである．

鑑別診断の「合わない点」を指摘させる

病歴からの診断推論で特に要求されるのは，挙げた鑑別診断がどのような点で否定的なのか，効果的に指摘できる能力である．コモンディジーズに精通すると，類似症状を呈する重篤な疾患に遭遇した時に，「何か違う」と違和感を抱くことができる．この違和感こそ「合わない点」であり，言語化していくことで診断推論能力を飛躍的に向上させる．

自発的な発言ができる雰囲気づくりをする

参加型カンファレンスに欠かせない要素である．活発なディスカッションを行うために，誰でも発言できるような雰囲気づくりが重要である．自発的な発言が少ない場合には，学生や研修医を指名して回答させるが，初学者から順にあてるように配慮する．ユーモアのあるコメントはディスカッションを促進させるだけでなく，記憶を定着させる効果もある．

◆ 最後に

大病院・大学病院総合診療科の特徴を理解し，その利点を最大限に活用することが重要である．特殊検査に頼らなくとも疫学や病態生理から診断を導き出せることが多く，そのために必要となる診断プロセスをていねいに指導することにより，総合診療医の診断能力を飛躍的に高めることが可能になる．大病院・大学病院と診療所・中小病院では診療の時間配分が異なるものの，いずれの診療セッティングでも総合診療医の診断能力は存分に活用可能である．

● 文献

1) Franks P, et al. Defining primary care Empirical analysis of the National Ambulatory Medical Care Survey. *Med Care*. 1997 ; 35 : 655-68. 難易度★★★

2) Peterson MC, et al: Contributions of the history, physical examination, and laboratory investigation in making medical diagnoses. *West J Med*. 1992 ; 156 : 163-5. 難易度★☆☆

3) Custers EJ. Medical education and cognitive continuum theory: an alternative perspective on medical problem solving and clinical reasoning. *Acad Med*. 2013 ; 88 : 1074-80. おススメ！ 難易度★★☆

4) Nendaz MR, Bordage G. Promoting diagnostic problem representation. *Med Educ*. 2002 ; 36 : 760-6. 必 須 難易度★★☆

5) Neher et al. A five-step "microskills" model of clinical teaching. *J Am Board Fam Pract*. 1992 ; 5 : 419-24. おススメ！ 難易度★☆☆

④-1c 小病院の外来（特に新患外来）の特殊性

朴澤憲和（加計呂麻徳洲会診療所）
上山泰男（瀬戸内徳洲会病院）

筆者は鹿児島県奄美大島より南方の離島診療所の所長として勤務する傍ら，診療所の開設日以外は 60 床の小規模病院で外来診療を行っている．有人 3 離島を含む町の人口は約 9,000 人，高齢化率は 35.3％ と高齢化が進み[1]，山林の多い広大な面積に比して人口は少ない．町内には個人，グループを含め診療所と精神科病院があるほかは，筆者が勤務する病院が町内唯一の一般病院である．島の中心部の奄美市には約 43,000 人[1] が生活し，ドクターヘリ，救命センターを有する県立大島病院を含む中規模病院・基幹病院が 3 件，ほか一般病院，精神科病院とクリニックが存在する．我々の町から島の中心部までは車で約 50 分の距離で，トンネルの開通などで年々アクセスが改善していること，2016 年末からドクターヘリ運航が開始されたこともあり，救急・重症・高度医療を要する症例は直接基幹病院へ搬送されるケースも増えており，島内の医療体制も変わりつつある．今回は離島における小病院での勤務経験から，小病院の新患外来の特徴について検討する．

◉ 小病院の外来　〜特に離島・へき地の小病院において〜

離島やへき地では慢性的に医師が少なく，少ない常勤医と，交代制の診療応援医により成り立っているのが現状である．筆者の勤務する病院においても，内科・外科は常勤医がいるものの，外来・入院とも症例数が多く，常勤医に加え応援医の支援が欠かせない．

整形外科，小児科，耳鼻科，眼科，皮膚科等に関しては，専門医が月 1 回〜週 3 回の頻度で本州より来島し，外来診療を行っている．夜間や休日，外来日以外には専門医不在時に小児など該当する患者が来院することもあり，その際には内科，外科の常勤医や当直医が対応している．外来を受診する患者層は複数の疾病を有する高齢者が大半で，1 人で複数の診療科にかかっている患者も多い（これは都会とあまり変わらない印象である．今後家庭医，病院総合医，そして総合診療専門医の数が増加し，社会的な認知度も上昇すれば，変化してくる可能性が高いと予測される）．

また医師不足から，都会の病院，大病院のように新患外来，再診外来など明確に診療時間や診療担当医を分けることが難しい時もある．救急搬送や重症患者の来院，病棟での急変対応，転院搬送が外来時間中に発生することもある．

◉ 初診外来　〜地域での役割：他院からの紹介〜

地域の小病院に来る初診患者は，全くの初診もいるが，町内・島内の他医療機関からの紹介が多い印象である．その他，疾病や就労，退職などを契機に帰省や移住し，都会の医療機関から紹介状を持参して受診することもある．

町内・島内からの初診・紹介患者は中高年〜高齢者が多く，発熱，呼吸困難，喘鳴，歩行困難等の主訴で受診し，結果的に感染症や骨折，脳血管障害等の急性疾患であった場合も多い．ほか急性疾患の精

査，加療目的，検診異常の精査，検査依頼等の紹介もある．

　また，時には外傷や転倒等，内科以外の領域の患者が来院することもあり，必要となれば専門外であっても目の前に来た患者の初期対応を行う必要がある点は，小病院の新患外来の特徴とも言える（該当する科の医師がいればその医師が担当することが最近は多いが，この辺りは救急外来に近い感覚かもしれない）．

　ほか注意すべき点としては，高齢者が多く，症状，診察所見が出にくい，非典型的であることがあり，軽症に見えて重大な疾患が隠れていることがある（筆者も「元気がない」と家族に連れて来られた細菌性肺炎や，「ふらふらする」と訴え受診された消化管出血の患者を経験した）．このように，一般外来に重症疾患の患者が混在することがあり，新患外来を行ううえで注意を要する．また，普段医療機関にかかっていない人が，感冒症状などで受診する場合，その患者の中には，高血圧症等の生活習慣病が未診断，未治療の状態で発見される契機ともなり得る．こういったケースは，今後の定期受診に繋げるよい機会であると考えられる（その意味では，診療所に近い側面もあるのかもしれない）．

　一方，島外からの紹介では，転居に伴う慢性疾患のフォロー依頼が多いが，大きな疾病を契機に帰郷，移住する場合もある．その疾病が専門医不在の領域である場合や，新規薬剤や特殊な管理を要する薬剤を使用している場合は，自院でフォローが可能か，また自院でフォローするのが患者のためになるのか，後述のように代替薬への変更が可能か等をよく検討する必要がある．

◆ 専門医が少ない：不在の領域の疾患への対応

　大病院と異なり小病院では院内に専門家が不在であり，また離島・へき地では専門医へのアクセスが容易でない場面がある．救急疾患に関しては，地域の中核病院で対応可能なことが多いが（それでも少ない人数で日夜奮闘されている基幹病院専門医の先生方には頭が下がる思いである），専門性の高い領域の疾患に関しては，島外の医療機関を受診しなければならないこともある．今回の症例のような膠原病・血管炎の症例や1型糖尿病，Stage 4以上の慢性腎臓病，血液疾患等，都会の大病院では専門医が担当することが多い疾病の患者に関しても，地方小病院の内科外来でフォローとなる場合も少なからず存在する．もちろん初診時や状態の悪化時など，遅滞なく専門医に紹介すべき場面もあり，小病院での外来診療においては複雑な判断を要する．

◆ 設備面での制限

　小病院では専門医，マンパワーの問題以外に，設備，制度面でも制限がある．日本のCT，MRI普及率の高さは世界的にも有名[2]であり，筆者が勤務する病院もCT，MRIを有している．しかし一般的な検査を除く特殊な採血検査や培養検査は外部委託であり，大病院と比べ，結果の判明までは時間を要する（薬物血中濃度や甲状腺機能，自己抗体などの検査項目は数日，細菌培養は結果判明まで通常約1週間掛かり，台風や年末年始ではより長時間を要する）．このような検査面での制限により，小病院の新患外来を行う医師には，「どこまで自院で診るか」「簡易検査のみを行い早く紹介するか，結果が揃ってから紹介するか」の判断が必要となる．疾患の種類や重症度，患者の背景等により異なるため明確な正解はない領域であり，総合医にとってやりがいのある点でもあるが，判断が複雑になる点でもあると言える．

◆ 院内処方・院外処方に関して

　筆者の勤務する診療所・小病院のほか，離島・へき地の小病院は，院内のみならず外来処方も基本的に院内処方のことがある．これは遠方から来る患者や周囲に薬局がない患者への配慮や歴史的経緯，診療体制等が影響していると考えられる（院内と院外の併用や外来も院外処方を採用している病院もあり，地域ごとに異なると想定される）．

　院内処方を採用している小病院では在庫等の問題から同系統の薬剤を複数採用することが難しく，採用のない薬剤，新規薬剤を使用している患者が初診ないし転医目的で受診した場合は，投薬の変更，継続等の判断が必要となる．どうしてもその薬剤が必要な場合は取り寄せることを検討するが，困難であれば薬剤の変更や院外処方の医療機関への更なる紹介等も選択肢に入れて行動する必要がある．

◆ 地域で診療を行ううえでのプレッシャーとその対処法

　へき地や離島など，小さなコミュニティで診療を行うことは，医師にとってやりがいでもあるが，プレッシャーともなり得る．

　仕事と生活の場所，距離感が近く，同じ人に医師−患者として会うことも，住民同士として会うこともあり，筆者はあまり気にならないが，そのことをストレスと感じる医師も存在する．また，狭いコミュニティでは良くも悪くも情報が広がりやすい．普段毎日散歩をしている人がその日は見かけないので家に行ったら自宅で倒れていたなど，周囲の噂や情報が診断，治療に役立つこともあり，一概に悪いことばかりではないが，例えば膠原病の疑いなどなかなか一度の外来で結論が付かない場合に「何度も病院に通っているのにわからないのかしら」「やっぱり大きな病院で診てもらった方がいいんじゃない」等と家族や周囲の人に言われ，プレッシャーを感じた経験を持つ医師も少なからず存在する．

　筆者は今の環境で勤務し6年目になるが，今でも初診や診断に難渋したり治療が奏功しない場合は焦燥感，不安を覚えることがある．そのような場合は可能な限り1人で抱えず，院内の他医師や院外の専門科医師への相談の閾値を下げることで対応している．幸い基幹病院の先生方や院内の医師がいつも協力的であり，たいへん助かっている．また時に研修医と話すことでも，新たな発見や気づきが得られる．

　このように，ソロ・プラクティスになり易い環境であるからこそ，他の医師と相談すること，そのためには疑問やわからないことは誰にでも相談し教えを乞う素直な態度と姿勢が重要と考えている．

　以上をまとめると，小病院での外来（特に新患外来）においては
- あらゆる主訴，領域の疾患の患者が来院し得る
- 判断の複雑性（医学的側面のほか人員，環境，設備も踏まえ判断する必要がある）

の2点が特徴として考えられる．

● 資料
1）鹿児島県ホームページ：鹿児島県の高齢化率
　http://www.pref.kagoshima.jp/ae05/kenko-fukushi/koreisya/koreika/koureikaritu.html ［最終アクセス 2018 年 3 月］
2）厚生労働省ホームページ：医療機器の配置及び安全管理の状況等について−厚生労働省
　http://www.mhlw.go.jp/file/05-Shingikai-10801000-Iseikyoku-Soumuka/0000130336.pdf ［最終アクセス 2018 年 3 月］

④-2 臨床推論

和足孝之（島根大学医学部附属病院）

　国際疾病分類（ICD 10）には 12,000 以上の異なる診断名が挙げられ，情報の複雑性を増す昨今において何をもって正しい診断プロセスであるかについて言及することは難しい．診断に関連した思考のプロセスは臨床推論（Clinical reasoning）と呼ばれ，医師がどのような情報からどのように診断をするかについて，各地で病院間を越えたカンファレンスが盛んになってきている．今回の Case は当初リウマチ性多発筋痛症（PMR）の診断がなかなかつかず，その後巨細胞性動脈炎（GCA）の診断がついたというものであった．症例の思考過程を昨今では臨床推論の中心的な役割を担う Dual process model と診断エラーを踏まえながら解説する．

◆ 臨床推論と Dual process model

　昨今の認知脳科学の研究によってこれまで言語化が難しかった医師の推論過程が注目されるようになってきた．その主軸となったのが Dual process model と呼ばれる思考方法である．これは 2002 年にダニエル・カーネマンが応用してノーベル経済学賞の受賞に結びついた認知心理科学的（Thinking, Fast and Slow）の考え方が診断学にも波及したものである．診断のプロセスは System 1 ＝直観（感）的思考（Intuitive process）と System 2 ＝分析的思考（Analytical process）が相補的かつ必要に応じて意識的，無意識に切り替えが行われていると考えられている．この System 1 にはヒューリスティックと呼ばれる潜在意識下での判断が関係している．これは臨床推論において特定の疾患群に精通した専門医やベテラン指導医が持つような瞬間的な診断でありスナップショット診断であったり一発診断であったりと表現され，非常に効率的かつ芸術的であるだけでなく費用対効果が極めて高い．しかしヒューリスティックは認知の歪み，その時の感情や環境要因に大きく影響を受けることがあるために判断を誤ることが多い．このエラーに至った場合のそれを認知バイアス（Cognition Bias）と呼ぶ[1]．一方で System 2 は意識的に労力を使って分析的に鑑別診断を考えていく方法であり，プロブレムリストの列挙，アルゴリズムやフレームワーク，チェックシート，VINDICATE ＋ P（p.133 参照）に代表されるような時間を掛けて意識的に推論を行う方法であり，System 1 のように様々なバイアスに左右されにくくなる反面で，判断に時間が掛かり，無駄な検査が多くなりやすく最終的にコストが掛かるなどの短所がある．優れた臨床医はこの System 1 と System 2 の思考方法を，状況や病態に応じて適切に様々な割合配分で用いていることが明らかになってきている（図1）．また専門性を高めるということは診断の幅を狭めるということであり，言い換えれば System 2 の分析的思考から直観的思考へ依存するということが専門家の専門家たる力を発揮する臨床推論へシフトするということで説明できる[2]．

　また臨床推論を他角度から説明するものとして，情報処理理論で有名な認知負荷理論がある．ヒトの平均的な脳の処理能力では，意味づけや関連性の乏しい数字などを一度に記憶し処理することは難しい．そこで 1 つの塊の情報として無意識に処理されている（例：電話番号は 3-4 桁に分けられている．090-xxxx-xxxx）．同様に臨床推論においても，多様な情報を関連づけて意味のある 1 つの塊として疾患を捉え分類し（チャンキング，chunking），脳の情報制限を超えて活用しているとされる．こ

図1　System1とSystem2の思考方法の用い方と最終診断へ至る過程[2]

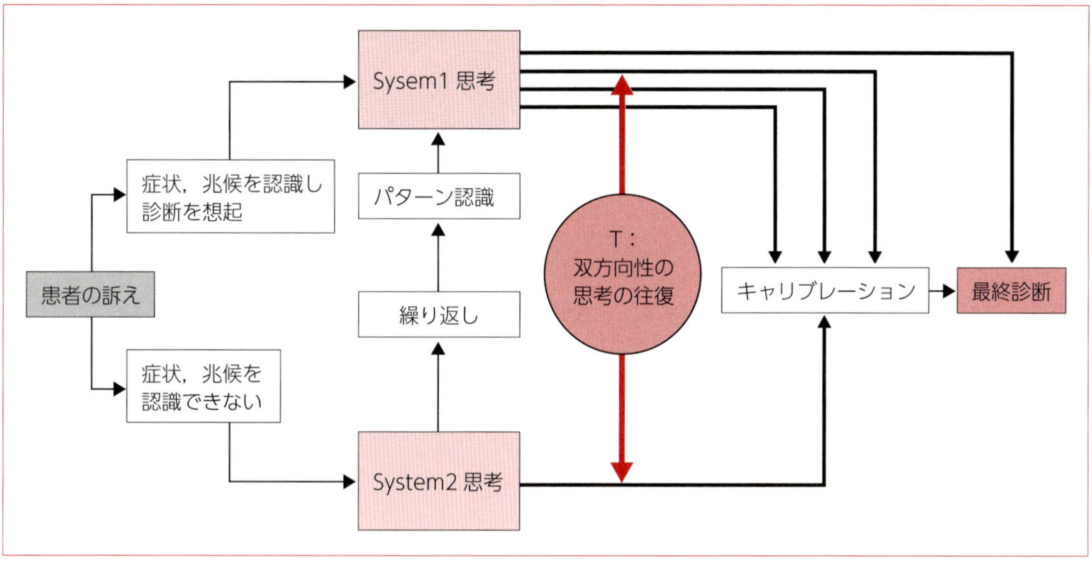

P. Croskerry, G. Singhal, and S. Mamede. *BMJ Quality and Safety* 2013より改変

のチャンキングが臨床推論で特に重要なために代表例のみ言及したい．**セマンティック・クオリファイア（SQ）は通常はYes or Noで二元的抽象的である小さなチャンク**である．今回のPMRの症例では，急性or慢性，近位筋痛ありorなし，単発or多発などが相当し，問診などの簡易な情報から**診断に大きく寄与するものが多い**のが特徴である．**疾患スキーマ（schema）**や**疾患スクリプト（illness script）**，疾患のゲシュタルトと呼ばれるチャンクはほぼ同義として用いられており，SQよりも疾患に対してより具体的な情報を広く整理して，自己の中に抽象化し定義づけたものと言える[3]．今回のPMRの症例で例を挙げると，50歳以上の高齢者に好発し，発熱や頸部・肩・上腕・大腿の近位筋痛と採血で血沈上昇，治療はステロイドで著明に改善といった大きなチャンクである．これら情報の塊は単なる教科書的な知識だけでなく，経験を積んだ指導医などが持つ実際の臨床経験に基づき形成されてきたものであり，特に効率的なSystem1診断で活躍する．実際の臨床推論の過程では，この様にSystem1とSystem2を往復しながら判断しており，自分の直観的診断と合わない場合にはキャリブレーションを行い，診断精度を高めていく．

◈ 診断エラー学

　本邦においては医療安全の観点からシステムに由来する医療ミス，医療過誤についての対策や検討が盛んに行われてきた．米国では「To error is human」が謳われて以降，臨床推論の過程で起こる医師個人による診断エラーの検討も進んでいるが，本邦では不充分である．診断エラーは**診断の遅延，診断の誤り，診断の見逃し**と定義され，診断エラーによる社会的損失も極めて大きいことが明らかにされつつある．米国での報告では，救急の現場で10例中1例に診断エラーが起きている可能性を指摘した．さらにおよそ1,000例中1例に，命にかかわる致命的診断エラーがあることが予想され，米国全体で4〜12万人/年が診断エラーによる死亡と推定された．また，入院時に死亡した剖検例では24〜29％に

診断エラーが見られ，死因に直結する診断エラーは8〜9％に及んでいることがわかってきている[4]．加えて，診断エラーに関連する医療経済的側面も大きい．米国の先行研究によると，診断エラーによる本来不必要な検査や治療のコスト，重症化による入院，後遺症残存や死亡例に伴う損失は年間全国民医療費の約30％を占めている可能性まで示唆されている．

現時点での臨床推論における診断精度は，知覚系診断に特化した専門家である病理医，皮膚科医，放射線科医などは高く95〜98％と考えられており，多岐にわたる鑑別診断や複雑な環境要因とも対峙する必要があるプライマリ・ケア医においては，約85％以上であると見積もられている[3]．

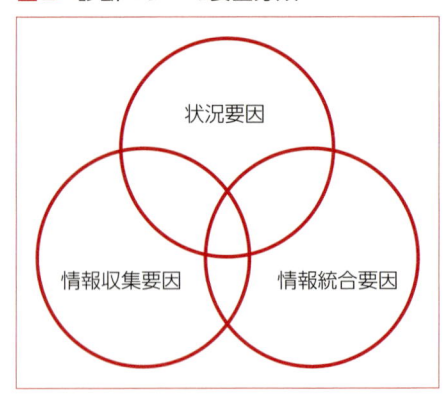

図2 診断エラーの要因分類

診断エラーの原因にはいくつかの分類法があるが，一般的なものには①**状況要因**，②**情報収集要因**，③**情報統合要因（認知バイアス含む）** の3つが複雑に相互作用しているとされている（**図2**）．①の状況要因は医師のストレス，診療の時間帯，勤務形態，気分や医師の性格，設備や人手などの環境要因も含まれる．②の情報収集要因は過度ないし過少の病歴・検査・診察による情報の収集と，その情報の解釈が含まれる．③の情報統合要因は主にヒューリスティックスや認知バイアス等の認知心理的要因が含まれ，現在では診断エラーの多くの原因は知識の不足よりも，むしろこれらの認知バイアスの影響を受け適切な臨床推論が行われないことに起因するとされる．既に100以上の認知バイアスが提唱されてきているが，多くは重複する要素もあり，ここでは代表的なバイアスの種類を理解する（**表1**）．

今回の症例を振り返ってみると，初診外来では典型的な兆候や症状たちのSQや疾患スクリプトからSystem 1（直観的思考）を用いて，PMRの診断を行うに至った．これを認知バイアスで説明すれば，例えば診断を行う時に直前に本で読んだ内容と患者の症状が想起しやすかったというバイアス（Availability Bias）があったのかもしれないし，一度PMRと診断したことにより他の鑑別疾患を考慮することをやめてしまったバイアス（早期閉鎖）とも言えるかもしれない．尊敬する上司にアドバイスを求めたところ思考が固まってしまったのかもしれない（Overconfidence Bias と Anchoring Bias など）．さらにはなるべく早く帰宅したい終業間際に患者が来院されたのかもしれない（Hassle Bias）．このように，1つの臨床推論における診断エラーには様々な認知バイアスが複雑に交絡していると考えられており，内科医の集団を対象としたある研究では，1つの診断エラーに対して平均6つ以上の因子が関与していると報告されている[1]．

◆ 外来カンファレンスとトレーニングの行い方

最近までは臨床推論の指導における一般的手法は，System 2（分析的思考）を多用しながらゆっくりと症例全体を省察する方法が良いと考えられてきた．その理由としては，後ろ向きに結果がわかるためにカンファレンスが開催しやすいことにある．しかし最近の臨床推論のトレーニングでは，前述したような Dual process model を学習に組み込み，認知バイアスによる診断エラー至る原因を自覚し対策を追加することの重要性が謳われている．研修医だけでなく指導医も学べるカンファレンスにするために

表1　代表的な認知バイアス（筆者作成）
★印はバイアスのかかわる頻度や強さのイメージ

	内容	対策
Availability Bias （利用性バイアス） ★★★★★	心に浮かびやすいことを考えやすい．最近経験した，勉強したことなどに影響されやすい．特に強いバイアス．	目立つ・鮮明・最近のケース等に影響されない．
Overconfidence Bias （自身過剰バイアス） ★～★★★	上司や専門医，自信過剰な自者・他者の判断を信じ込んでしまう．	自分・他者の判断が，情報や根拠と合致するか常に考慮する．
Anchoring Bias （錨降ろしバイアス） ★★★★	最初の想起された思考にに固執してしまい，そこから動けない．	早い段階で判断せずに，情報を集めるだけ集めてから行う．
Confirmation Bias （確証バイアス） ★★～★★★	自分の仮説に不適合な情報を過小評価する．	1つの反証は，それ以上の確証に勝ることに注意する
Hassle Bias （ハッスルバイアス） ★～★★★★★	肉体的・精神的に楽に処理する思考に引っ張られる．	自分自身の状態と俯瞰的に見るようにする．体調システム管理
Rule Bias （ルールバイアス） ★～★★★	完全に正しいわけではない一般ルールに無条件に従う．	診断特性を知る（検査・所見・症状の感度特異度 / 尤度比）
Base rate neglect （頻度の無視） ★～★★★	疾患の頻度を無視してしまう．時に稀な疾患を見つけるとさらに加速する．	診療現場の有病率等の疫学に留意する．検査前・後確率に注意する．
Visceral Bias （本能的バイアス） ★～★★★★	患者に対して陽性・陰性感情を持ってしまい，決断に影響を与える．	診察前に自分の感情状態を確認する．ひどく感情が乱れる場合は，一呼吸置くか代理を．
Premature Closure （早期閉鎖） ★★★★★	一度閉鎖すると推論が停止してしまう．最もエラーに貢献するとされる強力なバイアス．	最終診断をするまえに，一度立ち止まり振り返り Check する．

はどのようにしたらよいだろうか？

　成功する外来カンファンレンスを開催するためには勤務する病院のメンバー構成，システムの問題，環境要因を熟慮したうえで，5W1Hをメンバーと明確化する必要がある．すなわち，明確な目的と，誰のために，いつどのように行うかを全員が理解することが重要であり，入念な準備と適切なファシリテーティングが必要である．また臨床推論の力を高めるためには，本邦でも広く普及している難しい症例を診断できた（表の診断学）と診断エラーに至った理由を省察する（裏の診断学）の両輪と，System 1 と System 2 の両輪の合計4輪を充分に稼働させて行う方法が必要であると考える（**図3**）．

　ここでは，現時点でどのような開催方法や指導方法が患者のアウトカムにつながるかというエビデンスは限られているものの，医師や医学生を対象にその学習効果が高まるであろうというものがある．施

図3　臨床推論をトレーニングするための4つの車輪（筆者論）

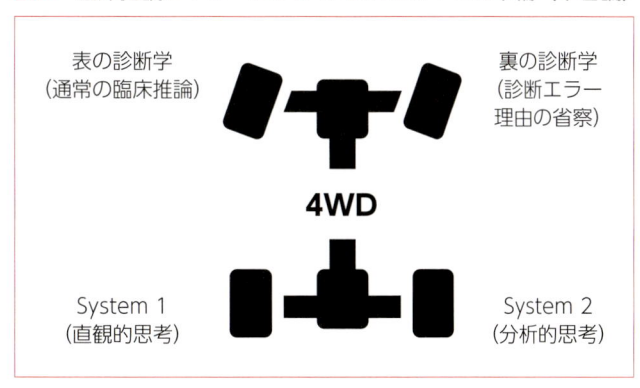

表の診断学
（通常の臨床推論）

裏の診断学
（診断エラー
理由の省察）

4WD

System 1
（直観的思考）

System 2
（分析的思考）

表2 臨床推論カンファレンスを開催する場合のTips

臨床推論	ファシリテーターの心得
1）Dual process model ・症例の時間経過で初見時どのように考えたか共有する ・診断に至った原因を分析する ・セマンティック・クォリファイヤーを言葉にして共有する ・直観を養うため最初の主訴と簡単な病歴で鑑別を挙げる ・鑑別診断ソフト/教科書を用いる ・検査や初見の感度特異度，尤度比，的中率等をシェアする ・ベイズの定理を用いて考える ・最後にイルネススクリプト（疾患スキーマ）を1行でまとめて共有する	**1）環境・雰囲気づくり** ・No Blameを最初に説明する ・エラーは誰でもあることを認識し，上級医からエラーを発表する ・建設的なフィードバック ・答えを教えるのではなく討論を導く ・議論の要約と交通整理を行う ・会場からの質問の促しと支持を行う ・事前の内容の準備とサポートを行う ・Take home messageを必ず作成する
2）診断エラー ・症例発表者がエラーに至った原因を挙げる 　（①状況要因，②情報収集要因，③情報統合要因） ・同施設内で陥りやすい認知バイアスを列挙する ・診断時の感情や環境を素直に発表する ・診療の自己の記憶への依存を減らす ・チェックリスト，語呂合わせを利用して説明する. ・二次資料（up to date, dynamed，今日の診療サポート）と合致する点しない点を検討する ・システムの欠点について認識し合う ・システムの改善について話し合う ・エラーを起こさない為のクリニカルパールを皆で作成する	**2）推論力をつける誘導・質問法など** ・緊急を要する，見逃してはならない診断は何ですか？ ・その初見が陽性であったら鑑別診断は変わりますか？ ・その診断だと感じた根拠はなんですか？ ・他の疾患は何が考えられますか？ ・行動した理由（行動しなかった）理由は何だと思いますか？ ・今回学んだことは次回どのように適応できそうですか？ ・なぜ，●●が起こったと思いますか？ ・▲▲についてはどう思いますか？ ・その状況・患者に対してどのような感情を持ちましたか？ ・●と▲を比較してください

設間で規模や人材，研修医の数等が異なるために，要点のTipsだけを選択してまとめてみた．自施設で開催する場合に応用されたい（**表2**）．

最後に

専門職である医師はプロフェッショナルであることを要求される．高い知識，技術，態度の能力を維持し，さらに高めていくためには，医師としての自らの傾向と感情を知り，診療中での自らの気づきと改善（reflection in action）と臨床をした後の省察（reflection on action）のトレーニングが必要不可欠である．ぜひ，臨床推論の教育現場最前線となる外来カンファレンスで導入していただきたい．

文献

1）Graber, et al. Diagnostic error in internal medicine. *Arch Intern Med*. 2005；165：1493-9. 難易度★★★
2）P. Croskerry, et al. Origins of bias and theory of debiasing. *BMJ Quality and Safety* 2013；22（Suppl 2）：ii 58 –ii64. 難易度★★★
3）志水太郎 訳. 診断推論のバックステージ. 東京：メディカル・サインエンス・インターナショナル：2016 難易度★★★
4）Singh H, et al. The frequency of diagnostic errors in out patient care：estimation from three large observational studies involving US adult populations. *BMJ Qual Saf*. doi:10.1136/bmjqs-2013-002627. 難易度★★☆

④ -3a 自施設では対応できない疾患の対応

片岡　祐（諏訪中央病院）

　それぞれの医療機関が担う範囲は，病院ごと・地域ごとに特殊性があり，簡単に定義できるものではない．診療所にとって「とりあえず搬送できる」地域基幹病院がある場合や，その地域基幹病院内で「とりあえず紹介できる」医師・診療科が存在する場合，本項はあまり切実な問題とならないかもしれない．

　「結核かもしれないがどうしたらよいか」

　「膠原病の疑いがあるのでお願いします」

のような相談は，専門科がなければ多くは総合診療医に依頼される可能性がある領域である．専門医不足・偏在を「自分ごと」として考えることができる医師・考えることをすべき医師が病院総合医ともいえる．その地域・医療圏での医師不足・偏在は実感することもできるが，年度ごとに整理する習慣も持っておきたい．一般的には，循環器内科・消化器内科は多く，呼吸器内科は都道府県内格差・施設規模格差が多い．腎臓内科・神経内科・血液内科なども同じ傾向にある．

　総合診療医はその特性上，自分で対応できない場合，どこに紹介したらよいか困る症例に遭遇する可能性が高いともいえる．自分の医療圏内で対応できない，診断や治療に高い専門性が必要な疾患に遭遇することは，どんな医療機関でも想定されることである．当院も地域の最終砦としての役割を担っているが，すべての疾患領域をカバーしているわけでは決してないし，多くの基幹病院でも同様と思われる．

　多くの地域基幹病院では，グループの偏りはあれど，内科領域では以下の4つのカテゴリーに分類されるだろう．

　A：独立したチームを組める　例）消化器内科，循環器内科

　　　24時間365日体制で手技を必要とする高度な医療を提供

　B：医師が少数あるいは1人のみ　例）血液内科，糖尿病内科，腎臓内科，腫瘍内科

　　　特定の医師に負担が集中しがち

　C：外来のみの非常勤講師　例）神経内科，呼吸器内科，膠原病内科

　　　入院診療は不可，不在日も多い

　D：院内に存在しない"専門科"

　　　どの専門科にも属さない疾患

◈ 自施設で対応できない疾患に遭遇した場合

　この中で対応に苦慮するのは特にC，D領域ではなかろうか．ここで大切なのは，**どの領域に関してはどの医療機関に相談するか，あらかじめ候補を挙げて準備しておくこと，そしてその関係性を構築しておくこと**である．

　近隣医療圏の事情を把握するのは一朝一夕のことではないが，普段から情報収集のアンテナを張っておくこと，学会や勉強会など紹介先となり得る医師と直接出会う機会を有効に活用することで関係性を構築することも，地域の砦を担う総合診療医の役割と言える．そういう意味ではソーシャル・ネットワ

ーキング・サービス（SNS）の利用も，関係性の構築に寄与するかもしれない．

　また，紹介する場合のスピード感も臨床医としては重要である．特に呼吸状態や循環動態が崩れている症例の場合，移送方法の検討も大変であり，転院搬送の調整に奔走することになるだろうし，場合によっては紹介先との関係性により搬送のスピード，すなわち即日なのか準緊急なのかも変わってくる可能性がある．

　例を挙げると以下のようなケースが想定される．ご自身の施設ではどうだろうか，想像していただきたい．

- 重症呼吸不全で人工呼吸器管理開始，臨床的無筋症性皮膚筋炎（clinically amyopathic DM）が疑われる症例
  - → 膠原病内科の常勤医がいる，集中治療可能な医療機関に緊急搬送
- 健診で指摘された間質性肺炎疑いの症例
  - → 呼吸器診療に長けた医療機関に紹介
- 血栓性血小板減少性紫斑病で緊急人工透析を必要とする症例
  - → 血液内科，透析チームのそろった集中治療可能な医療機関に緊急搬送
- ギランバレー症候群が疑われるが，呼吸の破綻はない症例
  - → 準緊急的に神経内科常勤医のいる医療機関に搬送
- 稀な内分泌疾患の診断
  - → 内分泌診療に長けた医療機関に紹介

　もちろん，自施設の各診療科のスタンスを確認することも重要である．前述のB，C領域において，マンパワー不足が原因で重症症例を自施設で対応できないなら，その診療科を総合診療医がサポートすることで地域医療を支えることになるし，その役割は総合診療医にしかできないことであろう．

　また，脳梗塞治療など医療の進歩に伴い変化が求められる領域もある．t-PAや血管内治療など高度な医療を24時間提供できる施設は限られているが，医療体制が整っていることを前提としてつくられている「ガイドライン」に対して，自施設でどのように対応していくのか，検討が必要である．

　今後も目まぐるしい変化が予想される領域であり，将来的に医療圏内で対応できなくなる場合もあるだろう．例えば脳梗塞治療に携わる専門医が常勤でいない場合，変遷する脳梗塞治療を把握し，時代に沿った必要な医療を提供できるように整備するのは，地域全体を診る総合診療医の役割であろう．それはもちろん脳梗塞に限ったことではなく，地域のコンダクターという総合診療医の専門性が発揮される領域である．

◉ 他施設に紹介したあと

　確定診断を専門医がしたほうがよい疾患，例えば膠原病領域や間質性肺炎，神経難病において，他医療圏に紹介することもあるだろう．その場合，診断後のフォローが問題となる．普段は遠方の専門医療機関に外来通院して，「悪くなったら近くの病院を受診する」というケースに遭遇することは稀ではないし，多くの専門医療機関の主治医はそのように指示しているだろう．ステロイド投与中であったり，呼吸状態が容易に破綻するなど様々な背景を持つケースが多く，それらを普段の状況がわからないまま，悪化時のみ対応を担うのは困難である．また仕方がないことであるが，患者側も「近くの病院では

手に負えないから紹介された」といういわば負の感情・低い信頼度が背景にあることもあり，さらに対応が難しくなることが予想される．

このような状況を避けるためにも，遠方の専門医療機関で診断後，間隔が空いたとしても定期的な関係性を保つことや，日常を自施設で外来管理することも重要である．また，急な受診の際には，少なくとも現在の投薬や直近の血液検査結果を持参していただく，窓口をある程度定めておくという工夫も必要である．そのために，最初に専門医療機関へ紹介する際，落ち着いたら逆紹介してもらうよう言及しておくとお互いスムーズな連携が取れるだろう．同時に患者家族にも，落ち着いたら自施設に通院してほしいことを最初に言及しておくと，信頼関係の構築にも役立つ．悪くなったときに，「近くの病院受診」ではなく「近くの〇〇病院の△△医師受診」とする重要性を患者や患者家族，また専門医療機関に理解してもらうことも必要である．

神経難病で通院困難になっても，「診断してもらった」遠方の専門医療機関に頑張って通院を続けている症例を経験することはあるだろう．通院しないといけないと思っている場合，最初の医療機関への信頼がないため遠方まで通院している場合，実は近くの医療機関に転医したくとも言い出せない場合，主治医が逆紹介を躊躇している場合，主治医に逆紹介という概念が薄い場合など，様々なケースがあるだろうが，最初のひと言で大きく変わる可能性がある．しかし現実には急性疾患で自施設に入院し，生活も破綻寸前，Advance Care Planning も全く検討されていないケースは後を絶たない．患者が信頼している「主治医・かかりつけ医」が本来の「主治医・かかりつけ医」機能を果たしていないことが判明するのは，多くの場合，急性の病態で受診する，救急診療・入院医療の場であることは，お互いにとって不幸なことである．

長い期間付き合う疾患においては，家庭医療の技術を持つ医師が寄り添い，専門科と連携をとってフォローすることも重要であろう．

◆ まとめ

- 紹介先の医療機関をあらかじめ想定しておくことが総合診療医には求められる．
- 紹介して終了，ではなく，紹介後のことも考えておく．

④ -3b 稀ではない疾患，未診断の時の対応

片岡　祐（諏訪中央病院）

　総合診療医の専門性の1つに診断学があるが，診断に至らない症例も当然あるだろう．診断学についてここで触れることはしないが，診断がつかないときにどう対応するか，心の準備はあるだろうか．

　まず当然であるが，自施設内での充分な検討が必須である．特に診断に関連する専門科との検討はとても大事であり，それなしにほかの専門医療機関に紹介することは避けるべきだろう．自施設の専門科もよい気持ちはしないだろうし，紹介先の医療機関に「なぜ相談してないの？」と思われても仕方がない．

　自施設で可能な限り検討したうえで診断がつかない場合，他施設への紹介を検討することもあるだろうが，これも前項と同様で，どの医療機関に紹介するかあらかじめ想定しておくことが重要である．どの医療機関にどのように紹介するか，で診断に至るかどうかがかかっていると言っても過言ではなく，ある意味腕の見せどころでもある．ある程度診断にアタリがついている場合は，その領域の専門医療機関に紹介となるだろうが，そうでない場合は総合診療医への紹介ということもあろう．

　医療機関への紹介は受診という形だけでなく，信頼できる医師へメールでの相談というのも1つの選択肢である．もちろん正式な形ではないうえに，紹介先の医師に負担をかけるものであるため，十二分な配慮が必要であるし，個人情報の取り扱いも慎重でなければならないが，有用な情報を得られる可能性があるだろう．またそのような医師と普段からの関係性を構築することは前項と同様に重要である．公的機関がメールでの問い合わせを受け付けている場合もある（結核予防会など）．

　昨今はメーリングリストの活用も盛んである．投稿する際に経過をまとめることも，一歩引いた視点で症例を見つめることになる．当然この時もていねいなプレゼンテーションを心掛け，相談したいことを明確にするといった工夫が必要であり，できたら投稿前に複数のメンバーで内容を吟味したい．

　総合診療医は稀な疾患を診断するためだけの存在ではない．が，少なくとも稀な疾患は地域内に存在する．その地域における診断面での最後の砦に相当する医師には，それなりの心構えが必要である．稀な疾患を含めた診断学のレベルアップを測るためには，臨床推論のための書籍や勉強会などへの出席も必要である．また，1人の記憶や症例に対するアプローチも限られている．可能であれば，稀な疾患についての情報の共有を行い，複数の臨床医のアンテナの精度を高めることが，地域に存在する稀な疾患への対応を円滑にすると考えられる．

　稀な疾患に対応することは，よくある疾患に精通することでもあり，稀な疾患に遭遇したと感じ取るには高い臨床能力が必要とされる．稀な疾患に遭遇した時にどうするか，明確な基準はないが，その時々に適切な対応をするためにも，自分の"相談相手"を準備しておくことが重要である．それも含めて，広い意味での診断能力といえるかもしれない．

④-4　症例発表，学会，執筆

高田俊彦（福島県立医科大学 白河総合診療アカデミー）

◆ 症例報告をしよう！

　日々，目の前の患者さんの診療に携わっていると，たくさんの発見に気づかされる．それらの発見の多くは，すでに先人によって報告され，教科書や学術論文に掲載されているだろう．しかし，時に新しい知見であったり，報告はされているものの充分に認知されていない病態に遭遇することがある．それらを報告することは，医学の発展に貢献し，同じような状況で困っている患者さんや医療者の助けになり得る．エビデンスレベルが低いとはいえ，症例報告は研究の1つの型である．症例報告がきっかけとなり，質の高い臨床研究が生まれ，エビデンスの構築につながることもある．目の前の患者さんから教えてもらった知見を発信して，医学の発展に貢献しよう！　それは現場で汗を流しながら診療に真摯に向き合う医療者にこそ可能なことである．

◆ なぜ症例報告を行うのか？

　前述の通り，症例報告を行うのは，医学の発展に貢献し，同じような状況で困っている患者さんや医療者の助けとなることが目的である．なんとなく珍しいから，面白いから，という理由ではないことを肝に銘じたい．症例報告をする際には，患者さんは自身の個人情報を提供してくれているのであり，それに値するだけの報告の意義があるのか，誰かの役に立つことのできる内容なのか，よく吟味するべきである．時に，身体所見や画像所見の派手さ，インパクトだけで報告したのかと思われるような学会発表，症例報告を見掛ける．その症例を報告することで，よく見逃されている病態を共有することにつながる，有効な診断方法や治療法を提起するきっかけになり得る，などの明確なメッセージがあるのか検討したうえで報告する必要がある．

◆ どこで報告する？

　まずは院内外のカンファレンスや勉強会などで周囲の意見を聞いてみよう．前述のメッセージが独りよがりのものではないかを確認する必要がある．もちろん過去の知見をしっかりと調べ，What's known，What's unknown を明らかにすることも重要である．報告する価値があることを確認できたら，学会発表や学術論文誌に投稿しよう．もちろん学会発表も大切な発信の機会だが，より形として残る学術論文雑誌への投稿をお勧めする．和文誌も悪くないが，日本語で書いた論文は日本人にしか読んでもらえない．世界中への発信につながり得る英文誌への投稿に挑戦したい．

◆ どこに投稿する？

　インパクトの大きい *New England Journal of Medicine*，*Lancet*，*British Medical Journal* といった雑誌でも，症例報告を受け付けている．もちろんその壁は高い．国内誌であれば日本プライマリ・ケア連合

学会の *Journal of General and Family Medicine*，日本内科学会の *Internal Medicine* なども症例報告を掲載している．各雑誌の投稿規定には，どのような症例報告を求めているかが記載されているので，熟読したうえで投稿先を選定しよう．

◆ 英語の壁

そうは言っても症例報告を英語で書くのは大変だ．「どうしたら英語で書けるようになるのか」という質問をよく受ける．残念ながら，たくさん書いて慣れていくのが一番の近道のように思う．最初のうちは，ネイティブが書いた症例報告の表現を真似しながら書いてみよう．*New England Journal of Medicine* の Clinical Problem Solving は病歴，身体所見，診断推論の過程などが詳述されており，とても参考になる．ただし，既存の論文の表現を丸ごと盗用してしまうのは plagiarism，剽窃と呼ばれる違反行為であり，厳に慎まなければならない．最初は大変かもしれないが，症例報告で使用する表現は限られており，慣れるに従って，書くスピードは上がっていくだろう．なお，よほど英語が得意な場合でなければ，英文のネイティブチェックは行ったほうが良い．ネイティブから見て，自分の英語のどこがおかしいのか指摘してもらい，見直すことも英作文能力の向上につながる．

◆ 症例報告の実例

50 代男性

主　訴：左下腹部痛

現病歴：半日前からの左下腹部痛を主訴に受診．

既往歴：1 型糖尿病，糖尿病性腎症（20 年前から透析中），高血圧

薬剤歴：バイアスピリン 100 mg 1 T 1 X 朝食後，アバプロ 50 mg 1 T 1 X 朝食後，カルタン 500 mg 6 T 3 X 毎食後，ノボラピッド（10-12-12-0），ランタス（26-0-0-0）

嗜好・アレルギー歴：なし．

身体所見：意識清明，全身状態良好．独歩だが左下肢をひきずりながら入室．血圧 148 / 76 mmHg，脈拍 78 / 分，体温 37.8 度，酸素飽和度 98 ％，呼吸数 16 / 分．眼瞼結膜や四肢末梢に点状出血，紫斑の出現を認めない．左前腕にシャントあり．発赤，腫脹，熱感，圧痛などの所見なし．

胸部所見：心雑音を含め，異常なし．

腹部所見：平坦，軟．腸蠕動音正常．打診上，異常なし．臍の 3〜4 cm 左側に限局した圧痛あり．反跳痛なし．左の Psoas sign 陽性（図 1）．

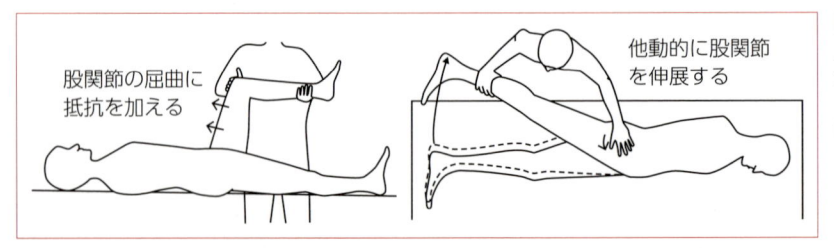

股関節の屈曲に抵抗を加える

他動的に股関節を伸展する

図1　Psoas sign
患者に股関節の屈曲を指示し，検者がそれに対して抵抗をかける．疼痛が誘発された場合を陽性とする．または側臥位で股関節を受動的に伸展させて評価する方法もある．

以上の状況から腸腰筋膿瘍を疑い，造影 CT による評価を行ったが，明らかな膿瘍を認めなかった（**図2**）．整形外科，放射線科コンサルトの結果，より高感度とされる MRI を追加したが，やはり膿瘍を認めなかった．

腸腰筋膿瘍の診断における画像検査の精度について調べると，CT/MRI は非常に高い感度を有するゴールドスタンダードであるとされていた[1]．しかし，病歴と身体所見からは腸腰筋膿瘍の可能性が高いと考えられ，発症 12 時間の超早期のために画像所見が明らかとなっていない可能性を考えた．早期に偽陰性となるような報告がないか検索したところ，国内の学会発表 1 件[2]，症例報告 1 件が見つかった[3]．腸腰筋膿瘍の暫定診断で抗菌薬治療を開始したうえで，3 日後に造影 CT を再検したところ，腸腰筋膿瘍が明らかとなった（**図3**）．血液培養からはメチシリン感受性黄色ブドウ球菌が検出された．シャントを侵入門戸とした腸腰筋膿瘍の診断のもと，6 週間の抗菌薬加療を継続し，退院となった．

一般に高感度とされる CT および MRI において，超早期に偽陰性を呈した腸腰筋膿瘍の一例であ

図2　発症半日時点での腹部造影 CT
腸腰筋膿瘍は明らかではない．

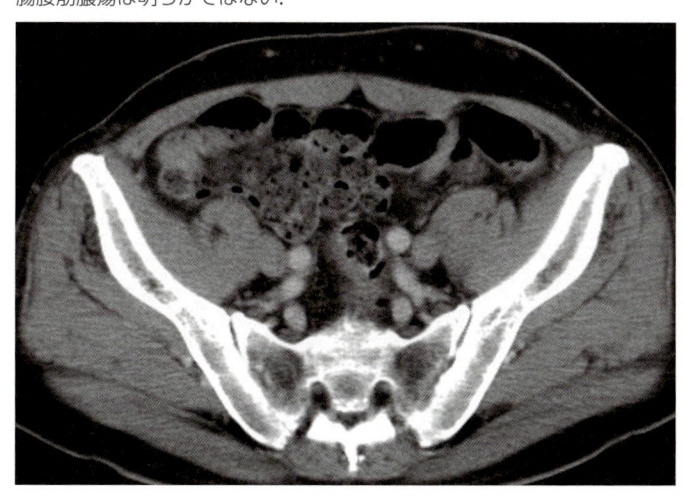

図3　発症 3 日目の腹部造影 CT
左腸腰筋膿瘍の出現を認める（矢印）．

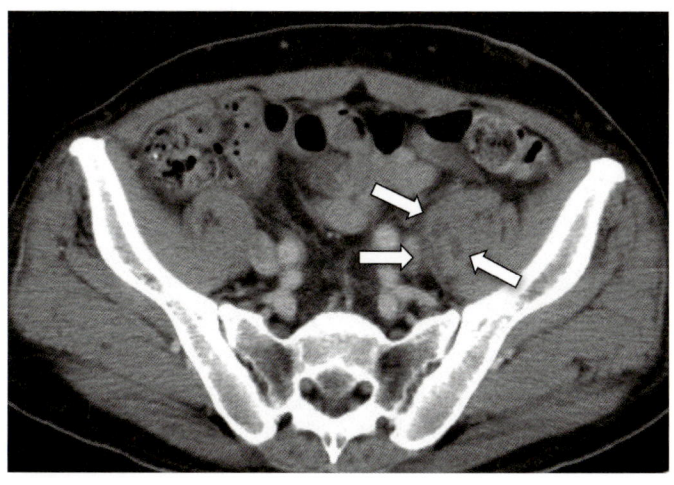

る．過去の報告は限定的かつ単純 CT に関するもののみであり，報告の価値があると考えた．本報告は Imaging-negative psoas abscess として *Lancet* に掲載された[4]．その後 18 例と数は少ないが，院内の腸腰筋膿瘍の症例集積をまとめ，発症 5 日以内の CT や MRI の感度が 50 ％程度しかないことを報告した[5]．

この報告は，UpToDate に引用され，腸腰筋膿瘍の診断において，一般に高感度とされる画像検査でも早期には偽陰性を呈し得ることが記載されるようになった[6]．症例報告をきっかけにエビデンスの構築に貢献することができたケースと考えている．

◆ 最後に

目の前の診療に真摯に向き合っていると，一定の頻度で報告すべき症例や病態に遭遇する．自身の経験をぜひ報告して，医学的知見の蓄積に貢献しよう．そのような視点を持ちながら診療していると，診療がますます楽しくなる．最初は大変でも経験を重ねるごとに少しずつ楽に書けるようになる．本稿を通じて，少しでも症例報告を書いてみようと感じていただけたなら幸いである．

●文献

1) Zissin R. Iliopsoas abscess: a report of 24 patients diagnosed by CT. Abdom Imaging 2001 ; 26 : 533 -9.
2) Yin HP, et al. The challenge of diagnosing psoas abscess. *J Chin Med Assoc* 2004 ; 67 :156.
3) 和泉賢一．初期に画像所見が認められず，診断に苦慮した糖尿病症例における腸腰筋膿瘍の一例．糖尿病 2011 ; 54 :574.
4) Spelman D. Psoas abscess. Baron EL, ed. UpToDate. Waltham, MA: UpToDate Inc. http://www.uptodate.com (Accessed on October 02, 2017.)
5) Takada T, et al. Limitations of using imaging diagnosis for psoas abscess in its early stage. *Intern Med* 2015 ; 54 : 2589 -93.
6) Takada T, et al. Imaging-negative psoas abscess. *Lancet* 2014 ; 383 :280.

④ -5　膠原病と総合診療医は相性が良い

石野秀岳（伊根診療所）

「膠原病の疑い」．こう聞くだけで反射的に目を背けたくなる医療者は案外多いと筆者は感じている．

心疾患や消化器疾患と異なり，臓器特異的な概念ではないため，患者に説明する時にも苦労が多い領域である．患者や家族に「膠原病」と説明しても，「はぁ，コーゲンビョー？？」という反応が来ることは日常茶飯事である．

医療者の受け止め方も「なんだか難しそう」「分類基準が覚えられない」「自己抗体が多すぎる」．こんな風に学生の頃からの苦手をこじらせていたりして……あるいは学生時代は平気でも，医師となってから「治療してもさっぱりよくならない」「そもそも治療方法がない」「薬もない」という三重苦にさいなまれて，患者を診察するのはもちろん，膠原病という言葉を聞くのも嫌になったという年配の先生方の声も周囲から聞こえてくる．

膠原病患者と言われてどのような患者像を思い浮かべるだろうか？　これを飲まないと痛みが良くならないから，とステロイド漬けになり骨がボロボロになって低身長となった婦人，長年にわたる闘病生活に身も心も疲れ果て，更に手も変形して身の回りのことも満足にできず人生に絶望した老婦人を思い浮かべた先生も多いであろう．しかし生物学的製剤が登場した 2003 年以降，膠原病（特に患者数の多い関節リウマチ）の治療は劇的な変化を遂げている．

生物学的製剤や免疫抑制剤の新規開発，使用方法の洗練化により，副作用は少なく効果も充分に望めるようになった．膠原病の原因についても，新規の自己抗体が発見され予後予測に効果を発揮している．膠原病医療の進歩により前述したような患者は，今後非常に少なくなると予想される．

また今までは暗記に頼っていた分類基準や自己抗体についても，インターネットや電子デバイスなどの発展により，手元ですぐに確認できるようになった．学生時代のテストや国家試験のように覚える必要もなく，大変よい時代になったと日々感謝しているほどである．

どうだろう．膠原病に対する苦手意識を見直すきっかけになっただろうか？

古典的不明熱の三大原因として，感染症，悪性腫瘍と並んで名前が挙がるのが膠原病である．膠原病科専門医の元には，「（原因？）不明熱ですので，膠原病の可能性はないでしょうか？」「関節の痛みがあるので，膠原病の可能性は？」といった相談が毎週のように舞い込んで来る．この相談内容，「膠原病」を「感染症」もしくは「総合診療科的疾患」と言い換えると，どうだろう．病院で働く総合診療科の先生ならかなりの頻度で聞いたことがあるはずだ．

発熱，倦怠感といった疾患特異性の低い，いわゆる common な症状から始まる診療は，臨床推論に興味のある総合診療医との親和性が高い．膠原病疾患は 1 人の患者の中に同時多発的に病変を生じることが多く，複数の臓器をコントロールする必要がある．また免疫抑制剤を長期間内服する必要性があるために，適切な感染症診療の知識も欠かせない．発熱＝ニューキノロン内服のような乱暴で画一的な診療では早期に耐性菌を生じてしまい，長期間にわたる闘病生活を支えることは不

京都府伊根町の「海の見える風景」（左）と在宅診療中の筆者

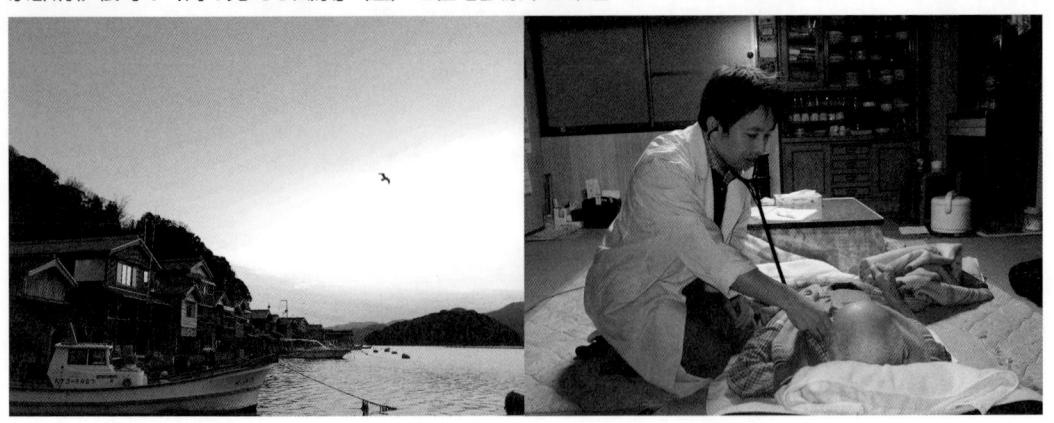

可能となる．感染症と患者の状態を理解し，正しく恐れることのできるかかりつけ医としての総合診療医がここでも求められている．

　中小病院に勤務する総合診療科の先生方が診療する疾患群と，膠原病科医師が相談を受ける疾患群はたいへん似通っているのではないだろうか．このことは膠原病科医師の役割を臓器別専門医でカバーすることは難しく，総合診療科に期待が集まる理由となっている．

　では患者本人も分類基準や，治療指針をネットですぐに調べることができる現代において，膠原病専門医もしくは総合診療科医の存在価値は，どこに見出せば良いのだろう？　専門医に限らず1人の医師として，初回の診察で診断がつかなくても，ていねいな全身診察と問診，そして患者の経過を一緒に見守る姿勢が重要なのだと考える．1回の診察で「うちの科の病気じゃない」と放り出してしまっては，正しい診断にはたどり着けないことは非常に多い．膠原病診療は診断がついて終了ではなく，他の急性期疾患と異なり "治癒" することがほとんどない疾患が多い．生涯の付き合いとなる患者も多いために，寛解導入後の慢性期の診療，患者の心に寄り添っていく診療が重要となる．これも臓器別専門医の不得意とする部分であり，総合診療医と膠原病疾患の相性が良いと筆者が判断する理由の1つである．

　筆者のところにも最終的に巨細胞性動脈炎の診断がついた患者がいた．発症は腹痛と発熱を生じたために，近くの消化器内科を受診された．肝胆道系疾患を疑い，採血検査と腹部造影CTを受けたそうだ．腹部造影CTでは，肝胆道系に異常を認めなかったが，CRP 15と高値のために総合診療科に紹介となったという経緯だ．

　受診した時には，体温は平熱となり腹痛も消失していた．右の側頭動脈が軽度硬化していたが，圧痛もなく筋痛も認めなかった．側頭の動脈所見以外に身体所見ではGCA合併PMRを疑う所見（筋痛，顎跛行，頸部血管雑音）を認めなかったために確定診断にまで至らず，血液培養を含め各種感染症検査を実施して，後日の再診となった．

　ではどのようにして確定診断に至ったかというと，前医の腹部造影CTを読影した放射線科医から「腹部大動脈の壁肥厚を認める．造影効果もあり，血管炎の疑いがある」との読影所見が送られ

て来たのだ．その後入院となり，本 Case と同様に側頭動脈生検，ステロイド治療を実施した．治療開始後すみやかに炎症反応も消失し，状態もよくなった．これも初回の診察だけで除外診断を終了してしまっては，正しい診断にはたどり着けなかっただろう．

「今までずっとわからないと言われていたんです」「こんなに体調が良いのは久しぶりです」．診断がついた時，治療が奏効した時の患者の喜びの声は，病に悩まされていた期間が長いほど大きく，そして強くなる．患者の喜びの声を聞くとき，これほどやりがいのある診療科はないと実感できるのが膠原病診療の醍醐味である．

病院で輝いている総合診療科医のいる地域は，その病院内だけでなく地域の医療全体が素晴らしく充実していると断言できる．へき地では膠原病専門医が不在のことが多く，遠方のもしくは非常勤の膠原病専門医に通院している患者がほとんどである．免疫抑制剤を内服しているため感染症に罹患しやすく入院加療を行う際に専門医の不在は患者に想像以上の不安感を与えている．リウマチ患者は（地域にもよるが）整形外科を標榜する開業医に通院することも多い．遠方，非常勤の膠原病専門医や開業医との入院時連携を，地域病院を支える総合診療医（特に救急や入院を担当する病院総合医）が積極的に進めることで患者の不安感は相当に軽減される．それは各科専門医にとっても好ましいことで，膠原病のようなある意味特殊な領域こそ総合診療科医の活躍，もしくは専門医と総合診療科医の連携が欠かせない．専門医が不足している分野での活躍も期待されているのだと理解していただきたい．これは専門医だけでなく，地域住民からの要望とも一致している．

筆者自身のことについてご紹介すると，膠原病科を選択した理由としては，地域医療を目指すなかで，全身を診ることができる医師になるためだった．母校の医局が臓器特異的な診療科に細分されていくなかで，臓器に特化せず免疫システムから全身を診る診療科として膠原病科が最もそれに近く魅力的に思え，進路を選択した．実際に学んでみるとこれほど間口の広く，そして奥の深い学問・診療科はなく，たいへん充実した毎日だった．

大学病院での膠原病専門医を経験したのち，現在は生まれ故郷にある診療所の所長となりへき地医療を実践している．へき地医療と総合診療医の相性がたいへんよいことは，このコラムをお読みの皆さんには改めて言うまでもないと信じている．それと同様に全身を診る必要のある膠原病疾患と総合診療医も相性がよいと思っていただけると信じ，筆を置く．

膠原病に関連するおススメの学会，勉強会，ML など

学会　：日本リウマチ学会　http://www.ryumachi-jp.com
　　　　アメリカ・リウマチ学会（ACR）　https://www.rheumatology.org/
　　　　ヨーロッパ・リウマチ学会（EULAR）　https://www.eular.org/
勉強会：リウマチ・膠原病 ウィンターセミナー／オータムセミナー（下記 ML 内での告知です）
ML　　：リウマチ・膠原病メーリングリスト　rheumatology_CTD@googlegroups.com

④-6 生涯教育（いろんな会への参加）

吉野俊平（飯塚病院）

リウマチ性多発筋痛症に巨細胞性動脈炎（GCA）が合併することは知られているが，GCAの非典型的な症状を列挙することや，慢性の咳の原因としてGCAを想起することは難しそうである．またPMRの治療経過でうまくいかない時に鑑別診断を挙げ，GCAの診断にたどり着くことも難しい気がする．

「広い守備範囲で担当した時には深く診る」ことができるためには，日々どのような工夫が必要であろうか？　広い守備範囲とは「内科を中心とした幅広い初期診療能力」を指す．深く診るとは「目の前の患者に関する臨床疑問を解決する能力」を指す．常日頃から各種マニュアルや教科書，2次資料（UpToDate®，DynaMed®などのエビデンスに基づいた臨床医学情報のオンラインツール）に目を通すこと以外に，病院総合医として働く方々が中心に運営・企画する勉強会（特定のテーマやトピックについて一緒に学ぶ有志の集い）に参加することはこうした能力を獲得する有用な方法の1つである．ここでは病院総合医にとって有用と思われる勉強会を紹介するとともに，参加することの意義・有用性について触れてみたい．

現在様々な勉強会がある．学会，研究会，カンファレンス，フェデレーションと様々な名称があるが，その名称自体に定義があるわけではない．構成メンバーの規模，参加する職種・職位，テーマとなる分野は様々だが，共通していることは設立の主な目的が情報交換と相互教育であることである．そうした目的のために各々がホームページの運営，SNS（Social Networking Service）の運営，メーリングリストの運営，機関紙の定期刊行，セミナーの開催，教育コンテンツの発信，関連書籍や研修施設紹介などといった活動を行っている．

一般社団法人日本プライマリ・ケア連合学会は，病院において総合的な医療を提供する医師に求められる基本的な能力を修得した医師を病院総合医とし，期待される医師像と修得すべき中核能力を定めている（総論 p.8 を参照）．

総合的という言葉は診療姿勢を反映したもので，最新の技術に関心を持ち手技を重視する診療姿勢に対して細分化された医療技術を総合的に評価し，社会的存在である患者（家族）の心理面にも配慮し患者志向の臨床判断を行う診療姿勢を指す．病院とは文字通り在宅や診療所といった地域コミュニティに密着した形ではなく，規模の大きな病院が診療の場であることを指す[1]．病院総合医は外来での診断困難例への対応や急性期複雑患者の病棟ケアに加えて，研修医や医学生の教育，職種間や院内各部門間の調整，他の医療機関との折衝，上級医への対応といった教育機能，連携機能，横断的役割を担うといった特徴を持つ．

以下病院総合医の特徴が反映されている，また病院総合医に必要な中核能力の維持・向上に有用と思われる活動が行われている勉強会をピックアップした．併せて日本プライマリ・ケア連合学会病院総合医委員会のホームページ（https://pc-hospitalist.jimdo.com/）も情報源として参照していただきたい．

JHospitalist Network　http://hospitalist.jp/

　JHospitalist Network（JHN）は日本型ホスピタリストの普及と若手ホスピタリストの教育に貢献することを目的として，2014年に設立された．ホームページを介して様々な教育コンテンツの配信，セミナー・勉強会などの情報発信をするとともに，メーリングリストの運営，機関紙「Hospitalist」の定期刊行などを行っている．JHN が主催し年に2回行われる JHN セミナーは，総合医として勤務するすべての医師を対象に行われる半日の参加型教育セミナーである．ホスピタリストが日常的に遭遇する問題をテーマに，基調講演，講演，スモールグループディスカッションを介したケーススタディで構成される．ホスピタリストの横のつながりを広げるために，セミナー終了後には懇親会が開催される．

米国内科学会日本支部　http://www.acpjapan.org/

　ACP（American College of Physicians：米国内科学会）は会員数14万人を超える世界最大級の医学会である．Japan Chapter（日本支部）は2003年にアメリカ大陸以外の初めての支部として設立された．米国内科専門医資格を有する医師だけでなく，日本の内科専門医，研修医そして医学生も，要件を満たせば入会可能となり，現在1,000人以上の会員がいる．ホームページ上での Governor's Newsletter の発行，メーリングリストの運営，各委員会主催のセミナーなどを運営している．2004年から開催されている年次総会は，内科領域における最新の知識と臨床能力の世界標準を提供することを目的としている．ACP 会長を招聘して行われるプレナリーセッション，ポスターディスカッションセッションに加え，若手研修医の施設間対抗クイズトーナメントである Dr's Dilemma，ランチョン，各委員会企画，公募企画など50近い教育セッションが企画されている．

SHM　https://www.hospitalmedicine.org/

　SHM（Society of Hospital Medicine）は全米のホスピタリストの学会．入院患者に対し包括的な医療管理を行うことに特化した医療専門領域（Hospital medicine）を推進するために，1997年に設立，1998年に初めての年次総会を開催した．現在会員数は1万人以上となっている．年次総会では4日間の日程で，主に内科や小児科分野のレクチャー，ワークショップが多数開催されている．口演発表と並行して開催されるポスター発表は，症例発表（Vignettes）と臨床研究（Research, Innovations）に分かれ，2017年は1,712題の応募があった．

一般社団法人集中治療医療安全協議会　http://ccpat.net/

　2008年に JSEPTIC（特定非営利活動法人日本集中治療教育研究会 http://www.jseptic.com/）が発足され，若手の教育育成という流れの中で，米国集中治療医学会（SCCM：Society of Critical Care Medicine）が行っているオフザジョブトレーニングコースの1つである FCCS（Fundamental Critical Care Support）が日本各地で開催された．主に集中治療を専門としない医療従事者の方々を対象に，人工呼吸器管理，敗血症性ショック，院内急変対応を含む講義と Skill Station からなる2日間のコースである．独自に開発された院内救急対応システム（RRS：rapid Response System）の講習会も全国展開しており，今後は病院総合医のための有用なオフザジョ

ブトレーニングになることが期待される.

APDIM Chief Residents Meeting　http://www.im.org/p/cm/ld/fid= 1762

　毎年3, 4月に2日間かけて行われる全米チーフレジデント会議である. 米国の臨床研修プログラムを評価・認定する ACGME（Accreditation Council for Graduate Medical Education）認定施設所属の Program Directors の会である APDIM（The Association of Program Directors in Internal Medicine）が主催する. APDIM は, AAIM（Alliance for Academic Internal Medicine）という米国とカナダの医学部や教育病院で組織された団体の傘下にあり, APDIM のほかにはAPM（The Association of Professors of Medicine）, CDIM（The Clerkship Directors in Internal Medicine）などが所属している. 米国では Program director と呼ばれるレジデンシープログラムの責任者が存在し, レジデントの採用や病院のプログラムの作成などを担っている. チーフレジデントはこの Program director の指導の下, 研修医の教育を軸に管理職としての役割, さらには臨床研究や論文執筆などの学術的活動も積極的に行っている. プログラムは, 全員で講義を受けるプレナリーセッションとスモールグループに分かれて参加者同士で話し合うワークショップで構成され, チーフレジデントの役割である教育, 管理, メンターシップにかかわる内容が主となっている.

京都 GIM カンファレンス　http://www.rakuwa.or.jp/otowa/gim/index.html

　京都 GIM カンファレンスは, 1998年4月から毎月欠かさず開催されている診断推論を重視した症例検討会である. 病歴と身体所見を重視した診断推論力の向上を目指しつつ, 典型的な現れ方をした珍しい症例, あるいは非典型的な現れ方をした common な症例の経験を共有し, 参加者各自のその後の臨床に役立てることを大きな目標としている. 2006年から会場を洛和会音羽病院に移し, 症例提示を担当したことのある病院は30近くに上る. 症例選定は, 手挙げ方式で毎回選ばれる3つの病院に任され, 症例提示者は, 各病院の若手総合診療医が中心である. 参加者は近畿圏の大学の医学生や, 臨床研修病院の総合診療系の若手医師が多数を占める. このカンファレンスの最大の特徴は, 提示者しか最終診断名を知らない症例を取り上げ, 全くの予備知識なしのぶっつけ本番で, 参加者各自が鑑別診断を考えながら, 病歴・身体所見・初期検査の各提示段階で自由に質問をし, 診断を絞っていくプロセスにある.

関西若手医師フェデレーション　https://kanfed.jimdo.com/

　関西エリアの若手医師のアカデミックな交流と卒後医学教育文化の共有・活性化を目的とした勉強会. 初期研修医と専攻医を対象とした症例検討会（主に2症例）を年に2～3回の頻度で開催している. 問診, 身体診察を主な情報として鑑別をあげ, 診断までを議論するという形式で思考過程の共有に重きを置いている. 初回は2008年8月で2015年12月までに13回開催されている. そのほか日常診療や研修に役立つちょっとした知識やスキルについて15分のミニプレゼンテーションを行い, 参加者からの投票で優勝者を決める「チキチキ Kan-fed 小ネタ集」や, 救急外来での問診をテーマに, 遭遇する機会の多い胸痛, 腹痛, めまい, 呼吸困難感, 咽頭痛, 失神の主訴に対して模擬患者に問診をして, そのやり取りについて振り返り（内省）を行うといった参加型のワークショップ「問診塾」などが開催されている. 運営は各研修病院の代表者による合議制で, コアメ

ンバーは専攻医が中心，参加費は無料，スポンサーはつけない，会場は各参加メンバーの病院が持ち回りでコストをかけないといったコンセプトは，初回から一貫している．

　2016年12月に症例検討会をライブ形式でまとめ，同勉強会創立の背景や歴史，さまざまなエピソード，症例検討会のスムーズな運営のためのノウハウを示した書籍[2]が刊行された．

　知識面においては総合医の視点で企画された各内科サブスペシャリティ知識のアップデートを目的とした内容が多いことが特徴である．総合医が問題提起し専門医が答える，会のファシリテーターを総合医が務める形式は，参加者である病院総合医のニーズを反映する．専門を決めず幅広く知識を得ようとする研修医や若手医師のニーズにも合致する．臨床疑問を解決する能力には様々なアプローチがあるが，実症例を基に企画者と参加者が双方向性のやり取りをしながら行われる臨床推論カンファレンスはその1つだと思われる．上級医の思考過程を学びながら実診療で活かすことを繰り返す中で獲得される能力である．1人から大勢への講義ではなく，スモールグループディスカッションを用いることで交流が促され，顔の見える関係性がつくられる．書物では学ぶことが難しく実臨床で直面する医学教育やコミュニケーション，チームワーク，リーダーシップ，意思決定などのチーム医療における安全や質の確保に必要なノンテクニカルスキルをテーマとした内容が多いことにも着目すべきである．動きながら考えられるようになるためにはシミュレーショントレーニングは欠かせない．とくに病棟急変時にとりあえずABCDの安定化をはかるために必要な心肺蘇生，気管挿管，人工呼吸器管理などの救急対処法は，病院総合医には必要なスキルである．

　現在日本においてどの位の病院総合医がいるかといったデータはない．病院総合医育成のためのカリキュラム整備も始まったばかりである．先に述べた病院総合医の定義，修得すべき中核能力，特徴といった「病院総合医」像が広く共有されているとは言えない状況である．もしかすると「病院総合医」像がわかりにくい，身近にロールモデルがいない，手をつける範囲が広すぎるといった理由で，病院総合医というキャリアに進むことを躊躇する人も少なくないかもしれない．勉強会に参加することで情報交換と相互教育が行われ，多くの病院総合医と顔の見える関係性をつくることが可能である．病院総合医像が共有されるなかで，身近な目標が明確化し，将来のキャリアを考えるきっかけができ，やりがいやロールモデルが見つかることが期待できる．最近の20年間で医療現場と同様学ぶ環境は大きく変化してきた．より簡便に情報交換と相互教育ができるようになった．病院総合医を対象とする勉強会が生涯教育の場として有効活用され，病院総合医を志す若手が増えることを期待している．

● 文献
1) 小泉俊三．病院総合医（日本型ホスピタリスト）の現状と近未来像　実践を基盤とした総合内科医として．日内会誌100：3687-93，2011．
　おススメ！ 難易度★☆☆
2) 関西若手医師フェデレーション．鑑別診断＋αを知る！　関フェデ流臨床推論カンファレンスLive．東京：中外医学社；2016．
　おススメ！ 難易度★☆☆
3) 週刊医学界新聞第3251号．2017年12月04日．納得するまで診断を突き詰めているか『魁‼診断塾』発刊記念 東京GIMカンファレンス特別編．
　http://www.igaku-shoin.co.jp/paperDetail.do?id=PA03251_03

※本項目で取り上げたWebサイトの最終アクセスはすべて2018年3月

引き継いだ予約外来：**COPD**

和田幹生（市立福知山市民病院 大江分院）

指導医 定期外来はどう？　だんだん慣れてきた？

専攻医 高齢者がほとんどですが，小児科から引き継いだ不安定そうな方を診たり，救急外来で別の主訴で来られた女性がどうも片頭痛っぽくてFollowを始めたりといったことをしています．

指導医 そういった症例を拾い上げられるようになっているのはいいですね．結構結構．臓器別での入院診療の研修では気づきにくいこともあるでしょう？

専攻医 がん検診の話もパンフレットを使いながら，円滑にできるようになってきました．そうなると家族背景のことやACPに近いことも，外来からできるようになるんだと気づきました．先日もがん検診の話題がかみ合わないと思ったら，認知症の問題や老認介護問題，ポリファーマシーの問題がわかってきました．近隣の整形外科で関節リウマチを診てもらっている高齢者の内科的な問題がなおざりになっていることがわかって，入院になったときをイメージして対応しなきゃと思っています．

指導医 入院診療で手を抜かずに，全体を診るコトを実践しているのが活きているね．

専攻医 ありがとうございます．橋本先生，実は定期外来で引き継いだ症例で少し困っているので，相談させてもらっていいでしょうか？

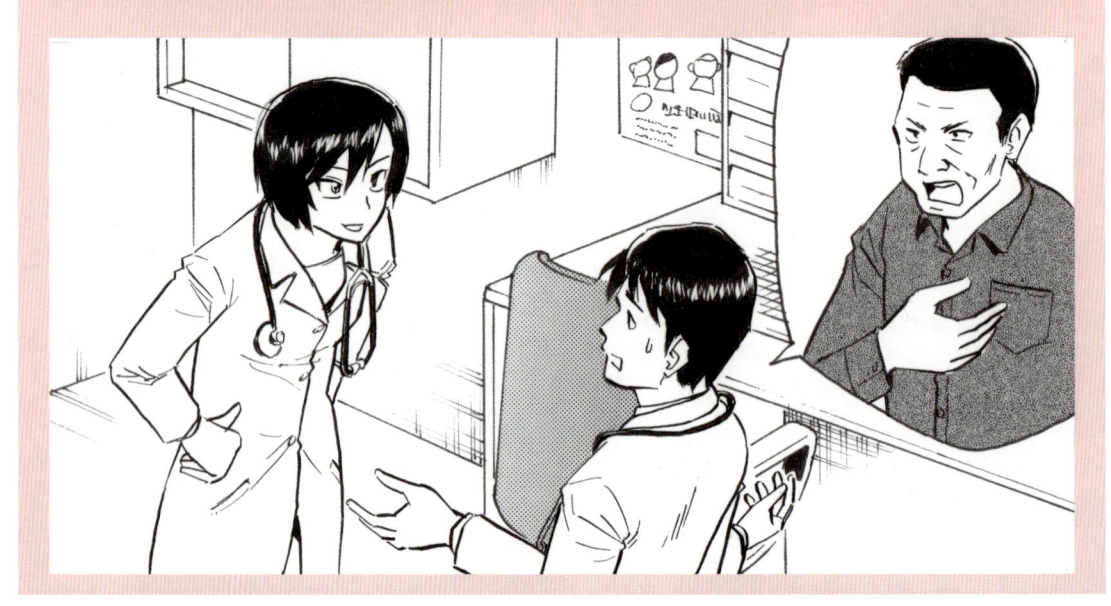

昨年度まで消化器内科の先生が，早期胃がん後＋糖尿病の Follow をされていた患者さんなのですが，診た感じから明らかに COPD がありそうで，呼吸機能検査を勧めたら「肺が悪いなんて言われたことがない！」って言い張られました．「がん検診はどうしていますか？」と訊くと，「病院で診てもらっているんだからわかるだろ！」と言われまして．それでもご家族のことを訊くとなんとか答えてくださいました．奥さんを昨年亡くされて現在は独居，お子さんは遠方にいるようで今後のことが不安です．橋本先生は禁煙外来もされていますよね．禁煙外来に相談する形で先生にも接点を持っていただけると安心なのですが，お願いできませんか？

指導医 了解．自分が対応できなくても，コーディネートを実践しているね！　ところで，禁煙支援の勉強はいつするの？

専攻医 ギクッ．考えてみたらいつ勉強するんでしょう．橋本先生は禁煙外来を始めるときどうされたんですか？　ワクチン接種やいわゆる女性診療など，案外どこで学んだらいいのかわからないことも多くて．ACP の進め方や面談の仕方，臨床倫理の議論方法や看取りの作法など，実臨床で遭遇するちょっとした話題も大事なこととは思うのですが．

指導医 確かにそういったことをどうやって学んだらいいかは，よくわからないね．施設によっても得意な先生がいるかいないかわからないしね．みんなはどうしているんだろう？
このあいだ色んな勉強会やメーリングリストに参加してみることを勧めたけれど，ほかに総合診療関連のセミナーや書籍で学べることも多いかも知れないよ．

専攻医 わからないことを理解することや，それをどうやって学んでいくのかも導いてくれるので嬉しいです．「わからない」「知らない」って橋本先生も言ってくれるので安心です．

指導医 エヘッ．それバッカリじゃ指導医失格かもしれないけどね．一緒に研鑽しようね．

⑤-1　病院総合医の予約外来

岸田直樹（北海道科学大学）

　病院総合医の重要な仕事の1つに予約外来がある．日本が米国のような入院を専門とした Hospitalist となるほどのマンパワーとなる日は，未曽有の少子高齢化人口減少という日本の人口学的予測からもまだまだ先であろうし，それが実現しそうな AI 未来においてこのような Hospitalist が理想ではないかもしれない．何より現在，病院総合医として活動している自分は「病院で診る外来の魅力」があると感じる．病院でフォローするという selection された患者層の疾患としてだけではなく社会背景としての「interesting さ」から，病院というセッティングで外来も診る日本型の病院総合医に，魅力を感じるのは自分だけではないであろう．

　さて，そんな病院での特に予約外来については，なかなか教えられることがない．病院といえども「生活習慣病 + α」が基本だが，クリニックでの予約外来との違いがある．まず，生活習慣病は重症度が高い傾向がある．とくに生活習慣病に起因した合併症の重症度が高いことが多い（併存疾患の重症度などで近隣クリニックに逆紹介できない理由がある患者が多い）．また α は置かれた病院の専門科の数とマンパワーに依存しているが，それをやる場合には**その分野の specialist** として診療していることが多い．他の専門科も併診している患者さんも多く，どこまで病院総合医が引き受けるか？も患者の併存疾患とその重症度，社会的理由，病院の持つ良い意味での専門性（例えば循環器内科医のマンパワーが少なければ，循環器内科医は心臓カテーテルなど検査＋コンサルトのみで，それ以外は病院総合医が診るなど）ごとに現状の病院として最高の医療を患者に，地域に提供できる体制を踏まえたアプローチをすることが求められる．

　「これは○○が診るべきだ」

　「これを診るのが病院総合医だ」

といったことではなく，置かれた環境（病院の機能），患者の併存疾患と患者・家族の思い，多職種医療スタッフの患者への方針など，患者だけでなくその周辺の状況を踏まえ，最大の効果が期待される形で多様性へのアプローチができることが病院総合医のスキルであろう．

　患者にとっても病院にとっても最大の効果を生み出す場をつくり上げることができる，これこそ病院総合医であり，こんな病院総合医の予約外来へのアプローチについて考えてみたい．

◆ 病院総合医の予約外来

　病院総合医の予約外来は，生活習慣病を中心とした common disease となるが，クリニックなどで診るよりも重症度が高いことが多く，特に併存疾患が多い高齢者を診ることが多い．また，日本は内分泌の専門科が極めて少ないため，内分泌疾患の専門的なところまで診ることが多く，甲状腺外来となっている人も多いであろう．また，自身の病院で専門科がない分野として膠原病も挙げられるが，95％以上はリウマチであろう（実際，膠原病・リウマチ科医とて診ているそのほとんどはリウマチである）．そして意外に多いのが不定愁訴のような訴えの患者の定期フォローであろう．いわゆる MUS（Medically Unexplained Syndrome）に当たる患者である．実際には軽症のうつやパニック発作が多く，一見対応

に苦慮する訴えの多い患者が多くて大変そうにも見えるが，自分は全くそう思わない．

このような患者の多くはドクターショッピングとなって最後に自分の目の前にやっとたどり着くことが多い．そのたらいまわしを食い止める役割としてとても病院総合医のやりがいを感じ，患者からも感謝される．看護師から「岸田先生の外来ってメンタルクリニックみたいですね」と言われることがよくあるが，馬鹿にされているのではなく感謝されていることが多い．

さて，そんな病院総合医の外来に関して幾つか一般的なことを確認してみたい．

◆ 予約外来で1時間当たり，何人くらい診るのか？

"5分診療"と皮肉を込めて使われるような外来にはしたくないと病院総合医として思いながらも，米国の様に30分で1人のようなペースで診ることは，特に地域の病院総合医には現実的ではないだろう．

実際にはどんなに良い条件でも15分で1人（4人／時間），通常は10分で1人（6人／時間）となるであろう．さらに，純粋に予約外来だけをするという幸せな環境は少なく，隙間時間で新患を診ることにもなるので，実質1時間に10人弱の予約＋新患を診ることも少なくない．なんとなく毎月フォローしているような場合は10分診療でもいけるかもしれないが，受診の必要性をていねいに考え，数カ月に1回のような外来フォローをしている場合は，期間が開いているのでよりていねいな問診・診察が基本となる．

そのためにも事前予習が重要であり，予約外来カンファレンスなどを行うのが効果的であるが，自分なりに予習をせずに外来に向かうのは，専攻医は"言語道断"と思うくらいがちょうど良い．

外来で困った時の解決法は？　カンファレンスを定期開催したほうがよいか？

「外来で困ったときに解決するツールはやはりUpToDateでしょ．UpToDateってそういうときのためにつくられたもので，だから必ずRecommendationを明確に書くような体裁になっているんだよ．UpToDateくらい見なよ」

と言うのはたやすいが，検索スキルや何より英語力は時間勝負の予約外来ではきれいごとでは済まされない．拙著になるが『ジェネラリストのための内科外来マニュアル』[1]はまさに日本の病院総合医が病院の外来をイメージしてつくられたものである．お役に立てれば幸いである．

予約外来では，予約外来開始前に当日診察する患者のカンファレンスを行うことが理想ではある．朝の外来前の8時〜9時くらいの時間を使った30分程度の診察前カンファレンスは効果的だが，前日に行ってもよい．カンファレンスのために，研修医の予約外来は30分遅らせて9時半開始とするなどもよい．新患外来は，困ったら次回予約を入れてフォローとする技があるので，新患外来後の午後など事後に行っても効果的な介入は可能なことが多い．毎朝のルーチンとして，定期外来を行う研修医のための予約外来カンファレンスを30分でも行うことが理想だが，隔日となっても専攻医にメリットがある外来前のタイミングで行いたい．何よりそのためにも，その日の病棟業務を事前に済ませるタイムマネジメントが重要である．

困った時の相談相手はどうしているか？

理想的には指導に特化した外来指導医が外来ブースの裏で待機しているのが望ましい．実際自分はそ

のような指導をさせていただいている．しかし，指導に特化した医師を置けているところは少ないであろう．代替案として，併診している上級医に隙間時間に相談するというのもあるが，外来併診医の隙間時間とうまく合わないことが多く，外来が滞る原因となる．よくされる方法は，病棟担当指導医で「電話相談してもよい当番」を決めるという手法である．

　大切なことは「困ったら誰かに相談してもよい」というあいまいな形にはせず，その日の外来電話相談指導医をきちんと決めることである．**「誰かに相談可」というルールでは「誰もが無責任」と同じ**であり，相談相手のたらいまわしになり研修医が困ることが多い．

◉ 他科医師（同一医療機関内や地域内外）との連携

　当たり前だが，病院総合医は専門科あっての病院総合医である．「自分たちで何でもできる」というのが病院総合医ではない．特に，高齢者など多数の臓器にわたる複雑なプロブレムを抱えている患者では，適切なタイミングでの適切な専門科コンサルテーションが，患者にとって有益なものとなる．患者のメリットを第一に考え，「必要があれば院内・院外問わずしっかり手紙を書いて専門科に紹介しますね」と自分は伝えている．また，病院総合医のお家芸である診断困難例の外来フォローでも，侵襲的な検査にせよ，検査結果の判断（特に画像や病理所見）にせよ，専門科のお力が最終的には必要になり，病院総合医と専門科の関係は切っても切り離すことなどできない．

　適切なコンサルテーションと言ったが，ここには2つの要素がある．1つは適切なタイミングであり，もう1つは適切な"人"へのコンサルテーションだ．特に適切な科ではなく適切な"人"というのが重要となる．

　コンサルテーションをする場合には病院の状況によって，必ずしも特定の専門科ではなくてはいけないというわけでは実はなく，いくつか選択肢があることが多いであろう．例えば神経疾患が疑われる患者でもその診察や脳MRIの読影などは，神経内科医が常駐していない病院などでは，神経内科的疾患にも詳しい常勤の脳外科医（人）に相談するか，はたまた画像は放射線科にお願いするか，それとも他院に紹介するかなどクリアカットではないことが多い．病院総合医は，多数の複雑なプロブレムを持った多臓器にまたがる患者の日々のマネジメントを通じて，臓器横断的・病院横断的に活動しているため，どのような場合にどのような専門科の，しかも専門科の中でも誰に相談するのが，①気軽で②親切で③ていねいで④的確かが，苦い経験の蓄積から自然と見極められるようになる．

　この様に病院総合医は適切な科ではなく適切な"人"まで判断可能である．それは地域の中でも同じだ．これは臓器横断的に多科・多職種とかかわり，病院全体，地域全体を常に見渡している病院総合医の為せる業であると考える．

　院内だけではなく，地域での最も適切な相談相手を探すスペシャリストとしてのスキルは，病院総合医には必須であり特権でもあると感じる．しかし，そこにはやりとりの難しさもあり，かなりアドバンスなコミュニケーションスキルが必要な場合があるであろう．自分たちがして欲しいことは大体決まっていることが多いが，専門科がそのようにしてくれないことも多いであろう．つまり，人（専門科）を動かす能力が重要となる．

　例えば，診断のために肝生検・骨髄生検・側頭動脈生検など専門科の力が必要でも，専門科から「その可能性は低い」とか「本当に強く疑うのか？」などと一蹴されることは多々あり，どのように生検をしていただけるようにもっていけるかは，大きな問題となる（ドレナージの必要性や手術適応も似てい

る）．実際，側頭動脈生検の敷居は高いところが多く，病院総合医が側頭動脈炎を疑ってお願いしても違うと一蹴され，最終的にはなんとかお願いして生検してもらいやはり側頭動脈炎だったという粘り勝ちを経験したことのある病院総合医も多いであろう．これは，多くはタイミングや人の誤り，専門科医師の解釈モデルへの病院総合医の理解不足であると感じる．病院総合医にとって大切なことは，意見の相違があっても「喧嘩をしない」ということかもしれない．

　この様に，専門科の最新の状況を多方面から解析し，適切なタイミングで院内，地域内で患者にとって最も適切な人にアプローチする，スペシャリストとしての病院総合医の求められる役割は，病院にとって，そして何より患者にとってとても大きいと日々感じる．

◉ 患者背景を踏まえた治療の目標設定を──数値合わせをしない

　定期外来で重要なことは患者の背景を踏まえた治療の目標を考えてあげることと日々感じる．決して数値合わせをするのが治療ではない．例えば初めて糖尿病を指摘された50代男性患者で，「初期評価でHbA1cが7.8 mg/dLで微量アルブミン尿が38 mg/gCr，血圧が150 / 90 mmHg，LDLコレステロールが138 mg/dLあったので，メトホルミンとACEIとスタチンを開始＋栄養指導オーダー」となっているのを見掛ける．それぞれの数値としての適応は間違っていないかもしれないが，このようないきなり「薬漬け＋厳格な栄養指導」というのもていねいに考えたい．

　自分はこのような患者には

「糖尿病治療はマラソンみたいなものです．指摘されて一気に頑張って走って疲れてしまう人をたくさん見掛けます．薬を飲んだほうが良さげな数字が幾つかありますが，まずは数カ月自分なりに食生活の改善でやってみませんか？　厳格な栄養指導を受けてもいいのですが，『これは何キロカロリー』など1つひとつ細かく気になり，意外にも生活は楽しくなくなります．まずは自分の胸に手を当ててみると食生活でここがちょっとまずかったなぁなんてところありますよね？　自分も実はあります（笑）．まずはそこからでいいですので，自分なりの食事調整・運動からやってみませんか？　何回か外来で診させていただいて，そこで徐々に薬を検討しませんか？　頑張りすぎないでくださいね」

と言っている．

　エビデンスがあるという言い方で数値合わせに目が行きやすいが，それぞれの点ではなく長期的な時間軸を意識してアプローチすることが，予約外来では重要となる．数値ばかり見ている忙しい外来だと，ワクチンや禁煙，骨粗鬆症などの予防の側面も忘れやすい．定期的に科内でアラートをかけるチェック機構などをつくるとよい（電子カルテでアラートさせることができればそれを利用する：院内メールなども可）．

　また，治療の目標設定をする患者層としてとても重要なのが高齢者であろう．年齢のみで判断せず，ADLや認知症の程度，家族のサポート体制など特に人生の最終段階における医療やケアの方針について繰り返し話し合うこと（アドバンス・ケア・プランニング：ACP）が，病院総合医こそ重要である．高齢者は，既存のガイドラインには当てはまらない．"エビデンスがある治療ライン"から"治療しない"のどこで落とすか？を高齢者の多様性を踏まえて患者ごとに判断することこそ，すべての治療をエビデンスを踏まえて知り得た病院総合医の醍醐味と感じる．

◆ さいごに：患者ごとの目標に向けた背中を押す存在

　予約外来での医師の役割は，患者の手をぐいぐい引っ張っていく存在ではないと日々感じる．そのような手法がダメではなく，効果的な場合もあろう．しかし慢性疾患は，やはり患者の自主性なくして立ち向かえない．特に，自主性が生まれる目標は決して病気の治療だけではない．いかに患者の良いところを患者ごとに引き出し，患者の病気以外の目標に向けて上手にサポートするか？が重要である．

　「自分（医師）は患者さんがこれからやりたいと思ってることを病気でできなくなったり，これからの人生を病気のせいでつまらないものになったりしないように，サポートさせていただいているだけなんです」

と患者に話すことが多い．

　慢性疾患のコントロールがうまくいかない場合には

　「これからの人生が病気のせいで少しでも unhappy にならないように，二人三脚で一緒にやっていきましょう．病気のせいでやりたかったことができなくなるのは，とってももったいないですよ」

と説明し，患者の病気の治療以外の目標の達成に向けて，病気が邪魔をしないように最大の力で背中を押している気持ちでやっている．

　患者の背中を1点からではなくたくさんの点で全体を押すことができる，それが病院総合医と感じる．

◉ 文献
1) 金城光代，金城紀与史，岸田直樹．ジェネラリストのための内科外来マニュアル　第2版．東京：医学書院；2017

⑤-2a　病院総合診療外来での引き継ぎの質を高めよう

佐 藤 健 太（北海道勤医協 札幌病院）
大久保彩織（北海道勤医協 札幌病院）

　外来における「引き継ぎ」は様々なシチュエーションで日々行われている．本項で扱う「病院総合診療外来での前医から後医へ」だけでなく，病棟医から外来医へ，外来医から在宅医へ，さらには他院から自院への紹介状など多彩である．しかし有意義で無駄がなく，相手の立場に立った引き継ぎを行うことは難しいものである．

　また，高齢者は疾患が複数あることが多く[1]，いわゆる Multimorbidity（多疾病罹患状態）であることが多い．したがって臓器別内科からの紹介でたびたび見られるような，担当疾患のみの記載にとどまり併存症に言及していない引き継ぎではうまくいかないことが多いだろう．総合診療医であれば，高齢者の抱える多彩な問題を包括的に過不足なく引き継ぐことは，必要最低限の条件である．更にはナラティブやコンテキストについての情報まで言及することで，個々の患者に最適化された診療を引き継ぐために充分な引き継ぎとなる．

　つまり，「**Multimorbidity の全体像を包括的に**」引き継ぐことと，「**ナラティブやコンテキストを"患者中心の医療の方法"に沿って**」引き継ぐことの **2 本柱**が，病院総合診療外来で求められる引き継ぎの必要十分条件と言えるだろう．

◆ Multimorbidity を引き継ぐ

　「Multimorbidity」の中身にあたる，**病院総合外来に通う高齢者によく見られる疾患**とはどのようなものだろうか？　ここでは，「老年症候群」と「慢性臓器障害」という 2 つの概念を特に強調して提示したい．

　「老年症候群」とは，高齢者によく見られる疾患・障害・症状をまとめた概念であり，内科疾患のほかに，抑うつや関節痛，尿失禁など多彩な症状（**図 1**）が含まれる．その評価方法には CGA（高齢者総合機能評価）が有効で（**表 1**），評価を行うことで死亡率・再入院率の低下，QOL 改善の効果がある[2]ため，引き継ぎにも活用したい．

　内科疾患の具体例として，診療所での Common disease である高血圧・糖尿病や運動器疾患に加え，**病院総合診療外来では慢性心不全・COPD・慢性腎臓病・肝硬変などの臓器障害を合併した患者が多い**[3]．これらの臓器障害の急性増悪は，高齢者の入院原因や死亡原因としても多く，早期介入・増悪予防で不要な入院を防ぐことができる可能性がある[4]．これらの**「病院外来の高齢患者の多くが抱え，予後にも影響する臓器別慢性疾患群」**を「**慢性臓器障害（Chronic Organ Dysfunction）**」（**表 2**）として一括して捉えることで，膨大な疾病リストでも全体像を把握しやすくなり，メリハリがあり簡潔な申し送りの作成がしやすくなる可能性がある．慢性臓器障害などを網羅しつつ，優先順位に従って並び替え整理する方法論として「総合診療専門医らしいカルテの書き方」[5]も参考にするとよいだろう．

　実際に忙しい臨床の合間で，老年症候群や慢性臓器障害のすべてについて詳細な引き継ぎを記載する時間を取ることは難しく，引き受ける側もすべてに目を通すことは困難である．そういった状況を踏ま

図1 老年症候群に含まれる疾患・障害・症状[7]

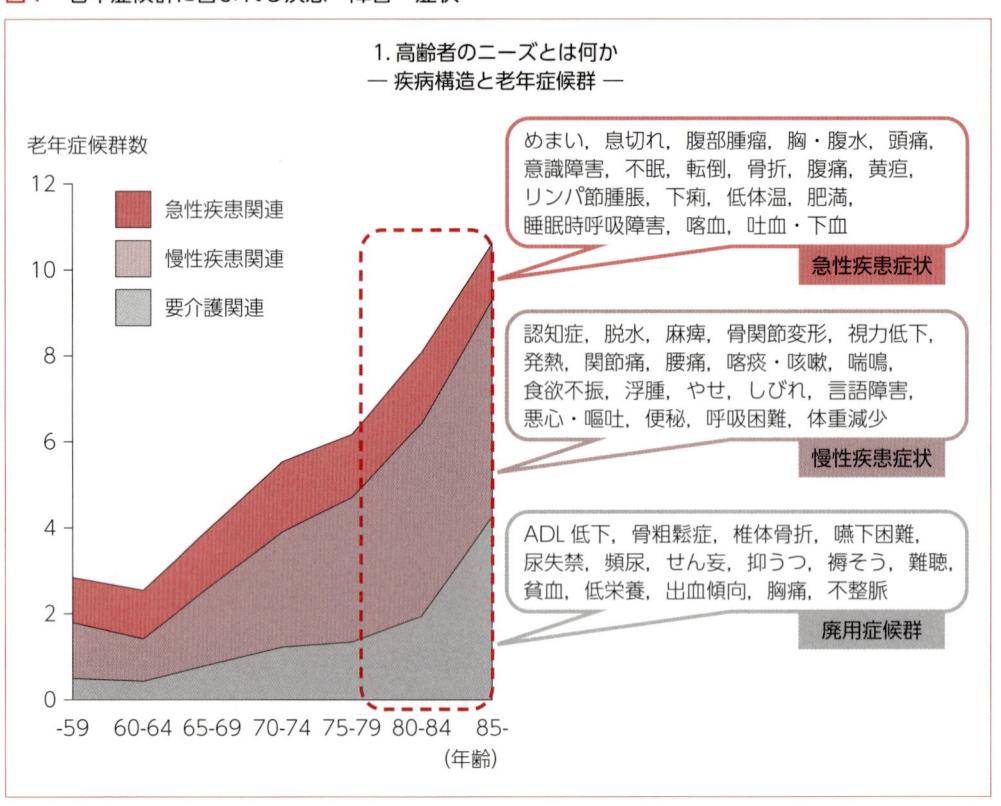

http://www.ncgg.go.jp/hospital/overview/organization/zaitaku/suisin/jinzaiikusei/h25/documents/kogi1_1022_toba.pdf

表1 CGA の評価項目[8]

評価項目	内容	
意欲	挨拶できるか リハビリなどの活動への積極的参加	
認知機能	復唱 遅延再生（近似記憶）	「さくら，猫，電車」（復唱） ↓ 先程覚えた言葉をもう一度言ってください ↓ 「さくら，猫，電車」
基本的日常生活動作 （BADL）	介助なしで入浴・排泄可能か 自立度の評価 移動・排泄・摂食・更衣・入浴など	お風呂は1人で入ってますか？
手段的日常生活動作 （IADL）	外来まで付き添いなしで来られたか 他，交通機関の利用，外出，買い物，家計， 服薬管理，料理など	今日はどうやって病院まで来られましたか？
気分・情緒	無力感，不安，焦燥感，抑うつ感など	自分が無力だと思いますか？

https://www.jpn-geriat-soc.or.jp/gakujutsu/pdf/public_handbook.pdf を参考に作成

表2　慢性臓器障害に含まれる疾患群

慢性経過で臓器機能が落ちていく疾患群．心・肺・肝・腎・脳の5大臓器障害を含む（佐藤オリジナル）

	原因
CHD：Chronic Heart Disease（慢性心臓病）	虚血性，高血圧性，弁膜症性
CPD：Chronic Pulmonary Disease（慢性呼吸器病）	COPD・喘息，陳旧性肺結核，塵肺
CLD：Chronic Liver Disease（慢性肝臓病）	ウイルス性肝炎，NAFLD/NASH
CKD：Chronic Kidney Disease（慢性腎臓病）	DM・HT 性，糸球体腎炎
CBD：Chronic Brain Disease（慢性神経病）＋運動器も	認知症，変性疾患

えつつ，簡潔で要点が伝わりやすい引き継ぎを記載するためのポイントとして，2点提案したい．

　1つ目は**短期目標と長期目標に分けて記載すること**である．まずは複数存在する慢性臓器障害のうち，最も進行しており急変する可能性の高いものに絞って，初回の外来で対応してほしい短期目標を記載する必要がある．また，老年症候群のうち，最も不安定で ADL 低下・施設入所や不必要な救急搬送に繋がり得る障害・症状についても，簡潔に短期目標を記載してあると対応しやすいだろう．そのうえで，長期的な健康増進に役立つ患者なりの健康因（やりがい，生きがい，日課などの Advanced ADL）や，将来の生活場所・暮らし方・終末期ケアについての話し合いの方針（Advance Care Planning）についても長期目標として記載してあると，大まかな方向性が見えて引き受けやすくなり，また引き継ぎ後のバタバタが落ち着いたあとに着手すべきことも見えて対応しやすくなる．

　2つ目は**どこまでが評価済みで，どこからが未評価なのかの線引きを明確に記載する**ことである．比較的短期間のローテートで医師が入れ替わる病院外来において，1人の医師の担当期間のみで老年症候群や慢性臓器障害のすべてを評価・介入し終えることは不可能である．「ここまでしかわかっていないこと」，言い換えれば「ここからは，引き継いだ医師に評価・介入を行ってほしいこと」を明記する必要がある．例えば，

　「胃炎患者です．胃薬処方の継続をお願いします」

のように未評価ラインが記載されていない引き継ぎと，

　「前医の診断に従って，慢性胃炎に対する制酸剤の処方のみ行っておりました．重喫煙のある高齢男性ですが，併存症の評価やがん検診・予防接種の提案はできてなかったため，関係性ができた時点で介入をお願いします」

のように未評価ラインを明示した引き継ぎを比較すると，後者のほうがより前医の誠実さを感じることができ，診療上も気を引き締めて対応しようという気持ちが芽生えやすいだろう．

◆ 患者中心の医療を引き継ぐ

　患者の病の経験（Illness）や価値観（Health）などの固有の文脈（ナラティブ）や，家族や経済などの社会背景（コンテキスト）にも配慮した医療の方法として，患者中心の医療の方法（Patient-centered clinical method：PCCM）が提唱されている（p.37 図1参照）．PCCM を意識した診療を行うことで，患者満足度の向上に加えて，患者が治療に対して主体的にかかわる姿勢（アドヒアランス）の向上，業務効率や診療の質が上がることが示されており[5]，家庭医療診療所だけではなく病院の総合診療外来の引き継ぎでも活用することが望ましいフレームワークと考えられる．

　PCCM を応用した引き継ぎのポイントは，「ナラティブ」と「コンテキスト」の 2 つの要素を的確に伝えることである．

　「ナラティブ」とは，医師の診断とは別の，患者の視点での病の経験を表すものであり，それを的確に把握することで医師患者双方にとって満足度の高い診療方針が立てやすくなる．具体的には「感情」「解釈」「影響」「期待」の 4 要素から構成される．

感情	疾患による様々な症状や検査結果，今後に対する不安や恐怖など
解釈	疾患や検査結果への自己理解．過去の体験や親戚の診断など様々な影響を受ける
影響	疾患によって起きている食事や睡眠などの生活や仕事や人間関係などへの影響
期待	検査や治療への期待

　「コンテキスト」とは，患者の社会面を構成している患者の周囲の人や環境，文化などに関する情報で，その 1 つひとつが疾患の発症や増悪，患者のナラティブにも影響を与え，同じ疾患であっても全く異なる経過となる要因にもなっている．具体的には家族構成や職場人間関係，教育・教養や職業歴・業務内容，経済状況，地理的条件や住環境，介護情報から宗教まで幅広い要素を含むが，これらを考慮し反映させた診療計画でないと，患者が理解して，受け入れ，日常生活で継続することは難しい．地理的に受診困難な医療機関を長期間毎月受診することは難しく，家族の仕事や介護サービスのスケジュール次第では，指定した予約外来への受診や複雑な内服指示も実現できない．したがって効果的な診療を引き継ぐためには，非常に重要な項目である．

　こういったナラティブ・コンテキストを付け加えた引き継ぎを作成することで，まだ患者に会ったことがない医師でもリアリティのあるイメージを持って，初回診察に望むことが可能になるだろう．長らく担当していた自身にとってはすでに当たり前になりすぎてカルテ上にも出て来ないような，「難聴だが筆談やもしもしフォン利用はプライドに触るため，右耳の近くでゆっくり話すとよい」「体重について話題にすると腹を立てて退室してしまうため，血糖値や中性脂肪値を示しながら食事・運動療法のフィードバックを行うとモチベーションが高まる」「ふだん受診に付き添う夫は家庭内の意思決定権がなく，重要な方針相談は書面で行い後日姪にも郵送する必要がある」といった情報を，具体的に引き継ぐことが重要である．

◆ 具体的な引き継ぎ

▼ダメな引き継ぎ例

> 78 歳男性　＃慢性胃炎
> 上記にてラニチジンを定期処方しておりました．今後の継続した患者様の診察をお願いいたします．

　こういった引き継ぎはありがちだが，Multimorbidity や老年症候群の視点でみると情報は圧倒的に不足している．一般内科でも日常的に引き継がれるべきである心血管リスク因子や既往歴などの情報もないため，診療開始時にカルテを徹底的にレビューし，患者にも逐一訊く必要が出てしまう．

　ナラティブ・コンテキストの情報もないため診察導入時の心構えもしにくい．主病名である慢性胃炎

について，ピロリ菌の除菌歴の有無や，除菌をしていないならその理由（患者の価値観や経済状況の影響なのか？），今後の検査方法や間隔（内視鏡とバリウムどちらを好むか，経済状況やアクセスなどで制限が出るか？）など，慢性胃炎の診療を円滑に行ううえで必要な情報があったほうが，最初から患者からの信頼感はつかみやすいだろう．

引き継ぎを受ける側の心得

　常に完璧な引き継ぎを作成することは難しく，ましてや異動直前や年度末はバタついていることも多いため，「そもそも，前医の引き継ぎに対して過剰に期待しすぎない」というスタンスも必要だろう．引き継ぎ内容が包括的でないと感じた場合は，必要な情報を自ら集め直し，改めて評価すればよい．

　引き受けた側の医師が改めてナラティブやコンテキストを把握する効用としては，新しく出会った医師がそういった側面に関心を持っていることを示すことによって，前医には言い出せなかったようなこと（実は薬を飲んでいなかった，毎回行われる検査の費用負担が辛いと感じていたなど）を告白してもらいやすくなり，診療上非常に有益なことはたびたび経験する．また，患者が疑い病名の段階で確信してしまっていたり，逆に重症な病気を楽観的に受け止めていて説明が噛み合わないことも比較的よくあり，こういった患者のナラティブを把握しないままに診療方針を組み立てても後でひっくり返ったり，医師患者関係が悪化することすらあり得る．

　Multimorbidityや老年症候群の再評価も，特に前医が総合診療指導医や急性期病棟の熱心な研修医の場合ほど必要と感じている．尊敬している指導医のプロブレムリストをみると，無批判に受け入れてしまって未評価の臓器障害に足元をすくわれることはあり得る．実際は，総合医といえどもその時その時で関心の偏りはあり，すべてをまんべんなく評価・把握できていることのほうが少ないだろう．また，「病棟の方がじっくりていねいに診療できる」という思いから，急性期病棟の退院時要約をそのまま引き継いでしまい思考停止に至ってしまうことも多い．こちらも，実際は在院日数短縮やDPC等の包括支払い制度の影響で，主病名以外の評価は疎かになりやすいのでかえって注意が必要と感じている．

　引き継いだ患者の初回面談で速やかに関係を作り，Multimorbidity・老年症候群やナラティブ・コンテキストの情報を集めるコツとしては，「患者中心の医療面接[6]」が挙げられる．安定した慢性疾患を扱う外来においては，導入のあいさつのあと，先にナラティブとコンテキストの情報を把握し，医師患者関係構築や診療の大まかな目的を共有に至ることをまず目指し，その後で疾病についての情報を得るという順番にしたほうがスムーズな診療の継続に繋がる．慣れないと違和感を感じやすい順番であるが，実際にその通りの順番でコミュニケーションを取ってみると驚くほどスムーズに診療を進めることができる．また，病院総合診療外来では「疾病の評価や治療が不充分」である確率は低いと考えられるため，疾病についての情報収集・評価は後回しにしたり，次回診察に先延ばししても大きな支障がないことも多い．

★理想的な引き継ぎ例

78 歳男性

◆疾病

・心血管系

　主病名　　…慢性腎臓病（G4A1：腎硬化症，腎性貧血，高 K 血症あり）★透析希望なし

　他臓器障害…慢性心不全（stageB，心不全入院歴なし），肝臓は目立った障害なし　※肺評価未

　血管リスク…耐糖能異常，高血圧症，禁煙維持期

・消化器系

　慢性胃炎（ピロリ除菌済み 2015）

・老年症候群

　難聴（右耳に補聴器），両膝変形性関節症，乾燥性皮膚炎　※認知機能検査未実施

◆予防

　ワクチン…ニューモバックス 75 歳時接種済み，プレベナー未，毎年インフルエンザワクチン

　がん検診…症状なければ希望なし（最終胃カメラ，便ヘモ，肺 CT 2015）

◆コンテキスト

　支援環境…屋外は T 字杖使用，要介護 1（月・金デイサービス），毎日 30 分の散歩（妻の見守り）

　人間関係…妻と 2 人暮らし・仲は良い，こども 2 人（市外在住：交流毎月あり）

◆ナラティブ

　価値判断…会社経営者を 65 歳で退職→自分で判断して決めたい，人の世話にはなりたくない

　ACP　　　…もう充分生きた．自分で判断できない状態での延命は希望しない（2017／4 月）

＜病状＞

　予後規定因子は最も進行している慢性腎臓病であり，透析を希望されていないため予測予後は 2-3 年程と考えます．食事指導済，塩分制限は遵守できており，利尿薬なしで安定しています．腎性貧血にはネスプ 20 μg を月 1 回の採血と一緒に試行しています．血圧はエナラプリル 5 mg で目標範囲内です．秋～冬に果物摂取が増えると K5.5-6.0 となりますが，アーガメイトゼリーは好まず，簡単な口頭でのフィードバックのみですぐに改善します．

＜短期目標＞

　喫煙歴があり肺 CT でも肺気腫を認めておりましたが，肺機能評価ができていません．次回診察時にスパイロメトリーをご提案ください．75 歳時にニューモバックス接種済みであり，次の冬にインフルエンザワクチンと一緒にプレベナーを提示する予定でした．

＜長期目標＞

　私が担当してからの 1 年間は安定して経過していました．上記の事前指示（延命希望なし）はありますが，徐々に腎不全が進行し症状が出たときや死が差し迫った時に，本当に透析非導入で良いのか，最後にどこでどう過ごしたいかについては，折りに触れまめにご確認ください．そういった話題を嫌がる方ではありません．長年会社の管理職をされており，理解力も高い方です．難聴がありますが視力は良く，詳しい話をするときは大声での会話よりは筆談のほうが理解がスムーズですのでご配慮ください．

◆ まとめ

高齢者の多い病院総合診療外来での引き継ぎでは

- **Multimorbidity を包括的に引き継ぐこと**
- ナラティブ・コンテキストを "患者中心の医療の方法" に沿って引き継ぐこと

を意識することで，見落としを減らし，よりスムーズな関係性構築と医療の提供ができるようになるだろう．

　慣れないうちは，情報収集と整理，優先順位付けなど時間を要すると思うが，繰り返すことで徐々に短時間で行えるようになり，ふだんの診療が不充分な状態の患者や，一度しか診察したことがない患者の引き継ぎ作成も上手に行えるようになるだろう．また，ふだんから「理想的な引き継ぎ内容」をイメージして日々の臨床に当たることで，情報収集や整理のスキル自体も成長し，いつ急に引き継ぎを要する事態になっても問題のない診療内容・カルテ記載が身についていくだろう．型に沿って，一定の診療スタイルの反復を行うことを推奨する．

● 文献

1) Barnett K, et al. Epidemiology of multimorbidity and implications for health care, research, and medical education : a cross-sectional study. *Lancet*, 380 : 37-43, 2012
　Multimorbidity の基本がまとまっています．
　必読　難易度★★☆

2) Graham Ellis, et al. Comprehensive geriatric assessment for older adults admitted to hospital : meta-analysis of randomized controlled trials. *BMJ*, 343 : d6553, 2011
　老年症候群の基本がまとまっています．
　必読　難易度★★☆

3) 佐藤健太：病院外来で頻度の高い疾患上位 30 位　慢性臓器障害 ver.4 : 19 枚目
　https://ja.scribd.com/presentation/363633634/［最終アクセス 2018 年 3 月］

4) 田木聡一，佐藤健太．入院患者の慢性疾患管理．レジデントノート増刊，19 : 57-66，2017
　複数の臓器障害をまとめてみる時に実践で使えるポイントが盛りだくさんです．
　おススメ！　難易度★☆☆

5) 佐藤健太．総合診療専門医らしいカルテの書き方　治療，98 : 174-179，2016
　https://ja.scribd.com/doc/297571016/［最終アクセス 2018 年 3 月］

6) Robert C. Smith 著，山本和利 翻訳．エビデンスに基づいた患者中心の医療面接．東京：診断と治療社；2003
　きちんと行うと外来の医療面接がよりスムーズによる深く行えるようになります．
　おススメ！　難易度★☆☆

7) 国立長寿医療研究センター　平成 25 年度在宅医療・介護連携推進事業研修会資料
　http://www.ncgg.go.jp/hospital/overview/organization/zaitaku/suisin/jinzaiikusei/h25/documents/kogi1_1022_toba.pdf［最終アクセス 2018 年 3 月］

8) 日本老年医学会．健康長寿診療ハンドブック—実地医家のための老年医学のエッセンス．2011
　https://www.jpn-geriat-soc.or.jp/gakujutsu/pdf/public_handbook.pdf［最終アクセス 2018 年 3 月］

⑤ -2b　アドバンス・ケア・プランニング（Advance Care Planning：ACP）

許　智栄（アドベンチストメディカルセンター）

◆ ACP とは？

　いま，アドバンス・ケア・プランニング（Advance Care Planning：ACP）が注目されている．さまざまな研究で，患者の価値観に沿った医療の提供が可能となる効果が証明されたためであり，米国ではACP カウンセリングを行うことに対し，一定の保険加算が認められるほどに至っている[1]-[3]．オーストラリアにて，80 歳以上の高齢者 309 人に対して行われた，ACP の有効性を検討したランダム化比較試験（RCT）では，ACP 群で，終末期における治療がより患者の意に沿ったものになっており，家族のストレスも低かったという結果が得られている[1]．これらのエビデンスに基づくならば，多死社会に突入していく日本において，ACP の取り組みが，患者や家族にもたらすであろう効果に期待することは，決して間違ったことではないだろう．

　では，ACP とはどういったものなのか？　米国を中心に 4 カ国の医療従事者，弁護士および研究者らにより 2017 年に提案された定義が参考になる（図 1）[3]．図 1 の①〜③は定義の主要部分であり，ここで詳しくみることで，ACP について考えてみたい．

話し合う内容と過程

　定義①には話し合う内容が言及されており，「個人の価値観や人生のゴール」であるとされている．急性期病院では，急変時における医療の話し合いが中心で，「治療や介入をするかしないか？」の二者択一になりがちで，話し合いの過程より結論が重視されることが多い．しかし，この定義に照らし合わせると，これは ACP ではない．なぜ，価値観や人生のゴールを確認しておくことが大切なのか？　ある症例を通じて考えてみたい．

症 例

Stage 4 COPD があり，入退院を繰り返している 82 歳の男性．昨日から微熱があり，咳き込みが激しくなり，呼吸も苦しくなって来たが，家族に勧められても，いつものことだと思って受診せず．翌日朝，起きて来ないため，家族が確認すると意識がない状態であり，救急搬送となった．高 CO_2 血症による意識障害であり，気管挿管による蘇生処置が必要と判断された．家族に確認したところ，蘇生処置を希望するということであった．

　症例は，82 歳と高齢であり，重症 COPD で最近は入退院を繰り返していることから予後不良であることは容易に想像できる．そのため，これ以上の介入は患者の負担になるだけだろうという考えが，多くの医療者の頭によぎるだろう．しかし，ここで考えてほしいことは，どうやって「患者にとって負担かどうか」を決めるか？である．その答えは医療者の主観や思い込みではなく，患者の価値観でありゴールであることを，私たちは忘れてはならない．

図1　成人向けアドバンス・ケア・プランニングの新たな定義[3)]

定義

①アドバンス・ケア・プランニング（ACP）とは，将来の自分の医療に関わる個人の価値観や人生のゴールおよび好みを，年齢や健康状態によらず，すべての成人が理解し共有することを助ける過程である．

②ACPのゴールは，人が，その価値観，ゴールや好みにあった医療を，深刻で慢性的な病にある時に受けられるように保証することである．

③多くの場合，この過程には，自分自身が意思決定をできない状態に至ったときに，医療に関する意思を決定する，信頼できる人（達）を選定し，その人（達）に準備をしてもらうことが含まれる．

アドバンス・ケア・プランニングにおいて適切に成人をサポートする戦略

④ACPでは，本人，意思決定に関わる信頼できる人および医療に関する本人の意向に関して話し合いを支えてくれる医療従事者が参加すべきである．

⑤話し合いは，どこまで本人が自分の医療について話したいのか，どの程度まで自分の健康や予後に関して知りたいと考えているかに合わせられなければならない．

⑥ACPは定期的に見直されるべきであり，健康や人生の状況が変化したときにはなおさらである．

⑦まず第一に，ACPは医療に関する総合的なゴール設定に焦点を合わせるべきである．情報が与えられ，自分にとって一番大切なものに基づいた選択を，その人ができるようにされなければならない．

⑧自分で意思決定ができない状況で，医療に関する意思決定を援助してくれる信頼できる人を選定することも場合によっては焦点となる．

⑨その人の健康状態が時を経て変化した場合は，ACPでは，将来の治療に関するより具体的な計画に照準を合わせることもできる．

⑩治療に関する決定は，その過程で医療従事者が含まれ，その地域の法律に従ったものであり，本人の健康や予後の変化の相互理解に基づいて行われるべきである．

⑪本人の価値観や医療に関する選択を記録することは大切であり，その人が信頼する意思決定に関わる人と医療従事者と話し合った後になされるべきである．

⑫記録された医療に関する意向は，必要な時や見直しの時にすぐにわかるように保存されるべきである．

Sudore RL, et al. *J Pain Symptom Manage* 2017 から筆者が作成

　仮に，この症例では前回退院してから外来にて ACP がされており，患者が溺愛していた孫の結婚式が2カ月後に控えており，それまで何とかしたいといって，これまでの苦痛な入院生活に耐えてきたということが判明したとしたらどうであろう．まだ，今回の蘇生処置は「負担になるだけ」と言えるだろうか？　蘇生処置に疑問を感じるだろうか？　このように医療介入の適否を悩む場合，その判断に患者個人の価値観や人生観は必要不可欠であり，この点を ACP では重視している．

　もう1つ，ACP が単なる確認作業と異なる点は，ACP では「過程」を重視していることであり，結論のみを目的にしていないことである．つまり，話し合いの中で得られた患者の考え方や返答内容を重要視する．先ほどの症例で，こんな医者と患者の会話があれば，あなたが蘇生処置を悩んだかどうか考えてほしい．

医療者	生きていても仕方がない状況があるとしたら，どういう状況ですか？
患　者	孫の成長も見守れないのに，生きていることかな？　今の生きがいは孫の成長を見守ることだから……
医療者	お孫さんの成長を……
家　族	そうなんですよ，孫が本当に大好きで，孫もおじいちゃんを慕っていて．もうすぐ結婚式があるので，なんとか出席したいというのが口癖なんです．
患　者	孫が生きがいで，もうすぐ結婚して一人前になるんです．その晴れ姿を応援してやりたい，それが今の私の目標です．そのためならどんなことも我慢します．でも，それができないなら，生きていても仕方がない．

　蘇生処置への同意という具体的な記載がなくとも，患者本人が望んでいるであろう医療方針を推定することは，このような会話過程から可能である．孫の結婚式に参列できることをゴールとして，それに近づくための介入，つまり蘇生処置を行うだろう．もちろん，家族にも同意を得たうえで行うこととなる．

　そのうえで，全く蘇生処置に反応がなく，意識の回復が難しいと思われる状況に至った場合，患者の考えに従えば，これ以上の介入は意味のないものとなる危険があるため，処置の中断を検討し家族と話し合いを行うことになる．結論だけにとどまらず，過程の記載があると，患者本人の思いを推し量るに非常に役立ち，これは医師・患者やその家族双方にとって，重い決断への負担の軽減にもつながるものとなる．

話し合う目的

　このように，ACP では患者の価値観やゴールを話し合い，その過程を重要視する．その目的は，図1の定義②に記載されている通り，患者のゴールに寄り添う医療を模索するためである．結果や結論だけを求める確認作業では，これは不可能である．

　DNAR かどうかを確認しているだけでは，心停止時以外の方針はまた別に確認する必要がある．具体的には，呼吸不全時の人工呼吸管理，ショック時の昇圧剤の使用など，数え上げれば切りがない．確認のたびに求められる決断は，患者や家族にとっても負担になり，混乱させるだけである．

　単なる確認ではなく，価値観やゴールおよびその話し合いの過程がわかれば，新たに話し合いなどする必要はない．どのような状況でも，ACP で確認した患者の価値観に近づく選択肢を，患者本人や家族とともに模索していくのである．

代理意思決定者の参加

　図1の定義③に記載されている通り，話し合いの過程には，多くの場合自分で意思決定ができなくなったときに，自分の気持ちを代弁し意思決定してくれる人（代理意思決定者）を選定することが含まれる．特に③で注目してもらいたいのは，この代理意思決定者を単に選定するだけではなく，その人に「準備してもらう」ことを ACP では強調している点である．

　患者本人が意思を伝えられなくなったとき，決断を迫られる家族の重責は計り知れない．どのような

結論であれ，下した決断とその結果を家族は一生抱えて生きていくこととなる．家族の多くが，心的外傷後ストレス障害の症状を抱えるようになっていると指摘されている[4]．最初に確認した RCT のように，ACP にはこのストレスを回避する効果が認められており，それは来るべき決断に向けて，準備していくことが ACP の取り組みに含まれているからと言える．

　具体的には，話し合いに代理意思決定者を含めること，同じ過程を共有して患者本人のゴールや価値観を理解してもらうように努めることである．ACP では単に患者だけの思いでなく，代理意思決定者にも配慮する意味が含まれていることを再確認してほしい．

◆ COPD における ACP

　これまで，ACP 一般について確認してきた．では，COPD における ACP はどのような状況であろうか？　ご存じのように COPD は慢性経過をたどる進行性の疾患で，世界中で毎年約 300 万人を死に至らしめている[5]．症状の軽減や急性増悪の予防治療はあるものの，進行を抑制したり，死亡率を低下させる治療はない．このため，とくに重度の COPD では，急性増悪による入退院を繰り返す中で，機能低下となり，症状緩和のニーズが増大し，やがて死に至るという慢性経過をたどることが知られている[5][6]．

　病状進行の抑制やそれによる死の回避が困難であるならば，COPD 患者やその家族にとって，来るべき時に備えることは非常に大切であり，ACP がその鍵となることは，これまでの内容で理解していただけるだろう．しかし残念ながら ACP は，COPD 患者において，あまり活用されていないのが現状であり，在宅酸素 COPD 患者で医師から ACP を受けていたのは，1／3 にも満たなかったという報告もある[7][8]．その結果，緩和ケアのニーズが高いにもかかわらず，重度の COPD 患者では，肺がん患者に比べて，終末期により人工呼吸管理や経管栄養といった処置を受けていたことが確認されている[8][9]．

　COPD 患者において，ACP が活用されていない原因として，

1. 医師・患者双方の認識不足
2. 急性増悪時での不充分な話し合い
3. 患者の希望を奪ってしまうという誤解

などの要因が挙げられる[7]．

　1. は，患者の場合，COPD がどのような経過をたどっていくのか，医療者による教育がないため理解が進まず，従って，将来の症状緩和や人生の終局に備える必要性が認識できない．逆に医療者は COPD の経過を知っているにもかかわらず，症状緩和等の話し合いはその時になってからという誤った考えで，前もって話し合いを進めない．また，そもそも COPD であると突き詰めて診断していないことも多くあるため，注意が必要である．その遅れが 2. につながり，話し合いが必要となった時点で，患者の状態が悪く，充分なコミュニケーションが取れなくなってしまうということが，多くの急性期現場で起こっている．患者の状態が安定している段階で，早期に話し合いを進めていくことが求められている．3. は，各患者で考え方が異なることであるが，図1⑤にあるように患者や家族の心の準備状態に配慮しながら話し合いを進めることで対応できる．

◆ 外来で行う ACP の実際

　では，実際にどのように COPD 患者で ACP を外来で進めていくのか？　まずはタイミングが大切で，患者や家族の準備がないところで話し合いを進めていくのは困難であり，よい「頃合い」を見逃さずに話を開始していくことが重要である．これらの見逃してはいけない「頃合い」を図2にまとめたので確認してほしい．また，ACP の定義（図1）の④～⑫には ACP を進めるうえでのポイントが記載されており，よく確認してもらい，ここでは ACP を進めるうえでの最低限のステップを中心に以下述べさせていただく．

図2　COPD 患者における ACP を開始するタイミング（見逃してはいけない頃合い）

治療方法の変更

追加できる治療選択肢がない

活動性や身体機能に制限が伴うようになる

長期在宅酸素療法の開始

急性増悪や入院による治療

Janssen DJ, et al. *Patient Educ Couns* 2012 を参考に筆者が作成

ステップ1：フォローをうまく使う

　外来で話し合いを行っていく場合，最大のバリアは時間である．10〜15分だけでは，患者の価値観や人生のゴールなどの話を詰めることは困難である．このため，1回の外来ですべてを話し合おうなどとは思わずに，限られた時間で断片的な話を1回1回の外来で行っていくことが大切である．

　「また次回に続きを話しましょう」で締めくくり，「この間，話し合ったことですけど，あれから何か考えたり，家族と話し合ったりしましたか？」で再開することで，いろいろな考え方を引き出すことができるので試してもらいたい．

ステップ2：代理意思決定者を早めに確認する

　早い段階で選定する目的は，ACP の過程に，この代理意思決定者を巻き込めるようにするためである．その理由は，代理意思決定者にも準備する時間を作ってもらうためであり，その意義はこれまで充分に確認した通りである．

　「病気のため，あなたが自分で希望を伝えられなくなった時，誰が一番あなたのことを理解し，あなたの気持ちを代弁してくれると思いますか？」という質問で，筆者は患者の考えを聞き出している．これ以後のステップでは，各代理意思決定者にも参加してもらいたいが，外来では付き添いが必要でない限り困難であることが多い．

ステップ3：現状および今後の経過に対する認識を一致させる

　COPD 患者において ACP が進まない要因に医師・患者双方の認識不足を挙げた．これは COPD だけにとどまらず，一般的に病状進行が予測しにくい認知症や慢性心不全など，慢性疾患においてあてはまることである．今後の先行きがわからない患者本人が ACP の必要性を認識するはずはなく，話が進まないため，まずは医師・患者双方が現状認識を一致させることが大切である．

　患者やその家族が，今後の経過予想を知るだけの心の準備がある場合，詳しく説明することが必要不可欠であり，この際，人生の終局軌道（Trajectory of Dying 図3）を使うとわかりやすい．

図3　人生の終局軌道（Trajectory of Dying）[6]

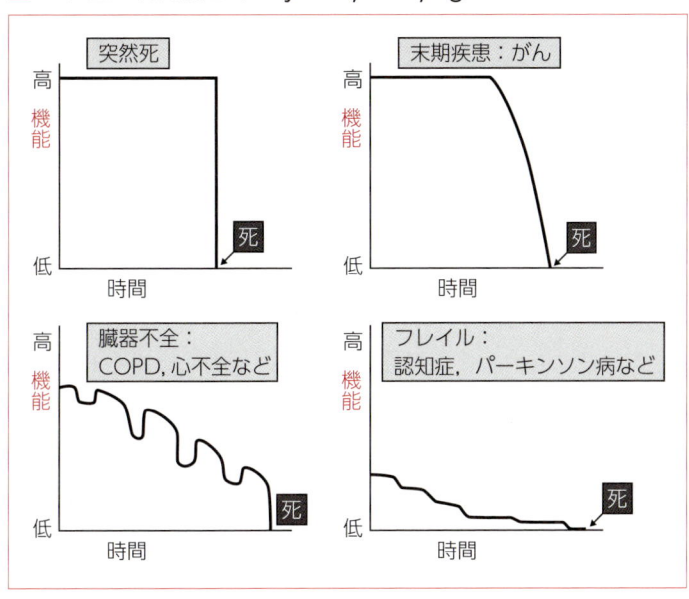

Lunney JR. *JAGS* 50. 2002 より筆者改変

　また，これらステップ1〜3および病状認識の共有を円滑に行えるように，パンフレットを活用して取り組まれている医療機関もあり，参考にしていただきたい．

ステップ4：価値観やゴールを共有する

　ACPの要の部分であり，直接傾聴するのが最も簡単な方法である．「今のあなたにとっての生きがいはなんですか？」「生きていると感じる瞬間，人生が楽しいと感じる時とはどんな時ですか？」というような表現で確認する．病状認識が充分に一致しており，理解が深い患者や家族においては，「COPDが進行したとして，こんな状況になったら，あなたにとって生きていても仕方がないと考えられるような状況はありますか？　その理由も教えてください」というような質問も有効である．

ステップ5：代理意思決定者と確認する

　先にも述べたように外来では，毎回代理意思決定者に来院してもらうことは困難であることのほうが多い．したがって，ステップ2〜4は患者との話し合いだけになりがちであるが，これではACPの目的である，代理意思決定者の準備が実現できない．

　外来で行っていく場合，ある程度，患者との話し合いを進めた時点で，代理意思決定者も参加しての話し合い時間を取る必要がある．COPDでは，冬に状態悪化することが多いため，秋頃に家族と話し合う時間を持てるように呼び掛けをして取り組むなどの工夫が必要である．この話し合いは，通常の外来時間よりも長い時間を確保することが理想である．話し合いの内容は，まず代理意思決定者としての役割を担う意思があるかどうかを確認し，そのうえで，ステップ3，4で確認したことを共有し，患者本人に確認したいことなどを，ともに話し合う．

　代理意思決定者の来院が困難である場合は，少なくとも患者本人に外来で確認したことを代理意思決定者と共有するように促すことが必要である．多くの患者は「家族に負担をかけたくない」という思い

を抱いており，こういった話し合いをいま家族としておくことが，急変時の家族の負担を減らす唯一の道であることを重ねて患者に説明することで，患者の行動を促すように心がける．なお「家族と話してみてどうでしたか？」という確認は忘れないこと．

ステップ6：過程を記載する

これらの話し合いの過程を，カルテに記載する．すべての発言を記載することは難しく，可能な範囲で要約して記載する．ただし，要約時に患者や家族の意思と違うものにならないように，発言が理解できない場合などは，その意味を随時確認するようにする．

もし，話し合いの過程で心肺停止時の処置など，具体的な方針が決定され，書類に残すという場合，現在の日本では法的に認められた書面は存在しない．米国では広く Physician Orders for Life Sustaining Treatment（POLST）が広く使用されており，その有効性も広く証明されている．日本でも日本臨床倫理学会から日本版 POLST 作成指針が発表されているが，残念ながら広く普及されているとは言い難い．しかしその効果は欧米では証明されており，利用される場合は，各施設や地域の医療に合わせる形で進めることがよいと考える．

🔷 まとめ

自分がどのような人生の最後を迎えるかを選択できることは，その人の特権であるという緩和ケア医の言葉がある．しかしこのためには，患者やその家族は医療のプロである私たちのガイドを必要としており，ACP がその鍵となる．病院の外来であっても，かかりつけ医として患者に寄り添い，その特権を奪わぬように ACP に取り組み，院内や地域内に広げてゆくよう心掛けてもらいたい．

🔴 文献

1) Detering KM, Hancock AD, Reade MC, Silvester W. The impact of advance care planning on end of life care in elderly patients：randomised controlled trial. *BMJ* 2010；340：c1345.
　　おススメ！ 難易度★☆☆ ACP の効果を検証した RCT であり，その効力を確認したい人におすすめです．
2) Silveira MJ, Kim SY, Langa KM. Advance directives and outcomes of surrogate decision making before death. *N Engl J Med* 2010；362：1211-8.
3) Sudore RL, Lum HD, You JJ, et al. Defining Advance Care Planning for Adults：A Consensus Definition From a Multidisciplinary Delphi Panel. *J Pain Symptom Manage* 2017；53：821-32 e1.
　　必須 難易度★★★ 有識者による ACP の定義とその構築過程がまとめられている．ACP の理解を深める上で一定の基準になるため必読である．
4) Limehouse WE, Feeser VR, Bookman KJ, Derse A. A model for emergency department end-of-life communications after acute devastating events--part II：moving from resuscitative to end-of-life or palliative treatment. Academic emergency medicine：official *J Soc Acad Emergency Med* 2012；19：1300-8.
5) Rabe KF, Watz H. Chronic obstructive pulmonary disease. *Lancet* 2017；389：1931-40.
6) Lunney JR, Lynn J, Hogan C. Profiles of older medicare decedents. *J Am Geriatr Soc* 2002；50：1108-12.
7) Lilly EJ, Senderovich H. Palliative care in chronic obstructive pulmonary disease. *J Crit Care* 2016；35：150-4.
8) Janssen DJ, Engelberg RA, Wouters EF, Curtis JR. Advance care planning for patients with COPD：past, present and future. *Patient Educ Couns* 2012；86：19-24.
　　必須 難易度★★☆ COPD 患者に対する ACP のレビューであり，現状や課題がまとめられている．COPD 患者を受け持つ場合には必読の文献．
9) Claessens MT, Lynn J, Zhong Z, et al. Dying with lung cancer or chronic obstructive pulmonary disease：insights from SUPPORT. Study to Understand Prognoses and Preferences for Outcomes and Risks of Treatments. *J Am Geriatr Soc* 2000；48：S 146-53.

⑤-2c 予防医療

向原　圭（久留米大学医療センター）

　本 Case では病院の予約外来で前任医師から「胃が悪い」と診断されている高齢男性を引き継いだ
が，実は肺が悪いこと（COPD）に気づいたという事例が提示されている．ここで，COPD が診断され
ていなかったのはなぜか？　早期に診断できなかったのか？　というクエスチョンが生じるが，本項では
「早期診断」の意味について考えてみるとともに，予防医療の原則，および外来で行われている予防医
療の根拠について考えてみたい．

◆「早期診断」の意味するところ

症状がある人と症状がない人に対する早期診断の違い

　早期診断について考えるときにまず注意すべきことは，症状がある人における早期診断と症状がない
人における早期診断を分けて考えることである．予防医療における早期診断は，「無症状」の人におい
て潜在的に生じている病的変化を早期に診断するのであり，これをスクリーニング（検診）と呼ぶ．し
たがって Case ⑤の高齢男性が，病院外来に通院しているときに咳嗽，喀痰，労作時呼吸困難などの症
状が既に存在したのならば，それは予防医療の範疇を越えるものである．この「症状がある人」に対す
る早期診断については本項では詳細には述べないが，症状を訴えている患者に対して，いちはやく対応
することは臨床医として当然のことであろう．

症状がない人に対する早期診断（スクリーニングまたは検診）

　いわゆる検診はスクリーニングとも呼ばれ，繰り返しになるが無症状の人において潜在的に生じてい
る病的変化を早期に診断することである．ここで，無症状の人における COPD の早期診断について考
えてみたい．スパイロメトリーによる COPD のスクリーニングの目的は，早期診断により適切な治療
を開始することで，症状や急性増悪の頻度の減少や生活の質の向上へつながることであるが，無症状の
人において現時点ではそのような科学的根拠は存在しない．禁煙の影響を除けば，一般市民において肺
機能で死亡率は予測できない，そしてスパイロメトリーによる検査が，症状がない COPD 患者の治療
に関する意思決定に役立つというデータも存在しない[1]．COPD の早期発見が禁煙への動機づけに役立
つという根拠も乏しいのが現状である[1]．スクリーニングの害としてはスパイロメトリーによる患者へ
の負担，医療機関への負担，偽陽性，偽陰性による影響が挙げられる[1]．

◆ 予防医療の原則

予防医療におけるエビデンスの重要性

　スクリーニング等の予防医療が実施されるのは，基本的に無症状の人であることを忘れてはならな
い．何らかの症状を訴えて医療機関を受診する患者に対して，私たちは最善の努力をすることを約束は
しても，その患者のアウトカムを改善するという約束は決してしない．しかし無症状であり，困ってい

ない人に対して特定の予防医療を勧めるということは，その人にその特定の予防医療を受ければ，その人のアウトカムが改善する可能性が高いことを暗黙的に約束していることになる[2]．したがって，特定の予防医療を患者に勧めるためには，少なくともその利益が害を上回る可能性が高いというエビデンスが存在することが必要となる．しかしながら，その一方でエビデンスが存在しないことは，有効性が存在しないこととイコールではないことは，覚えておくべきであろう．

エビデンス以外の決定要素

予防医療におけるエビデンスの重要性にもかかわらず，現場ではエビデンスの吟味が充分に行われず，古くからの慣習，価値観，文化，政治，利益集団によって予防医療が提供されていることが多い．例えば，一般的な健康診断は全死亡率，心血管疾患による死亡率，がんによる死亡率を減少させないというエビデンスが存在するが[3]，多くの人々が定期健診の有効性について疑問を抱いていないのが現状である．それは定期健診を受けることは古くからの社会規範であり，自分の健康に責任を持つことだ，それを推奨するのは当然のことだという価値観，文化がその背景にあるのかも知れない．地方自治体による1年に1回健診を受けましょうというキャンペーンも，その価値観，文化が背景にある可能性がある．さらには，労働安全衛生法において，事業者は労働者に対して1年に1回は健診を行うこと，そして労働者は健診を受けることが義務として定められている．労働者の健康を守ることを目的として1972年に制定されたこの法律により，現在でも画一的な定期健診がすべての事業者，労働者に対する義務として，実施されている．

意思決定の共有（インフォームドコンセント）

多くの予防医療は利益が不確かであり，利益が存在するにしても，必ず，ある程度の害，費用を伴う．たとえ一般的に利益が大きいと思われる予防医療においても，その利益が害，費用を上回るかの最終判断を下すのは，個々の患者である．従って患者の自律性を尊重するためには，その利益，害，費用について充分説明し，患者と意思決定を共有する必要があることを臨床医は認識する必要がある[4]．

● 外来における根拠に基づいた予防医療の実践

わが国の現状は，エビデンスに基づかない予防医療が多く行われているのが現状である．エビデンスに基づいた予防医療の実現へ向けて，プロフェッショナル集団として私たちは行動を起こすべきであるが，一方でこの現状は簡単には変わらないことも認識すべきであろう．そのような中，目の前の患者に対してどのような予防医療がどの程度有効であるのか，その利益と害のバランスはどうなのか，常に考えていくことは重要である．そのような医療情報源の1つとして，米国予防医療タスクフォース（USPSTF：US Preventive Services Task Force）がある．USPSTF は個々の予防医療サービスごとにシステマティックレビューを行い，推奨グレードを発表している（**表1**）．

USPSTF は，このレビューに基づいて診療の実践で使えるソフト，ePSS を開発している[6]．ePSS はウェブブラウザ，デスクトップ，タブレット，スマートフォンアプリのいずれでも使用可能である．トップページで患者の年齢，性別，喫煙の情報，性的な活動性についての情報を入力すると，個々の予防医療サービスが推奨グレード別に表示される．外来に継続通院している個々の患者に関して必要に応じて検索し，カルテの問題点リストに「健康維持」という見出しを作り，必要と思われる予防医療の項目

表1 USPSTF の予防医療サービスに関する推奨グレード，定義，診療へのサジェスチョン[5]

推奨グレード	定義	診療へのサジェスチョン
A	この予防医療サービスを推奨する．利益が害を明らかに上回るという高い確信がある	この予防医療サービスを提供する，または提案する
B	この予防医療サービスを推奨する．利益が害を上回るという高い確信がある．利益が害を中等度または明らかに上回るという中等度の確信がある	この予防医療サービスを提供する，または提案する
C	プロフェッショナルとしての判断と患者の選好に基づいて，この予防医療サービスを選択的に提供，または提案することを推奨する．利益が害を上回る程度は小さいという中等度以上の確信がある	個々の患者の状況に合わせて，選択的にこの予防医療サービスを提供する，または提案する
D	この予防医療サービスを行わないことを推奨する．利益が害を上回らない，または害が利益を上回るという中等度以上の確信がある	この予防医療サービスを受けさせない
I	利益と害のバランスについての根拠が不充分である．エビデンスが欠落している，質が低い，または相反していて，利益と害のバランスが判断できない	臨床的な考察をすること．この予防医療サービスが提案される場合，少なくとも患者は利益と害の根拠について理解していなければならない

https://www.uspreventiveservicestaskforce.org/Page/Name/grade-definitions

（推奨グレード A とグレード B）を列挙しておくことをお勧めする（ここでの予防医療サービスはスクリーニング〈検診〉のみならず，カウンセリング，予防的薬物治療が含まれる．予防接種は USPSTF のレビューの範疇に入っていないため，別のリソースを参照いただきたい）．

　例えば，「65 歳の男性，喫煙あり，性的な活動性なし」と入力した場合の結果を，私なりのコメントを添えて**表2**（次ページ）に記載する．結果の記載，解釈を含めてこれらはあくまでも私の個人的見解であり，参考程度にしていただきたいことをお願いしたい．

　表2において，推奨グレード D に属する予防医療サービスの中には現在，日本で実施されているものも少なくない．推奨グレードを参考にし，その利害と害の根拠がどの程度あるのかについての情報提供が必要である．

　以上，早期発見の意味するところ，予防医療の原則，外来における根拠に基づいた予防医療の実践について述べた．症状があり，助けを求めている患者に対する「早期発見」はいちはやく行い適切に対応すべきであるが，無症状である患者に対する予防医療はその根拠を充分に吟味しながら，患者と一緒に意思決定していく必要がある．本項が，外来における根拠に基づいた予防医療の実践へ向けての一助となれば幸いである．

● 文献

1) Press VG, Adam S. Cifu AS, White SR. Screening for Chronic Obstructive Pulmonary Disease. *JAMA*. 2017 ; 318 : 1702 -1703.
2) Sackett DL. The arrogance of preventive medicine. *CMAJ* 2002 ; 167 : 363-364.
3) Krogsbøll LT, et al. General health checks in adults for reducing morbidity and mortality from disease. Cochrane Database of Systematic Reviews Issue 10. Art. No.: CD009009, 2012
4) Institute of Medicine (US) Committee on Conflict of Interest in Medical Research, Education, and Practice; Lo B, Field MJ, editors. Conflict of Interest in Medical Research, Education, and Practice. Washington (DC) : National Academies Press (US) ; 2009.
5) U.S. Preventive Services Task Force. Grade Definitions.［最終アクセス 2018 年 3 月］
https://www.uspreventiveservicestaskforce.org/Page/Name/grade-definitions
6) ePSS Electronic Preventive Services Selector
https://epss.ahrq.gov/PDA/index.jsp［最終アクセス 2018 年 3 月］

表2 ePSS に 65 歳の男性，喫煙あり，性的な活動性なし，と入力した場合の結果

推奨グレードA	この予防医療サービスを提供する，または提案する

禁煙のためのカウンセリングおよび薬物治療
高血圧スクリーニングおよび自宅でのモニタリング
50〜75 歳の成人に対する大腸がんスクリーニング　（日本の現状は 40 歳以上が対象である）
青年期，成人に対する HIV スクリーニング（米国ではユニバーサルスクリーニングが勧められているが，日本の現状ではハイリスクに限るのが良いと考える）

推奨グレードB	この予防医療サービスを提供する，または提案する

過去，現在にかかわらず喫煙歴がある 65〜75 歳の男性に対する腹部大動脈瘤のスクリーニング
体重過多，肥満の 40〜70 歳の成人に対する糖尿病および血糖異常スクリーニング
アルコール使用障害スクリーニング
うつ病スクリーニング
地域に暮らす転倒のリスクが高い 65 歳以上に対する運動，ビタミン D サプリメントによる転倒予防（地域に暮らす高齢者においてビタミン D サプリメントが転倒を予防するかについては議論がある）
ハイリスク患者に対する心血管疾患の予防のための健康的な食事と運動についてのカウンセリング
ハイリスク患者に対する B 型肝炎，C 型肝炎スクリーニング（日本においては一生に一度は検診を受けることが推奨されている）
潜在的結核感染症スクリーニング（米国においてはハイリスク患者においてスクリーニングを行うとされているが，日本においてはハイリスク患者を含めて定期検診という形では検査が行われていない）
ハイリスク患者に対する肺がんスクリーニング（ハイリスク患者：30 箱・年の喫煙歴があり，現在喫煙中または過去 15 年間に禁煙した 55〜80 歳の成人）
肥満スクリーニング
ハイリスク患者に対するスタチンの使用（ハイリスク患者：心血管疾患の既往のない 40〜75 歳の成人で 1 つ以上の心血管疾患の危険因子があり，10 年間の心血管疾患イベントのリスクが 10％以上）

推奨グレードC	個々の患者の状況に合わせて，選択的にこの予防医療サービスを提供する，または提案する

喫煙歴がない 65〜75 歳男性に対する大動脈瘤スクリーニング
ハイリスク患者に対する心血管疾患や大腸がんの予防のためのアスピリンの使用（ハイリスク患者：10 年間の心血管疾患イベントのリスクが 10％以上ある 60〜69 歳の成人）
65 歳以上の市中に住む高齢者に対する転倒予防
肥満でない，心血管疾患の危険因子がない成人に対する健康的な食事と運動
中等度リスク患者に対するスタチンの使用（ハイリスク患者：心血管疾患の既往のない 40〜75 歳の成人で 1 つ以上の心血管疾患の危険因子があり，10 年間の心血管疾患イベントのリスクが 7.5〜10％）

推奨グレードD	この予防医療サービスを受けさせない

無症候性細菌尿スクリーニング
頸動脈狭窄スクリーニング
COPD スクリーニング
低リスク患者を対象とした心電図による冠動脈疾患スクリーニング
陰部ヘルペス（血清）スクリーニング
PSA による前立腺がんスクリーニング
精巣がんスクリーニング
甲状腺がんスクリーニング
心血管疾患やがんの予防のための β カロチン，ビタミン E サプリメント

推奨グレードI	臨床的な考察をすること．この予防医療サービスが提案される場合，少なくとも患者は利益と害の根拠について理解していなければならない

禁煙　　電子タバコによる禁煙
心血管疾患やがんの予防のための β カロチン，ビタミン A 以外のビタミンサプリメント
骨折予防のためのビタミン D とカルシウムのサプリメント
ビタミン D 欠乏スクリーニング
骨粗鬆症スクリーニング
甲状腺機能異常スクリーニング
高齢者虐待スクリーニング
認知障害スクリーニング
皮膚がんカウンセリングとスクリーニング
膀胱がんスクリーニング
口腔がんスクリーニング
慢性腎疾患スクリーニング
ハイリスク患者を対象とした心電図による冠動脈疾患スクリーニング
ABI 測定による末梢動脈疾患および心血管リスク評価スクリーニング
非合法薬物使用スクリーニング
自殺リスク・スクリーニング
緑内障スクリーニング
聴力障害スクリーニング
視力障害スクリーニング
セリアック病スクリーニング

⑤-3　特殊外来（禁煙外来）をまかされたら

松本真一（東京城東病院 総合診療科）

　総合診療医は，その守備力の広さのためか，何でも頼みやすい「いい人」が多いからか，院内でいろいろな頼まれごとをされることが多いのではないだろうか．特殊外来（禁煙外来，漢方外来，ワクチン外来など）の開設が，その一例である．特殊外来にかかわらず，院内で何か新しいことを始めるには，多くの場合，周りのスタッフと協働していくことが求められる．そのような時にはチームビルディングにおけるフレームワークを理解しておくと有用である．チームビルディングの各時期でどのような問題が起こりやすく，それに対してどのような対処をすればよいのかを理解しておくと，問題解決がしやすいからである．また，誰かにチームビルディングを依頼する場合でも，それぞれの時期に起こる問題を予測しやすいので，相談を受けた時にアドバイスがしやすいというメリットもある．

　ここではフレームワークの１つであるタックマンモデル[1)2)]を紹介する．

　タックマンモデルではチーム形成過程を Forming（形成期），Storming（混乱期），Norming（統一期），Performing（実行期），Adjuring（散会期）の５段階に分類している．当院は 2017 年１月より禁煙外来を開設した．これに照らし合わせて，禁煙外来開設を振り返る．

Forming

　メンバーが決定されるが，お互いをあまり知らない状態であり，チームとして共通の目標が定まっていない時期である．各メンバーの役割がはっきりしていないことから，期待と不安が入り混じっている．チーム設立の趣旨を明確に表明し，メンバー間で共有することが求められる．

　当院は禁煙外来を行っていなかったため，禁煙外来を希望された場合は他院を紹介しなければならなかった．また，当院には外科，整形外科があり，喫煙が骨粗鬆症のリスクファクターになることや，禁煙により術後合併症が減少することが知られているため，他科の患者さんにもメリットがあると考えた．開設には敷地内禁煙の実施，禁煙外来専任の医師と看護師の選定，院内に禁煙外来実施の旨を掲示したうえで，各社会保険事務局にニコチン依存症管理料算定のため申請をすることが求められている．禁煙外来にかかわるスタッフとして，医師は私のほかに総合内科医師が１名，主にかかわってくれる外来看護師１名が選定された．健診センターの保健師も加わった．

Storming

　メンバー間で考え方や価値観がぶつかる状態であり，チームの課題を解決する方法を模索する時期である．メンバー間で対話を繰り返していくことで，お互いの役割を具体的にしていくことが求められる．

　当院は敷地内禁煙が実施されていたが，職員が隠れて喫煙していた．当時，禁煙外来を実施する医療機関で職員が喫煙していたため数千万円に上る診療報酬の返還請求がされたという報道があったこともあり，一部の職員からは禁煙外来開設に否定的な声が聞かれた．これに関しては私個人の力ではどうにもならないため，病院管理部から，病院として禁煙外来を開設するので敷地内禁煙を

徹底するよう通達がされた．また，医師以外は禁煙外来の経験がなかったため，物品の選定から外来の動線を確認することまで，すべて考える必要があった．「近くの診療所に禁煙外来があるのに当院で必要なのか？」「看護師が足りないのに新しい外来を始めて，ちゃんとペイするのか？」などの意見もあり，禁煙外来の開設だけは決まったもの，前途多難であった．週1回くらいのペースでメンバーと話し合い，準備を進めていった．

⸨ Norming ⸩

　メンバーがお互いの考えを受容し関係性が安定している状態であり，チームの目標がはっきりし，業務の進め方，各自の役割が共有され，関係が安定していく時期である．

　メンバーで話し合いを続けていくとともに，院内の勉強会を3回開催した．外来だけでなく，入院から禁煙外来につなげてほしいという思いもあり，病棟看護師にも参加してもらった．事務方にニコチン依存症管理料加算の届け出を行ってもらい，ようやくチームとして禁煙外来が開設できる手続きが済んだ．ちょうどこの頃，禁煙外来を自分で始めるならもっと勉強する必要があると考え，日本禁煙推進医師歯科医師連盟（J-STOP）[3]のeラーニングを受講し始めた．

⸨ Performing ⸩

　これまでのプロセスを経てチーム全体に結束力と一体感が生まれ，目標達成に向けて動き出す時期である．状況は常に変化するので，新たな問題に対し，メンバー間で対話を続け，それぞれの役割を柔軟に変化させていくことが求められる．

　2017年1月より禁煙外来が正式に開設された（週1コマ）．初めのうちは呼気一酸化炭素濃度測定器の使い方もままならず，メンバーが患者さんにどのような声掛けをしていくのかもあまりわからない状態であった．当院の禁煙外来は保健師がメンバーに入っている．保健師は行動変容のアプローチが得意である．毎週外来後にカンファレンスを行うのだが，保健師からのコメントは非常に勉強になるものであり，禁煙指導の経験がなかった看護師も徐々に指導に慣れていった．まだ受診者は20名弱（2018年3月時点）ではあるが，これまで中断者は1名のみであり，質の高い禁煙外来を運営できていると考えている．

⸨ Adjuring ⸩

　チームが形成された目的が達成されて解散する時期である．一般企業等であればプロジェクトが終了する時期に当たるが，特殊外来では当てはまらない．

　特殊外来の開設は苦労が多いが，自分の武器を作ったり，深めたりできる良い機会である．今回，禁煙外来開設に当たりJ-STOPのeラーニングを受講し，その後，日本禁煙学会の認定指導医を取得することで禁煙指導の知識をアップデートすることができた．特殊外来にかかわらず，総合診療医は領域別専門医と違い，もうこれ以上その分野のことを学ぶ必要はないという状況はおそらくないだろう．多少の得手不得手はあったとしても，診療する領域すべてにおいて生涯学習が必要である．苦手な分野の特殊外来開設を依頼された場合は，むしろ診療の幅を広げるチャンスと捉え，関連学会に参加するなどして学ぶ姿勢が重要と思われる．

　特殊外来は医療機関ごとに特色があり，領域別専門医が行うこともあるし総合診療医が行うこともあるだろう．総合診療医は幅広く診療することを得意とし，特殊外来にかかわることだけでなく併存疾患や心理社会的側面，家族のことまで配慮した診療ができることが，特殊外来を行う際の武器になると思われる．本コラムがこれから特殊外来を開設する先生方の参考になれば幸いである．

禁煙外来担当医が異動になったら

　保険診療で禁煙外来を行うには「禁煙治療の経験を有する医師が1名以上」いることが必須であるが，「禁煙治療の経験」が具体的に定義されていない．経験の有無は自己申告であり，喫煙者に対して禁煙指導をした経験があれば認められるとされており，ほとんどの医師は禁煙外来を行うことができる．禁煙外来は行動変容のチームアプローチであるため，主に担当していた医師が異動したとしても看護師らの協力が得られれば，質の高い禁煙外来を継続することが可能である．実際，筆者が家庭医療の後期研修を行った診療所は，所長が日本禁煙学会認定専門指導医であり積極的に禁煙外来を行っていた．所長が異動になった後，患者数は減ったものの，新しい所長を中心に禁煙外来が続けられている．禁煙外来だけでなく特殊外来では，先駆者の熱意と後任者の熱意が必ずしも一致するとは限らないが，チームとして成熟していれば主体となる医師が異動した後でも継続することは可能であると考える．

禁煙外来に関連するおススメの学会，勉強会，ML など

学会：日本禁煙学会　http://www.jstc.or.jp/
　　　日本禁煙科学会　http://www.jascs.jp/
Facebook：禁煙センセイ　https://www.facebook.com/kinen.sensei/
HP：すぐ禁煙.jp（ファイザー）　http://sugu-kinen.jp/

● 文献

1) Tuckman BW. *Psychological Bulletin*, 63（6）：384-99.
2) Tuckman BW, Jensen MAC. *Group & Organization Studies*, 2（4）：419-27.
3) 日本禁煙推進医師歯科医師連盟（Japan Smoking cessation Training Outreach Program; J-STOP）https://www.j-stop.jp/［最終アクセス 2018 年 3 月］
おススメ！ 難易度★★☆

⑤-4　小児期からのトランジション，稀少疾患の対応

高村昭輝（金沢医科大学）

> **専攻医** ▶ 今日の外来に，子どもの頃にファロー（Fallot）四徴症で手術を受けた患者さんが来られたんですけど，今後，普段はここで診てほしいって言われたんです．
>
> **指導医** ▶ なるほど…患者さんはファロー四徴症のフォローを希望されたのかな？　それとも，それ以外の受診時の対応を希望されたのかな？
>
> **専攻医** ▶ え…っと…（汗）．

小児期から成人期に達した患者さんたち

　小児医療も，最近の 30 年ほどの間に急速に進歩してきた．その結果，それまでには救命が難しかった多くの子どもたちの命が救われるようになり，成人まで立派に成長するようになった．また，小児期に発症した様々な慢性疾患が小児期には治りきらないような状況も出現し，小児期に開始された医療を成人期にも継続する必要がある患者さんも増えてきた．小児期に開始された医療を成人期にも継続する必要がある患者さんは，小児期の医療に代わって最終的には成人期にふさわしい医療が提供されるべきであることから「移行期の患者」と呼ばれる．また，その過程を「トランジション」あるいは「移行」と呼ぶ[1]（図 1）．

　日本小児科学会でも，小児期に発症したさまざまな慢性の病気に対して移行期から成人期の適切な医療が提供できるように，基本的な考え方を提言として発表している．子どもの時期の病気は治療の結果や合併症が加わって変化し，成人になると小児科にはなじみのない病気も現れてくる．成人の体に起こることは成人診療科が専門としており，しばしば小児科医よりもすぐれた診療を提供できるといえる．また，多くの患者さんは，保護される立場から自律して判断できる成人になって行くので，このような変化に合わせて，成人期にふさわしい医療が切れ目なく提供されて行くべきであろう．

どこに患者さんは受診するべきなのか？

　疾患と成人期における病状によっては成人の専門診療科に受診し，継続加療を受けたほうが良い場合もあれば，総合診療科で充分に継続加療を受け入れることができる場合も多々ある．さらには専門診療科で定期的に受診しつつ，突発的な急性疾患時にはかかりつけ医としてプライマリ・ケアの対応を総合診療科で行っていく…という状況も考えられよう．または小児科が成人期以降も引き続き，継続加療を行っていくことも想定される．

　しかし今後の状況を考えると，小児は必ず成人になっていくので，増えていく成人期患者さんを小児科ですべて継続加療していくことは不可能である．また，専門診療科は専門分野に関してはしっかりと診療をしてくれることは多いが，専門外の医療の必要性が生じた場合には主治医機能を果たせないことも少なくない．

　つまり，成人を担当する専門診療科と子どもから大人まで担当できる総合診療科がうまく連携を

図1　トランジションの概念図

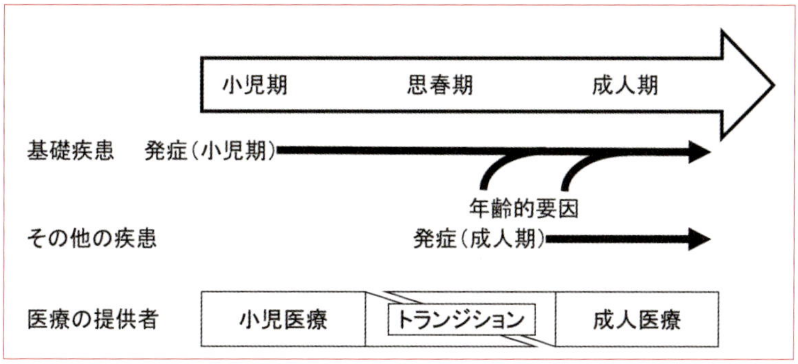

取りつつ，ベストなケアを提供できるように準備していく必要がある．

病院総合医の立ち位置

　トランジションから成人期の患者さんを診ていくに当たって，病院総合医の立場を考えてみるとこれほど理にかなった立ち位置はない．臓器専門医とのアクセスが良好な状況下であり，普段のケアを病院総合医が提供し，いざというときには臓器専門医にコンサルトするような診療形態を比較的容易に創ることができる．小児期からの疾患だけならばまだしも，成人期発症の急性疾患や慢性疾患などの複数疾患（Multimorbidity）対応とそのコーディネートは総合診療医の最も得意とするところであり，このような患者さんの最も良い受け皿になることは間違いない．また，そのような患者さんたちは疾患のことだけではなく，発病から成人期までの心理的・社会的背景といった長い人生経過を，新しい主治医が理解してくれるのかも非常に不安であることが多い．

　小児科はもともと総合診療的な側面も比較的併せ持つため，それまで問題にならなかった複数疾患を持つ患者さんにとって，移行期，成人期にどの診療科を受診すべきか迷うことは間違いない．そこで臓器専門医ともアクセスが良く，心理社会生物学的アプローチをモットーとする病院総合医は非常に理にかなった診療部門なのである．

　さて，先ほどの続きである…

専攻医▶ 実はファロー四徴症は根治術が終わっており，病状も安定していて，数カ月に1回の定期受診のようです．しかし合併症として脂質代謝異常があり，尿酸値も高いことから，どの診療科に受診しようか患者さんも迷っていたようです．

指導医▶ だったら，普段は総合診療科で定期的に診させてもらい，折を見て，循環器内科に相談しながら診ていくのが，患者さんにとっても助かるんじゃないかな？

専攻医▶ ですね！

実際にどのような疾患があり得るのか？

実際にはどのような疾患がトランジションとして挙げられているのか？　もちろん，挙げ始めるときりがないが，日本小児科学会では小児慢性疾病患者の成人期移行の支援に関して調査報告書を出している[2]．その中には気管支喘息，アレルギー性鼻炎などの Common な疾患から先天代謝異常や先天感染，循環器疾患や自閉スペクトラム症，重症心身障害など多岐にわたっている．総合診療専門医にとっては日常管理としても難易度が高いものも数多く含まれている．確かにその疾患自身は管理が非常に難しい場合であっても成人期発症の疾患と合わせて診ていくことは臓器専門医にとっても非常に難易度は高い．

だからこそ，総合診療医……特に病院総合医が臓器専門医との距離の近さを生かして最良のケアを提供していくことが未来につながっていくのではないか．

まとめ

皆が嫌がる…苦手とする…患者さんが迷う…そんな境界領域をしっかりと診ていくことが総合診療医の役割の 1 つであるが，小児と成人の境界領域もしっかりと総合診療科がカバーできれば，患者さんにとっても臓器専門医にとっても小児科医にとっても助かることは間違いない．

● 資料
1) 小児期発症疾患を有する患者の移行期医療に関する提言／日本小児科学会
http://www.jpeds.or.jp/modules/guidelines/index.php?content_id＝54 ［最終アクセス 2018 年 3 月］
難易度★★☆
2) 「小児期発症慢性疾患を有する患者の成人期移行に関する調査報告書／日本小児科学会
http://www.jpeds.or.jp/modules/guidelines/index.php?content_id＝91 ［最終アクセス 2018 年 3 月］
難易度★★☆

入院中：COPD急性増悪で気管挿管，ICU入室

和田幹生（市立福知山市民病院 大江分院）

指導医 ▶ 昨夜の入院患者さん，このあいだ若宮先生が話題にしていた患者さんかな？ 呼吸不全で救急搬送されて，ご家族に連絡したうえで気管挿管・人工呼吸器管理になっているみたいよ．

専攻医 ▶ えっ！

症 例

78歳男性．ベースにCOPDあり（本人の自覚は最近）．細気管支炎を契機に呼吸苦にて救急搬送．低酸素血症＋高二酸化炭素血症を認め，家族と電話で相談したうえで気管挿管・人工呼吸器管理となり，ICU入室．胸部CTには肺化膿症か肺がん疑いの腫瘤影あり．

救急担当医 ▶ 若宮先生が外来Followしていた患者さんだったんだね．状態が悪かったし，僕は初対面だから救命の方向で処置してICU管理にしているけど，今後の対応はどうしようか？ 看護師さんも

「気管挿管してしまったら，本人の意思も聞けないし，そもそも栄養状態も悪いのにどうするんですか！ 肺がんだったらどうするんですか！」

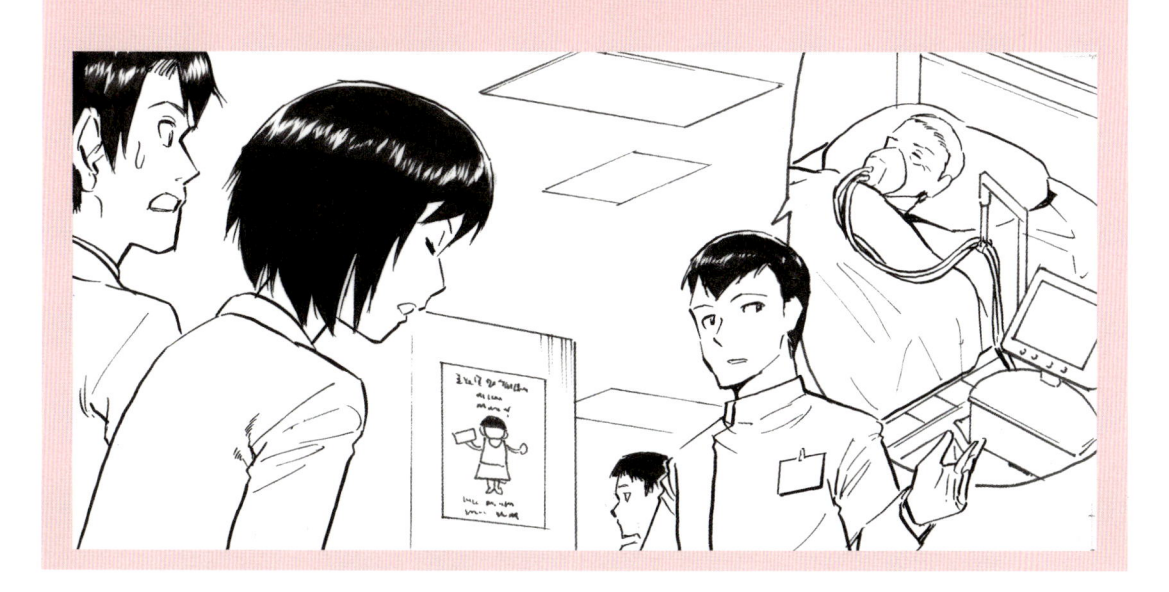

といったモヤモヤがあるみたいだけど，ヨカッタかな？

指導医 適切な対応をしていただいてありがとうございました．あとはこちらで引き継ぎます．

救急担当医 ご家族も患者さんご本人から COPD の話を聞いて，何となく悪いことはわかっていたけれど，具体的にどんなことになっているのかは知らなかったみたいだね．

専攻医 外来の時点でご家族に来てもらっておいたほうがよかったのでしょうか？

指導医 いや，よく対応していたんじゃないかな．COPD のことも伝わっているみたいだし．看護師さんのモヤモヤもあるので，一度病棟カンファレンスをしたほうがいいかもしれないね．こういうカンファレンスをしたことはあるかな？　今回は私が仕切るね．

専攻医 ありがとうございます！　今回は何とか肺炎を治して栄養も入れて，リハビリもやってもらって……何とか元気に頑張ってもらいたいです．

指導医 そうだね．ご家族からも情報を聞こうか．本人の思いも知ってるかもしれないしね．

専攻医 肺がん疑いについても含めての面談になるでしょうか？　どのように説明したらいいか，自信がありません．

指導医 面談についても少し検討してみたらいいんじゃない？　サポートするよ．でも，まずは Bio-Medical なところ．適切に対応しないとね．人工呼吸器管理は大丈夫かな？　うちでは集中治療が必要な患者さんの頻度が高くないから，初期研修医も巻き込んでチームとして検討しながら，抜けがないかどうかも意識してチェックしていこうか．ここも病院総合医の輝ける臨床現場よ！

専攻医 ハイ！

⑤-5　集中治療

植西憲達（藤田保健衛生大学病院）

　私は現在，大きな病院（約1,400床）の救命センターのclosed ICU（集中治療医が主体的に患者管理を行うICUの形態）で集中治療医として勤務しており，救急外来から入室した，いろんな科の重症患者を管理する立場である．しかし，長年総合診療医としてもやってきていたこともあり，今回，総合診療医がどのように集中治療にかかわるかということについての執筆の機会をいただいた．

　本書の読者の皆さんは総合診療医／病院総合医が多いと思うが，どの程度いわゆる「集中治療」にかかわられたことがあるであろうか？　日本での総合診療医の役割は施設により千差万別であるので，きっと重症患者へのかかわり方も人によってばらばらであると思う．集中治療が必要な入院患者にとっての総合診療医としての役割は概ね以下のようなものではないであろうか．

1. 主体的に重症管理まで行う
2. ICU入室後に内科医としての専門性をもって，集中治療医と協同で診断や治療を行う
3. ICU入室の間は集中治療医に任せて，退室後の管理を請け負う

　集中治療というものに対する考えは，1. のような医師にとっては，集中治療といっても同じ患者が重症になったときの治療をしているだけと思うかもしれないし，そもそも集中治療室がなかったり，Open ICUのように各科乗り入れのICUであれば当然のことであろう．2., 3.のような場合は集中治療は自分たちのしている治療とは別物であると思うかもしれない．なかには近寄り難いと思うかもしれない．

◆ 集中治療っていったいなんだろうか？

　日本集中治療医学会では，集中治療／集中治療医学の目的は，「外科系および内科系疾患を問わず，呼吸，循環，代謝，脳神経系などの重篤な臓器不全に対して，強力かつ集中的な治療とケアを行うことで臓器機能を回復させ重症患者を救命すること」としている．これを行うのが集中治療ということになり，専門とする医師は集中治療専門医，その場所が集中治療室（Intensive care unit：ICU）というわけである[1]．

　集中治療の目的を見ればわかるように，集中治療は総合診療と同じように，極めて横断的に患者をみる医療ということがわかる．

◆ 日本の集中治療の現状

　少し古いデータにはなるが，日本集中治療医学会が2007年10月の1カ月間に調査した結果[2]によれば，DPC（diagnosis procedure combination）に参加している施設では平均1施設あたり，9.8床で，これは当時DPCを導入しているような病院であっても，総病床数に対して1～2％程度と推測された[3]．米国では急性期ベッド数の約8％がICU，ヨーロッパの多くの国では約3％程度がICUと欧米

と比較すると極めて少ないことがわかる [4) 5]．しかし，APACHE II スコア（ICU 患者の重症度スコアの 1 つ）が同程度のイギリスと比較して死亡率が少なく，日本ではベッド数が少ない割には軽症例が多く ICU に入室している可能性が指摘されており，この原因として「予定手術後のモニタリングのための入室が多かったり，反対に循環作動薬や人工呼吸器を必要とするような重症例が一般病棟で管理されていたりすることが関係しているのではないだろうか」[3] との推測もある．これが事実であるならば，病院によっては相当の重症患者は集中治療室ではなく，一般病棟でも管理されているのではないかと思われる．これは，私のこれまでの経験からも合っているように思う．

◎ 集中治療専門医はどんな医師？

新専門医制度が具体化する以前の調査ではあるが，集中治療専門医は単独の専門医は少なく，多くの場合麻酔科もしくは救急科である．2011 年のアンケート調査では 854 名の返答のあった集中治療専門医のほとんどはその他の専門医資格を持っており，麻酔科専門医が 69.0 %，救急科専門医が 41.6 % であり，両方を有するものが 22 % であった．どちらにも属さないものは 101 名であり，循環器科専門医 33 名，脳神経外科，専門医 15 名，小児科専門医 7 名であった [6]．この調査では内科専門医については数は不明ではあるが，極めて少ないと思われる．集中治療専門医に「自分のアイデンティティはなにか？」と尋ねた調査では，集中治療医が 20 %，麻酔科医が 18 %，麻酔 & 集中治療医が 30 %，救命救急医が 17 % と多いのだが，内科系では循環器内科医が 6 % と内科 & 内科集中治療医が 1 % と極めて少なかったとの報告がある [7]．今後の新専門医制度では，集中治療専門医は基本領域を麻酔科，救急科，小児科とする予定である（2017 年 12 月時点）．

ここまでをまとめると，日本の ICU ベッド数は他の国と比較して少なく，内科専門医を持つ集中治療医は極めて少なく，もしかしたら多くの重症の内科の（他の科も）患者（例えば人工呼吸管理患者やカテコラミンを使用している患者）は ICU に入らず，一般床で内科医が直接診ているかもしれないということである．みなさんの，施設の現状はどのようなものだろうか？

◎ 病院総合医も集中治療のトレーニングを！

筆者は，これから総合診療医（特に病院総合医）を目指す若い医師たちには，できれば集中治療のトレーニングをすることをお勧めする．理由はいろいろあるのだが，すぐに思いつくだけでも以下のようなものが挙げられる．

1. 現状の日本では病院総合医はいろんな形で重症患者に接する
2. 治療の遅れが予後に影響しやすい疾患を診る機会は誰にでもある
3. 知っていることとできることは違う．重症患者の治療のプロセスも手技も，患者が危ない時に動ける医師に
4. 急変した場合にどこまでの治療を行うかといった，事前の意思確認をする場合の説明に役立つ
5. 集中治療独特のモニタリングや治療法は，生理学，生化学，薬理学，解剖学などの基礎医学の面白さを体験するにはもってこい
6. 今はよくても，ICU のない病院や Open ICU のような病院で勤務する状況となった場合に，自分

　　自身が重症管理をしなくてはいけなくなる

　例えば，本 Case のような COPD 急性増悪の患者を診るだけでも，次のような医学のさまざまな分野を学ぶことができる．ちなみに皆さんはどの程度答えることができるだろうか？　こういったことに対して「患者のことはトータルになんでも知りたい」という医師が多い総合診療医／病院総合医を目指す若者にとっては，とても魅力的な分野だと思う．

- 積極的治療とは？ DNAR が意味するものは？
- COPD による慢性 II 型呼吸不全がある場合に，高濃度酸素投与により高 CO_2 ナルコーシスが起こるのはどうして？（酸素投与による中枢性の呼吸ドライブの抑制という答えでは不正解）
- 慢性 II 型呼吸不全がある COPD の急性増悪時に，酸素投与はどのように行うのがよいのか？
- 人工呼吸管理の目的は酸素化，換気改善と何？
- COPD 急性増悪時に呼吸仕事量が増大する理由は？
- NPPV の適応は？　禁忌は？
- NPPV の調節はどうするのか？
- 侵襲的呼吸器管理はいつ始める？
- 人工呼吸器設定はどうするのがよいのか？
- 人工呼吸管理により起こる肺傷害はどのようなものがあり，それを予防するには？
- 人工呼吸管理となった場合に，どのように患者を評価し治療な最適化を行うのか？
- 人工呼吸器にうまくのらない場合に，どのように調節するのか？
- 鎮痛／鎮静は？　体液管理は？　適切な血圧は？　腎不全が起こったら？　栄養は？
- 人工呼吸管理の患者のリハビリはどのように行うのか？
- どのように離脱するのがよいのか？
- 抜管後に NPPV を使用したほうがよいのか？
- 離脱ができない場合の原因はどうするのか？
- 気管切開はどういう場合に必要なのか？
- 気管切開後の管理はどうするのか？
- どの程度の患者がもとの生活に戻れるのか？

◆ 集中治療独特の患者の評価法

　患者の評価の方法も集中治療の領域では少し一般病棟でのものとは異なる．集中治療では臓器・システム毎評価というものをよく使用する（**表1**）．日本でも米国でも多くの集中治療室で日常的に使用される方法だが，これは変化が早く大きい重症患者の臓器やシステムの問題を評価するのに有用な方法である．カルテ記載もこういう形で行われることが多い．さまざまな臓器やシステムの問題点を洗い出し，それぞれを最適化するということが，集中治療室での患者の治療の最も重要な部分である．

　本 Case の COPD 急性増悪で人工呼吸管理となった患者を例に，どのように集中治療医が考え，評価していくのか集中治療医の頭の中を**表2**で見てみよう．

　表1，表2のように，集中治療室では患者の日常の管理として，臓器，システムごとに分けて評価を

表1 集中治療における患者評価

臓器・システム別の評価	
神経	鎮痛薬や鎮静薬の量．BPS などの鎮痛スケール．RASS などの鎮静スケール，せん妄の評価（CAM-ICU や ICDSC），神経学的所見，頭部 CT，髄液検査，頭蓋内圧の結果
呼吸	呼吸器系症状と呼吸数，酸素飽和度，肺の聴診所見．人工呼吸器や体外式膜型人工肺，動脈血液ガスの結果（あれば前回のものと比較），喀痰量と吸痰回数，胸部レントゲンや CT，胸腔ドレーンのエアリークや排液量，皮下気腫など
循環	胸痛，動悸，呼吸困難などの症状．血圧，脈拍とリズム（過去 24 時間の変化）．使用している昇圧剤・強心剤の量．頸静脈怒張，呼吸音，心音，浮腫，手足の冷感などの身体所見．胸部レントゲン，心筋逸脱酵素，心電図，心エコー，心カテーテル検査結果や治療内容，中心静脈ラインや肺動脈ラインがあれば測定値（前回との比較も），混合静脈血飽和度，補助循環の設定
腎臓 / 電解質	過去 24 時間尿量と平均 1 時間当たりの尿量．過去 24 時間 In-Out と入室よりの積算 In-Out．体重増減．BUN/Cr．AKI ステージ．電解質の値と変化．腎代替療法の設定や除水量，抗凝固剤
消化器・肝胆膵・栄養	腹部の所見（創部，膨満，腸雑音，圧痛，腹水），胃管からの排液の量と色，排便の有無・回数・色．排ガスの有無．栄養目標量，投与法（経腸，経静脈），投与量（総カロリーと投与速度，蛋白量，脂質量）．肝胆道系の血液検査，腹部超音波や CT の結果，内視鏡の結果など
内分泌	血糖のコントロール，インスリンの投与法と量，甲状腺や副腎機能の異常や治療内容
血液	血算や凝固系．特に貧血の進行や血小板数減少．DIC，ヘパリン起因性血小板減少（4T's スコア）．輸血
皮膚・四肢	褥瘡の有無や程度，創部の状態，下肢静脈血栓症の評価．ライン刺入部の皮膚
ICU ルーチン & 予防	
予防	Post-ICU syndrome：ABCDE bundle（A: 毎日の覚醒トライアル，B: 毎日の呼吸器離脱トライアル，C：A と B の併用および適切な鎮静鎮痛薬の選択，D: せん妄モニタリングとマネジメント，E: 早期離床：リハビリ） VAP：半座位，声門下吸引，経腸栄養使用 DVT：離床，弾性ストッキング，間歇的空気圧迫法，抗凝固薬 潰瘍：PPI, H2 ブロッカー
デバイス	気管チューブ，膀胱留置カテーテル，中心静脈ライン，末梢ライン，ドレーンチューブ．いつから挿入しているか．血管内ラインであれば刺入部の皮膚はどうか．これらのデバイスは必要か

行い，治療していくのが一般的である．この評価法のもと治療の目標はそれぞれの臓器，システムを漏らすことなく最適化することである．こういう方法は一般病棟ではあまり行わないのではないだろうか？　もともとの状態が悪く，少しの見逃しでも重大なことにつながり得る重症患者の管理においては優れた方法だと考えられ，実際よく使用されている．

　筆者は，これをはじめて学んだ時，患者の診察の仕方が少し広がったように感じた．一般床であっても，重症であり複雑な治療をしている時にとても有用だと思うので，ぜひ使ってみていただきたい．

◆ 集中治療では総合診療医は大きく活躍できる！

　筆者は以下の点で，総合診療のトレーニングを受けた医師は，集中治療において大きな力を発揮できると考えている．

　1. 内科医としての専門的な診療
　2. 適切な鑑別診断と診断推論

表2　集中治療医の考え方と評価

神経系	鎮痛，鎮静としてフェンタニル40mcg/hr，プロポフォール 60mg/hr 使用されており，現在 RASS（Richmond agitation sedation scale．鎮静スケール）で-1．BPS（Behavioral Pain Scale：鎮痛および呼吸器の同調性のスケール）スコア4点であり良好．CAM-ICU（せん妄の有無の評価）は陰性でせん妄なし．手足の運動に麻痺も認めない．
呼吸器系	現在，患者の呼吸は努力様．呼吸回数は24回/分．動脈血液ガス上 pH7.31，pCO$_2$ 65mmHg，pCO$_2$ 54mmHg．聴診上左右に呼気性に喘鳴を聴取．皮下気腫や呼吸音の左右差なし． Pressure assist/control モードで，FiO$_2$ 0.5，PEEP 5cmH$_2$O，吸気圧 16cmH$_2$O，吸気時間 1.2秒，吸気回数14回の設定．自発換気も出ている．呼吸器モニター上流量波形の呼気流速は少なく air trapping が疑われる．時にミストリガーもみられる． Intrinsic PEEP に対する counter-PEEP として PEEP を8cmH$_2$O に上昇させ，吸気時間を1.0秒に変更したところ，air trapping は消失，同調性は改善した． 胸部レントゲン上，肺野に浸潤影はなく，過膨張気味． COPD 急性増悪の治療としてメプチンとイプラトロピウムを2時間毎に吸気回路より噴霧，プレドニゾロンを30mg/日を胃管より注入．抗菌薬としてセフトリアキソン2g/日を点滴している． 喀痰は白色．昨日のグラム染色では菌は検出せず，培養は陰性．喀痰量は多い． 連日 Spontaneous breathing trial は行っていく．
循環系	ノルアドレナリン 0.2mg/hr にて MAP 65mmHg，HR 90で sinus rhythm．浮腫はなく，手足は温かい．採血上心筋逸脱酵素の上昇なし．本日心機能の評価のため心エコーの評価を行う．右心系の負荷が強い場合は，PE の評価は必要と考える．ここ4時間での In-out は 400mL-200mL である．
腎/電解質	Cr は 0.6mg/dL と昨日と変化なく，尿量は時間あたり概ね1ml/kg 流出している．K が 3.2mEq/L と低値であり補充を行う．Na，Ca，Mg は正常．血液ガスでは呼吸性アシドーシス＋代謝性の代償範囲内．

⋮

続く

3.　効率的な検査のプロセスの計画

4.　適切な科へのコンサルテーション

5.　どの科にも属さない患者の管理

6.　複数のプロブレムを整理する能力

7.　感染症における起因菌の絞り込み

8.　重症な時期のみでなく，退院後の生活や治療についても連続的に考える能力

　これらのことは，総合診療の医師は日常的にかかわっていることであるし得意とする領域だと考える．そして，重症患者ほど診断の遅れと治療の遅れは重篤な予後に結びつく．特に内科のスペシャリストとしての役割は，前述の集中治療の現状を考えると大きいのではないだろうか？

　重症患者の治療でとても大切だと日々思うことは，適切で迅速な診断（と根治的治療）と全身サポート（対症療法）をすることである．どちらが欠けても，治療はうまくいかないことが多い．

　最後に内科医が早期から集中治療を行っている患者にかかわることが有効であった印象深い症例を紹介する．総合診療を志す若い医師はもちろん，総合診療医として活躍している医師も，重症患者のために集中治療にかかわっていき，重症患者のさらなる予後の改善につながることを希望してやまない．

　40歳女性．1週間前からの発熱．意識障害が出現し，救急受診．救急室でてんかん発作が起こり，ジアゼパム投与するもてんかん発作を繰り返すため，挿管し人工呼吸管理を行いプロポフォールの持続投与を行った．脳波計でてんかん波の消失を確認しつつプロポフォールを調整．頭部 MRI では多発性の

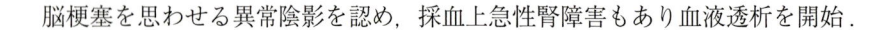

脳梗塞を思わせる異常陰影を認め，採血上急性腎障害もあり血液透析を開始．

🛑 鑑別診断は？

どういう検査が必要？

何科へのコンサルテーションが適切？

現時点で治療は何を始めるべき？

　集中治療医は全身サポートを行う技術に優れている．この症例であれば，てんかん重積に対する治療，適切な人工呼吸管理，急性腎障害に対する血液透析，カテーテル管理などは簡単に行うであろう．これにて患者は一時的に安定する．しかし，診断がつかず，根治的治療が行われない場合は，治療は失敗する場合がほとんどである．今回のこの症例は非常に重篤な状態である．いちはやく診断を行い，もしくは鑑別診断の段階で治療を開始しなくては，死亡するか重篤な後遺症を残してしまうかもしれない．こういう時に，診断のトレーニングを受けた総合診療医がかかわることは，大きな力となる．

　実際この症例では発熱＋多発性脳梗塞＋急性腎障害として感染性心内膜炎，血管炎，SLE などが鑑別として上がり，経食道心エコーで大動脈弁に疣贅を認めた．しかし，感染性心内膜炎のみならず SLE による Libman-Sacks endocarditis の可能性もあるため，リウマチ膠原病科にもコンサルテーションを行った．感染性心内膜炎としての抗菌薬治療は当然行いながら，血液培養や抗核抗体などの結果を待つ間に神経症状が徐々に悪化していくため，CNS ループスとしての治療（ステロイドパルスおよび血漿交換）も開始し，最終的に血液培養は表皮ブドウ球菌のコンタミネーションとしての 1 セットは培養されたものの陰性，自己抗体が陽性となり SLE と診断し，ステロイド＋免疫抑制療法により治療を行い救命され社会復帰した．

● 文献

1) 日本集中治療医学会編．日本集中治療専門医テキスト第 2 版 2015
2) 今中雄一，林田賢史，村上玄樹，松田晋哉．わが国集中治療室の現状調査—松田班調査結果報告—．日集中医誌 2010；17：227-232
3) 内野滋彦．わが国の集中治療室は適正利用されているのか．日集中医誌 2010；17：141-144
4) Garland A. Improving the ICU：part 1. *Chest*. 2005 Jun；127（6）：2151-64
5) Wunsch H, Angus DC, Harrison DA, Collange O, Fowler R, Hoste EA, de Keizer NF, Kersten A, Linde-Zwirble WT, Sandiumenge A, Rowan KM. Variation in critical care services across North America and Western Europe. *Crit Care Med*. 2008；36：2787
6) 永松聡一郎，幸部吉郎，山下和人他．集中治療専門医のバックグラウンドとサブスペシャルティ．日集中医誌 2012；19：97-98
7) ICU 機能をいかに評価するか－日本集中治療医学会
http://www.jsicm.org/jipad/Resources/20140301_ICUkouen.pdf［最終アクセス 2018 年 3 月］

⑤-6　多職種カンファレンス

川口篤也（函館稜北病院）

◆ 多職種カンファレンスの意義

　診断，治療などの純粋に医学的問題を話し合う場面では，医師のみが集まってカンファレンスするのが良いかもしれない．多職種が集まってカンファレンスしたほうが良いのは，医学的な問題だけでは方針が定められない状況，例えば，助かる見込みがかなり少ない状況で家族が侵襲的な治療を希望している場合や，医療者間でも意見が分かれている状況など，医学的問題以外に様々なことを考えなければならない時である．家族の意向を本音で聞いているのは医師以外の職種のほうが多いかもしれないし，急性期の場面では動揺して本人が元気な時に言っていた言葉や価値観を上手く伝えられないが，実は過去の入院や外来で長くかかわっていたソーシャルワーカーが本人の意向を最も代弁できる存在かもしれないので，多職種が集まって，お互いが持っている情報をすり合わせ方針を考えることが重要である．また，ただ情報をすり合わせただけで方針が定まらないことも多くあり，その際にはいろいろなバックグラウンドを持った人が集まり，様々な経験や多様な価値観を持ち寄ったうえで，本人にとって何が最善かを悩み考え，共通の理解基盤に立ったうえで関係者が同じ方向を向くことはとても重要なことである．

◆ 多職種カンファレンスの準備

カンファレンスに臨む態度

　多職種カンファレンスを開催するに当たって最も大事なことは，医師が多職種の意見は方針決定にとても重要だという認識を持つことである．多職種の意見はあまり参考にならず，結局は病態に合わせて医師が本人，家族と方針を決めるのだと思っていると上手くいかない．もちろん通常の場面ですべての患者に対して多職種の意見を聞くのは時間的にも現実的ではないが，方針決定に悩む場面では特に重要となってくる．例えば家に帰るのは厳しいと思っていた患者が，「リハビリ中に飼い犬をまた自分で世話するのが生きる目標だ」とセラピストに話してたことをカンファレンスで共有することで，なんとか家に帰ることができるようにしようなどとみんなが同じ方向を向く体験をすると，自然と謙虚に多職種の意見に耳を傾けるようになる．図1に多職種カンファレンスにおける注意点を載せた．専攻医は何かモヤモヤを抱えていても，自分がどう行動したら良いかわからないことも多い．指導医はそのような専攻医を見つけたら「多職種カンファレンスにかけてみよう」と背中を押すことも重要である．

カンファレンスの司会

　主治医が司会をするとどうしても主治医の意見に全体が流される傾向があるため，司会は主治医とは違う人がしたほうが良い．医師以外で司会を上手くできる人がいれば最も良いが，適任者がいなければ主治医以外の医師でも良い．司会が最も気をつけることは，参加者全員が意見を言いやすい雰囲気をつくることである．特に新人や医師，看護師以外の職種は発言しづらいので，積極的に意見を聞いたり，発言した際には例えば「大事な視点ですね」などと声掛けして，その発言が尊重されるような態度をと

図1 多職種カンファレンスの注意点[1]

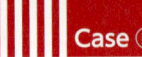

1. カンファレンスの準備
- できるだけ多職種でのカンファレンスを行う（問題点を複眼的に見るため）
- 業務に負担の少ない時間と場所を確保する（いつでもどこでも行えるものを示すため）

2. カンファレンス開始時に気をつけること（あらかじめ注意事項を示しておく）
- 目的は，よりよい患者ケアのための情報共有と分析
- 問題解決が目標であるが，目的ではない（簡単に結論が出る問題でないことが普通）
- 開始時間と終了時間を明確にする

3. カンファレンス中に気をつけること
- 4分割表はあくまでも手段（うまく情報共有できれば，4分割表にこだわる必要はない）
- 安全に発言できる環境をつくる（個人への批判は行わないようにあらかじめ説明する．個人攻撃ととれる発言があれば，個人の責任に言及するカンファレンスではないことを説明，その問題をさらに追及しないようにする）
- 時間を守る（結論が出なくとも終了時間を守る努力をする．時間をかければ問題解決につながるとは限らない）

本村和久. 日本プライマリ・ケア連合学会研修ハンドブック. 南山堂；2012.

ることも必要である．また，時に相手を批判するような意見が出ることもあるので，カンファレンスの最初にお互いを批判する場ではないことを強調するのと，カンファレンス中にそのような発言があった場合には，優しい表現に言い換えたり，相手の気持ちを代弁したりして批判的にならないようにする工夫も必要である．二度と参加したくないと思うカンファレンスではなく，また参加したいと思えるカンファレンスにする工夫が必要である．

カンファレンスの枠組み

　いろいろな人が参加するカンファレンスでは，患者に対して知っている内容もバラバラである．そのような状態でいきなり「本人に何が最善か」を話し合っても，スタート地点がみんな違うため議論が噛み合わないことがよくある．そのため何らかの定型的枠組みを用いてカンファレンスできると情報の漏れが少なくなる．その枠組みの1つとして，臨床倫理の4分割表（**図2**）を紹介する．これはJonsenらがその著書[2]で紹介した症例検討シートであり，事例を「医学的適応」「患者の意向」「QOL」「周囲の状況」の4つの表に分けて検討する方法である．多職種が集まって話し合う事例は，医学的な問題以外のところで複雑なことが多いのだが，医学的な問題の検討を疎かにすると本人のQOLを明らかに下げることもあり得る．例えば治癒可能な疾患なのか，予後が1カ月なのか3年なのかで方針は大きく変わるのは理解できるであろう．患者の意向にも1つの欄を設けているのはとても大事なことである．ここが最も重要なことであるが，得てしてこの欄があまり埋まらないことが多い．意識障害であったり認知機能低下であったりして，現在の本人の意向を聞けない場合も多々あるが，我々は本人の意向が最も大事だという視点に立って，今の本人であれば何を望むのかということを忘れてはいけない．

　医学的適応以外のところは医師以外の職種の方が情報を得ていることが多いので，事前に他職種にカンファレンス該当事例について，患者の意向や周囲の状況などについて情報収集をお願いしておくと，

図2 臨床倫理の4分割表[2]

医学的適応 (Medical Indications)	患者の意向 (Patient Preferences)
善行と無危害の原則 1. 患者の医学的問題は何か？ 病歴は？ 診断は？ 予後は？ 2. 急性か、慢性か、重体か、救急か？ 可逆的か？ 3. 治療の目漂は何か？ 4. 治療が成功する確率は？ 5. 治療が奏功しない場合の計画は何か？ 6. 要約すると、この患者が医学的および看護的ケアからどのくらいの利益を得られるか？ また、どのように害を避けることができるか？	**自律性尊重の原則** 1. 患者には精神的判断力と法的対応能力があるか？ 能力がないという証拠はあるか？ 2. 対応能力がある場合、患者は治療への意向についてどう言っているか？ 3. 患者は利益とリスクについて知らされ、それを理解し、同意しているか？ 4. 対応能力がない場合、適切な代理人は誰か？ その代理人は意思決定に関して適切な基準を用いているか？ 5. 患者の事前指示はあるか？ 6. 患者は治療に非協力的か、または協力できない状態か？ その場合、なぜか？ 7. 要約すると、患者の選択権は倫理・法律上最大限に尊重されているか？
QOL (Quality of Life)	周囲の状況 (Contextual Features)
善行と無危害と自律性尊重の原則 1. 治療した場合、あるいはしなかった場合に、通常の生活に復帰できる見込みはどの程度か？ 2. 治療が成功した場合、患者にとって身体的、精神的、社会的に失うものは何か？ 3. 医療者による患者のQOL評価に偏見を抱かせる要因はあるか？ 4. 患者の現在の状態と予測される将来像は延命が望ましくないと判断されるかもしれない状態か？ 5. 治療をやめる計画やその理論的根拠はあるか？ 6. 緩和ケアの計画はあるか？	**忠実義務と公正の原則** 1. 治療に関する決定に影響する家族の要因はあるか？ 2. 治療に関する決定に影響する医療者側（医師・看護師）の要因はあるか？ 3. 財政的・経済的要因はあるか？ 4. 宗教的・文化的要因はあるか？ 5. 守秘義務を制限する要因はあるか？ 6. 資源配分の問題はあるか？ 7. 治療に関する決定に法律はどのように影響するか？ 8. 臨床研究や教育は関係しているか？ 9. 医療者や施設側で利害対立はあるか？

Albert R .Jonsen, et al. 臨床倫理学 第5版. 新興医学出版社；2006より改変

情報がないために充分な検討ができないという事態を避けられる.

● 多職種カンファレンスの実際

　今回の事例で多職種カンファレンスを開催した．事例検討の最初にわかっている情報は図3の内容である．

　カンファレンス参加者はICU担当医師，外来主治医，ICU看護師，外来看護師，リハビリ技士，MSWとした．医学的適応ではICU担当医師より，入院当初は肺がんや肺化膿症も疑われる陰影であったが，喀痰のグラム染色所見からグラム陽性双球菌を認め，肺炎球菌性肺炎（±肺化膿症）を疑い抗菌薬投与中で酸素化は改善傾向であること，このまま経過すれば抜管できる可能性は高いことが話さ

図3 今回の事例検討開始時の4分割表

医学的適応 （Medical Indications）	患者の意向 （Patient Preferences）
○○歳 男性 # COPD 急性増悪→人工呼吸器管理 # 胃炎	・外来通院時は「悪くなったら看取りをお願いしたい」と話していた
QOL （Quality of Life）	**周囲の状況 （Contextual Features）**
・人工呼吸器管理で鎮静されている	家族： ・悪化の前は本人の「看取りをお願いしたい」に同意していた ・急変時にはつらそうな本人を見て「なんとかして欲しい」と挿管を選択

れ，外来主治医からは今回病状回復しても在宅酸素は避けられないかもしれないことが話された．ICU 看護師からは，外来通院中に挿管するかしないかを事前に決められなかったのか？という質問が出された．妻と外来で親しくしていた外来看護師からは，本人が以前どのような生活をしていたり，どのような発言があったかなどを家族から聞き取った内容と，妻の思いや家族の関係性について話された．リハビリ技士からは今後の ADL の大まかな見通し，そして MSW からは金銭面で今回の入院で相談を受けたことなどが話された．司会は適宜参加者からの質問を受けたり，質問は出ていないが重要な事柄（例えば長男の意向を聞いている人はいるのか？）などを適宜参加者に問いかけながら，現時点でわかっている本人の医学的な問題と意向，周囲の状況を参加者みんなが理解して共通認識になるように進めていく．今回 ICU 看護師からの「挿管するかしないかを事前に決められなかったのか」という質問に対して，対立構造にならないように進めることが重要であるため，実際のカンファレンス内容を一部紹介する．

ICU 看護師▶ COPD の人なので，悪化した時に挿管するかどうかなど事前に決められなかったのですか？

司会▶ 事前の話し合いというのはとても大事ですね．ただ，外来の元気な時点で人工呼吸器などの具体的な医療行為をするかどうか決めておくというのはなかなか大変なこともありますが，外来主治医の先生どうですか？

外来主治医▶ 前の主治医から引き継いでまだそんなに期間もなく，やっと禁煙の話をしだしたところでしたので，そこまでの話は進んでいませんでした….

司会▶ 引き継いで間もなくは関係性をつくるのに時間が掛かりますが，禁煙の話題などを出しながら上手くかかわっていたんですね．その状況を聞くと，現時点で具体的な医療行為をす

> るかしないかを決めておくというのはかなり難しかったでしょうね.
>
> **ICU 医師** ▶ 一般の方が人工呼吸器というものを正確に理解していることは少なく，事前に話していてもなんとなくイメージで決めていることが多い印象です．実際 ICU に入る人で事前にそのようなことを話している人もいるのですが，いざとなるとやはりかなり迷うことになります．だから事前に話すことは無意味ということではなく，事前にそのようなことを考えていると，こちらのでの話し合いはスムーズに進みます．それでも悩むのですけどね.
>
> **司会** ▶ ということで，さらに関係性が深まればそのような話題も話し合えていたかもしれませんが，今回は難しかったということですね．それと，ICU の先生が言ったように，事前に正しく理解したうえですべて決めるというのも難しいことがありますね．少しずつ外来の時点から話し始めて，点ではなく線で場面が変わってもかかわるのが良さそうでしょうか.
>
> **ICU 看護師** ▶ そういう事情もあるのですね.

　上記のように対立に陥りそうな場面では，司会がワンクッション入れてマイルドな形に言い直したり，両方の意見を尊重する態度を示すことが重要である.

　医学的適応，患者の意向，周囲の状況まで話し合われたことを踏まえて，QOL のところで本人，そして周囲の QOL を上げるにはどのような方針が良いのかを参加者みんなで意見を出し合う．本人，家族にかかわっていない参加者は，自分が知りたいことを質問したり，QOL のところでこれまで知り得た情報を元に，QOL を上げるには自分ならこうしたほうが良いと思うことを発言すると，関係者では気づかなかった視点が浮き彫りになることもある．カンファレンスの進行は「医学的適応」→「患者の意向」→「周囲の状況」の順番で進めて行き，最後に「QOL」を上げ下げするのは何かについて話すのが進めやすい.

　カンファレンス終盤の4分割表は**図4**のようになった.

　以前寝たきりになって「長く生きたくない」いう発言もあったようだが，禁煙をしたり，つらいときにはなんとかしてくれと頼むこともあったので，生きることに対して全く後ろ向きということではないと考え，まずは肺炎球菌性肺炎の治療を人工呼吸器でサポートしながら治療し，抜管を目指すこととなった．抜管できたら本人の意向も確認しつつ，病態に応じて家に帰りたいということになれば，再度家族の意向も確認して，家で生活することを目標にリハビリをしながら，家の介護環境を整え，サービス調整などをしていくこととなった.

　最後に Next Step として具体的に「誰が，いつまでに，何をするか」を決める．これがないとせっかく話し合ったことが何も進まないことがあるためである．今回は ICU の担当医から家族に病状説明の場を設定し，現状の説明と改善した場合の見通しを話してもらい，同席する看護師や MSW に現状の心配ごとを聞いてもらい，今後の生活をサポートする方法はいろいろあることを家族の心情，理解度に配慮しながら説明していくこととなった．その際にできれば長男の同席もお願いして，長男の意向も聞いておけると良いので，ICU 看護師から長男に連絡をしてもらうこととなった．リハビリ技士は今後家屋訪問の必要性が出てくる可能性があるため，病棟に移った時に今回のカンファレンス内容を病棟担当のリハビリ技士に申し送ることとした.

図4　事例検討終盤の4分割表

医学的適応 (Medical Indications)

〇〇歳 男性

\# 肺炎球菌性肺炎疑い→人口呼吸器管理
　　→現時点で改善傾向……抜管可能性あり
\# COPD 急性増悪→元々 HOT 導入検討して
　　いた
\# 胃炎
\# ADL 低下→元々筋肉量少ないが，今回の侵
　　襲でかなり廃用が進むことが予想され，上手
　　くいっても車椅子移動がゴールになるかもし
　　れない

患者の意向 (Patient Preferences)

・外来通院時は「悪くなったら看取りをお願い
　したい」と話していた
・一家の大黒柱として長年働いてきた
・いろいろな決断は自分でしてきた
・現役時代はタバコだけが趣味だと言っていた
　が，COPD と診断されてから禁煙した
・今はペットの犬をとても可愛がっている
・寝たきりのようになって長く生きたくはない
　と，以前言っていたことがある
・実は臆病なところもあり，本当につらい時に
　はなんとかしてくれと頼むこともあった

QOL (Quality of Life)

・人工呼吸器管理で鎮静されている
・ほぼ寝たきりで家に帰れない状態となった
　ら，かなり落ち込みそう
・助かって，在宅酸素しながら生きる喜びを見
　出せるのか
・犬といられる生活を幸せに感じるか

周囲の状況 (Contextual Features)

・妻と2人暮らし
・市内に長女夫婦が住んでいて，長女が少し気
　弱な妻を手助けしてる
・長男は遠くに住んでおり，あまり口を出さな
　い
・本人が外来で看取りをお願いしたいと言って
　いたので同意していたが，おそらく具合が悪
　くなった時には心変わりするのではないかと
　妻は思っていた
・妻は可能であれば家でずっと看たい気持ちが
　ある
・今後の経済的な心配もしている
・長女の介護への協力は望めるか？

まとめ

　医学的な問題以外に様々なことを考えなければならない複雑な事例には，多職種で集まって行うカンファレンスが適している．方針に悩むような時には，気軽にみんなで集まってカンファレンスしようと誰もが言える普段からの関係性の構築がとても重要である．フラットな関係でのカンファレンスを繰り返していくうちにチームが成熟し，それが患者ケアの向上につながるのである．

◉文献
1) 本村和久. 医療倫理. 日本プライマリ・ケア連合学会編. 日本プライマリ・ケア連合学会研修ハンドブック. 東京：南山堂；2012. 87-91
　　難易度★☆☆
2) Albert R Jonsen, et al. 赤林朗ら監訳. 臨床倫理学　第5版. 東京：新興医学出版社；2006
　　難易度★★★　言わずと知れた4分割表を載せた最初の本です.
3) 川口篤也. プライマリ・ケアにおける医療倫理. 日本プライマリ・ケア連合学会編集. 日本プライマリ・ケア連合学会 基本研修ハンドブック改訂2版, 東京：南山堂；2017, 227-233.
　　おススメ！ 難易度★★☆　医療倫理のポートフォリオ指導をどのようにすれば良いか解説しています.

⑤-7　その後（転帰）

和田幹生（市立福知山市民病院 大江分院）

　集中治療室はあるが集中治療専属の医師が不在なため，総合診療科で朝夕と土日も含めてチームで検討し全身管理を行った．気道感染は抗菌薬治療に反応し，胸部 CT 上の陰影も改善を認めた．入院後10日目で抜管，13日目に ICU 退出して一般病棟に転棟した．しかし，酸素化の改善が充分ではなく，今後の生活を考えて在宅酸素を導入することになった．

　退院後の生活について患者を交えた家族面談を行ったところ，患者自身の希望もあって，自宅での生活を目指すこととなった．しかしながら，独居のため，ある程度は身の回りのことができる必要があった．自宅での生活を目標にリハビリを継続し，看護師とリハビリ技師による退院前の自宅訪問も実施した．入院後1カ月頃には何とか杖歩行可能な状態となり，介護保険の区分変更を行い，サービス担当者会議を開催して自宅での生活環境を調整して，入院後1カ月半で退院となった．

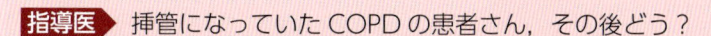

指導医　挿管になっていた COPD の患者さん，その後どう？

専攻医　昨日が退院後の最初の外来でした．自宅に退院できたことをえらく感謝されて，「先生が言っていた肺が悪いというのはこういうことだったんだね」とも言ってもらいました．お元気そうで，先日生まれたというひ孫さんの写真を嬉しそうに見せていただきました．退院後は，ひ孫さんのためにも禁煙されているそうです．

指導医　そう．それは良かった．ところで，今回の症例でどんなことを学びましたか？

専攻医　まず集中治療と人工呼吸器管理を学びました．主治医として対応したのは初めてでしたけど，日々のチームでのカンファもあって，何とか抜けなく診療できたと思っています．初期研修医を含めてみんなに助けてもらいました．どこかで恩返しですね．

指導医　通常の病棟管理も大変だけれど，集中治療を必要とする人がいると，一段と大変になるからね．こういった時こそ，チームでサポートなので，今後もお互いに助け合ってね！

専攻医　ハイ．4分割法（p.200参照）を使った多職種カンファレンスも，主治医として取り組んだのは初めてでオロオロしそうでしたが，先生にファシリテートをしてもらって助かりました．いろんな意見を聞けましたし，自宅退院に向けて，皆が一致して取り組むきっかけにできました．

指導医　次回はファシリテートできそう？

専攻医　まだまだ自信がないので，ほかの人のカンファレンスに混じって，勉強していきたいです．それで橋本先生！　あの患者さんが，ひ孫さんの写真を見ながら嬉しそうにされて

いるのを見ると，何が患者さんやご家族にとって大事か，ACP も含めて今後も外来からきちんと意識しておこうと思いました．

指導医 ▶ そうだね．ACP は何かを決めておくのが重要なのではなく，話し合う過程や内容が大事でしょうし，価値観なんかも共有しておきたいよね．「DNAR 取りました！」って，違うもんね．ちなみに，事前のアプローチを気にするような患者さんって，ほかにどんな人がいると思う？

専攻医 ▶ 先日，先生がカンファの時に触れられていたやつですね．今回のように，高齢者でほかの家族が遠くにおられる方は，1 年に 1 回くらいは何らかの形でアプローチしたいと思います．トランジションの患者さんとか，あと，うちに専門外来がなくて，遠方の専門病院なんかに通院されている方なんかは，何かで受診された時に，ピックアップして次につなげたいと思っています．

指導医 ▶ そうね．地域の主治医って感じが出ていて，いいですね．結構結構．これからも 1 つひとつやっていきましょう．

コラム　キャリアデザインを考える

本郷舞依（みちのく総合診療医学センター／坂総合病院）

■ 本郷舞依（医師10年目，家庭医療専門医）のキャリアデザイン

　自分の進路，キャリアを考えるときに重要視するものはなんだろうか．私の場合は，自分のやりたいことをどうやったら実現できるのか，という視点で決断してきた．

　私は現在，357床の坂総合病院の総合診療科で外来，入院，訪問診療を行いながら，2人の子どもを育てている．夫は同じ職場の救急科科長として，ERやICUでの救急診療に軸足を置きながら，彼もまた一般内科外来や訪問診療などを行っている．

　まず自分の「やりたいこと」は何か．初期研修を修了する時点で，将来の進路を定めることができず，相当悩んでいた．いわゆる「"お医者さん"になりたい」「人の役に立ちたい」という想いで医学の道へ進んだ私は，「なんでも診る」「全体を診る」という領域へ進みたいと考えていた．そのため既存の臓器別診療科では，しっくりこなかったのである．悩んだ末に，在宅医療の領域へ進むことを当初は考えたが，当時の上級医には「専門性を身につけてから入ったほうがいい」と言われ，受け入れてもらえなかった．

　「専門性とは？」という疑問も抱きながら，進路に悩み明け暮れている頃，夫は自分の目標を明確にし，自ら救急部門を立ち上げ，模索しながら救急科専門医を目指して後期研修を行っていた．そこで夫とじっくり話をしながら，自分のやりたいこと，想いについて言語化・明確化を図った．その結果，私が進みたい領域は「家庭医療・総合診療」だとわかった．**漠然と困った時は，自分の志向性を理解してくれる身近な存在との対話が有効**だったと感じている．

　その後，「家庭医療・総合診療へ進みたい」という発信を続けていたところ，日本プライマリ・ケア連合学会が認定する家庭医療専門研修プログラムを院内で策定し，ジェネラリストを育成しようとする動きが生まれた．この経験から，**何かを実現したい場合は粘り強く発信し続けることが大切**だと感じている．とは言え，教える側（指導医）も教わる側（私）も家庭医療・総合診療を詳しく理解していなかったため，東京家庭医療学開発センターの藤沼康樹先生を定期的に招聘し，2010年から試行錯誤しながら研修を開始した．研修中に第1子の妊娠，2011年に東日本大震災を経て出産．子育てしながら専門医試験に向けて準備を続け，受験した．その後は，夫の外傷診療と集中治療の勉強，私の診療所経験を積むために北九州市の大手町病院と町上津役診療所へ2013年から7カ月間，組織運営と生涯学習方法，訪問診療について学びを深めるために福井大学救急部総合診療部，オレンジホームケアクリニックへ2014年に1年間（この時カナダへ医学教育を学ぶため1週間×2回の短期留学参加）外部研修を行った．外部研修を計画する場合も，夫婦の片方だけが単身赴任するのではなく，**常に家族で過ごし家族で学べる環境を探すことを前提**に夫と相談した．

　振り返ると，2009年頃から様々なことが転がるように急速に進んでいったように感じる．ひとえに既存の枠に縛られず「やりたいこと」を言語化し，人へ伝わりやすく明確化したことで，周囲の人から多くの提案と協力をいただくことができたように思う．福井大学で林寛之先生（本書総論3.「病院で働く総合診療医」〈p.15-18〉執筆）から「**返事は"Yes"か"ハイ"で答えなさい**」と学び，**人からの依頼をできる限り受け入れる姿勢**でいたのも大きい．

■ キャリアデザイン

キャリアデザインとは，自分自身の職業人生，キャリアについて，**自らが主体**となって構想し，実現していくこと．言い換えると，自分の経験やスキル，ありたい将来像について考慮しながら，自らの持つ能力を活かすための仕事，職務の形成を進めていくことである．キャリアデザインの過程では，転職や職務の異動，職務内容のさらなる高度化などを図りながら，ありたい将来像へと近づけていく[1]．

医師という職業にも様々な側面（診療・研究・教育・管理）があり，いろいろな専門分野がある．そのため自分自身の興味ややりたいこととその領域が一致するほうがやりがいを感じやすいだろう．そのための各領域への理解は必要である（臨床医〈各科専門医〉/ 大学病院・総合病院・中小病院・診療所，そのほかにも産業医，医系技官，施設の嘱託医など）．

それぞれのキャリアは個人の希望や性格，特性によって十人十色のデザインになり，キャリア形成にはコレといった正解はない．ただ，キャリアデザインを考える際には，いくつかのキャリア理論が参考になるかもしれない．

キャリア・アンカー

アメリカの組織心理学者エドガー・シャインは「キャリア・アンカー」という概念を提唱している．キャリア・アンカーとは，長期的な仕事生活において個人が拠りどころにしているもので，職業における自己概念 / セルフイメージである．具体的に仕事を進めるうえで何に価値を置いているかという自分自身の認識で，8種類のアンカー（船の錨のように自分をつなぎ安定させるもの）が挙げられている．自分のキャリアを考えるとき，それが今後の判断基準となり，キャリアを構築しやすくなる．これまでの自分の経験や興味・関心，価値観，能力などに関して自己理解を行い，総合的に判断する方法もある．

キャリア・トランジション

キャリアを考えるうえではワークキャリアにおける節目（初期研修修了，後期研修修了，専門医取得など）のほかに，ライフキャリアの節目（結婚，妊娠・出産・育児，親の介護）も忘れてはならない．こういった節目は「転機」でもあるので，キャリアデザインの再構築や修正を図るタイミングとして非常に重要である．

ナンシー・シュロスバーグは，人生の大きな変化である「転機」を乗り越える方法を体系化した．個々の役割，人間関係，日常生活，考え方を変えてしまうような転機でも，それを見定め，点検し，受け止めるプロセスを通じて乗り越えていくことができる．その転機を乗り越えるための資源は，4つのS（状態〈Situation〉，自己〈Self〉，支援〈Support〉，戦略〈Strategy〉）であると述べている．転機に対処するにはこれら資源の強化を行い，新しい戦略を採る．また，転機を活かすことができる人は豊かな選択肢，豊かな知識，主体性を持っていると，シュロスバーグは述べている．

計画された偶発性理論（Planned Happenstance Theory）

ジョン・クランボルツが提唱している「計画された偶発性理論」は，予期せぬできごとがキャリ

アの機会に結びつくというものである．積極的に行動してチャンスをつかみ，新しい経験を最大限に活かそうとすることで満足の行くキャリア，満足の行く人生を見つけることができるという考え方である．そのためには5つのスキル，行動特性が必要であるとしており，好奇心，持続性，楽観性，柔軟性，冒険心が挙げられている．

　こうしたキャリア理論に触れることは，自分のこれまで歩んできた道を振り返り，次へのステップを考えるのに役立つ．私の場合，好奇心を持って，持続的に自分のやりたいことをやりながら，時に楽観的に，時に柔軟に，怖気づくこともありながら突き進んできた．いま考えると行動特性も含め，クランボルツの提唱する理論が非常によく当てはまるように感じる．また，様々な転機においては無意識のうちにシュロスバーグの述べた4Sをうまく使っていたように思う．特に支援（Support）に関して，同じ志・同じ境遇の方たちの存在が大きかった．現在，日本プライマリ・ケア連合学会では「学生・研修医のための家庭医療学夏期セミナー」など各種セミナーのほか，専攻医部会や専門医部会といった年代ごとの集まり，男女共同参画委員会をはじめとする様々な委員会の企画（Career café など），「はっちぽっちステーション」といった一人専攻医・指導医のSNSグループなど，様々なサポートグループがあるので，積極的にかかわることで資源の強化が可能である．自分に合ったキャリアデザインをするうえで，少しだけキャリア理論に触れてみること，様々なつながりをつくり，強い資源を持つことをぜひ皆さんにお勧めしたい．

● 文献
1) コトバンク「キャリアデザインとは」
   http://kotobank.jp［最終アクセス 2018 年 3 月］
2) エンジニアも知っておきたいキャリア理論入門
   http://www.atmarkit.co.jp/ait/articles/0802/04/news121.html［最終アクセス 2018 年 3 月］
   キャリア理論の基本を学ぶのにちょうどよくまとまっている（全 15 回シリーズ）.
   おススメ！ 難易度 ★☆☆
3) 渡辺三枝子著. 新版 キャリアの心理学—キャリア支援への発達的アプローチ. 京都：ナカニシヤ出版；2007
4) 日本プライマリケア連合学会 総合診療医という選択 女性総合診療医のワークスタイル CASE 03 本郷舞依
   http://sogoshinryo.jp/career/workreport/［最終アクセス 2018 年 3 月］
   ワークスタイル以外にも総合診療医とは何かについての具体例が多く，これからを考える上でとてもわかりやすく参考になる.
   おススメ！ 難易度 ★☆☆

13歳男子が下腹部痛で救急搬送：精巣捻転

片岡　祐（諏訪中央病院）

専攻医　（救急外来は初期研修医と一緒なので，しんどい臨床現場も楽しく頑張れるなぁ．指導医の先生の前で初期研修医に教えるのは緊張感があって責任も重くなるけど，成長が実感ができるのがいいな．まだまだ勉強しないといけないけど，今日も頑張ろっと！）

女性初期研修医　若宮先生！　下腹部痛の13歳の男の子を診ているのですが，問診中からとてもつらそうなんです．一緒に診てもらえませんか？

専攻医　（ありゃりゃ．小児の腹痛って苦手なんだよね．小児科の先生，まだ病院に残っているといいんだけどな．外科に相談する症例だったらどうしよう……）
今日の当番は誰かな？

―――――　診に行ったところ，スゴイ冷汗で本当につらそう．　―――――

専攻医　橋本先生！　すみません．今から腹痛の13歳男性を診るんですが，橋本先生も一緒に診ていただけませんか？

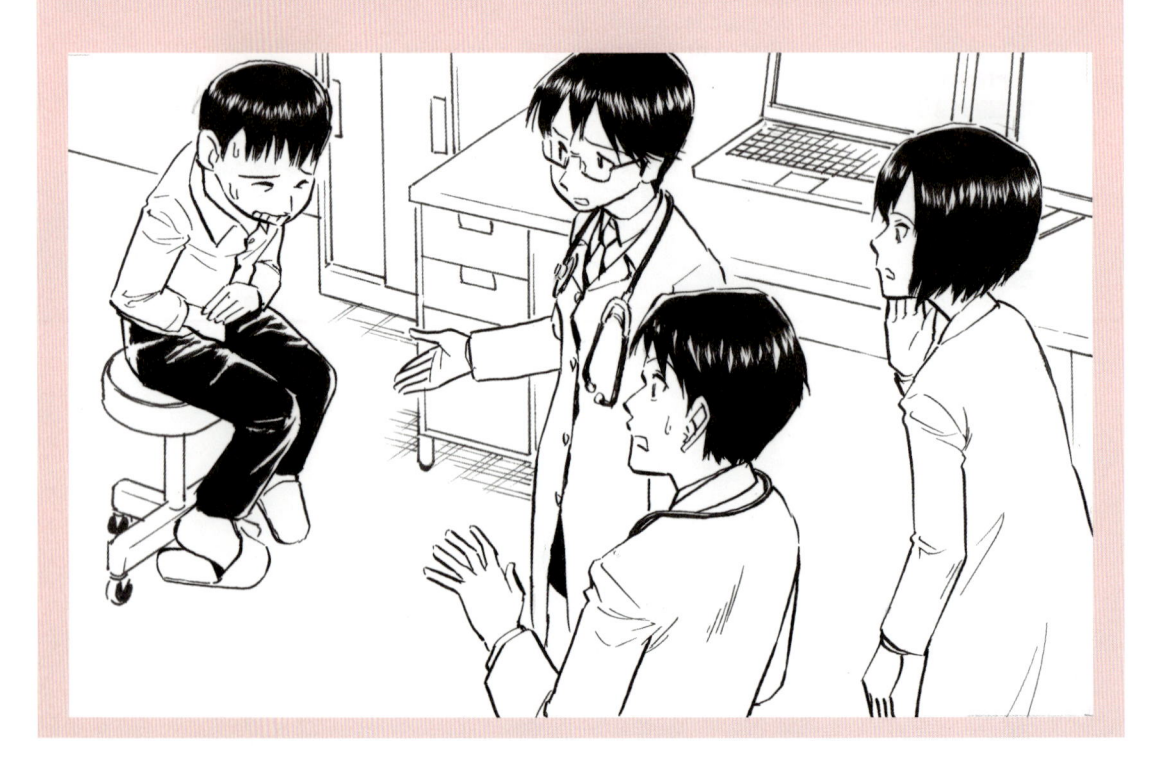

――――― 下腹部痛の原因は精巣捻転．泌尿器科の Oncall の先生に
円滑に引き継いで事なきを得た．―――――

専攻医 男の子が恥ずかしくて女医さんに下腹部痛って言っちゃうことがあると，カンファレンスで聴いたりテキストで読んだこともあったのですが，初めて経験すると，あっ！と思うことばかりでした．泌尿器科の Oncall の先生がつかまったからよかったけど．もし泌尿器科の先生がいなかったらどうなっていたでしょう．橋本先生にも助けていただきました．ありがとうございました．

指導医 この地域を守るためには，頻度が高い救急疾患に自施設で対応するだけでなく，頻度が低いけれども緊急性の高い疾患にも対応できるようにシミュレーションしておくことが大事だよ．例えば，うちでは脳卒中に対する t-PA や血管内治療が対応できないよね？施設によっては MRI があっても夜間には対応しがたいところもある．そういったときにどのような段取りをするのかを考えることも重要だと思うの．今後，臓器別診療科の常勤医がいない病院で勤務することがあるかもしれないし，診療所に移ったとしたらその地域の基幹病院の体制を知っておくことも重要になるわよ．

専攻医 前任地では，救急で小児を診ることは少なかったし，困ったらすぐに小児科や泌尿器科の先生がいたから，そういったことを考えたことはありませんでした．コンサルトでよく怒られました．

指導医 救急外来で何を診るのかは，医療機関によって異なるからね．Oncall 体制の有無だけでなく，コンサルトの閾値や院内ルールもある．病院の規模にもよるけれど，若手医師や総合診療医が手技も含めて専門医の先生の手助けをすることもあるから，異動したら勤め先のルールを確認することは大事．そして今後指導医になったら，院内ルールを整えることや若手を教育することも重要な仕事になる．救急は大変だけれど，工夫次第でいい教育の場にもなるし，総合診療と救急は共通点も多いから，病院総合医の活躍の場でもあると思うよ．

専攻医 今回の症例もちゃんと勉強しなおしてカンファレンスでフィードバックします．研修医や救急の先生や泌尿器科の先生も巻き込んじゃおう．

指導医 それはイイね．顔の広い若宮先生だからこそだね．楽しみにしてるわね．実は，私も直接診るのは初めてだったんだ．

専攻医 え‼ そうなんですか⁉ それでも対応できるって，やっぱりスゴイですね．

⑥ -1a　日中，時間外救急

浅川麻里（堺市立総合医療センター）

◆ 病院総合医が救急診療を担うことのメリット

　地域の救急医療を守ることは，病院の最も重要な役割の1つである．しかし，現在わが国では救急専門医数はわずか4,582名（2016年）であり，すべての地域において充分な救急医を確保することは困難である．実際，24時間365日救急専従の医師が救急患者を受け入れる体制を維持できる病院は限られており，多くの中規模・小規模病院では，誰がどのように救急医療を担うのかが大きな課題となってきた．その対応策として，各診療科の医師が時間交代制で初期診療を行う方法，また各々の主訴に該当すると思われる診療科の医師が呼び出されて初期診療に当たる方法などがある．しかしこれらの方法には少なからずデメリットがある．

　救急はそれ自体に専門性があり，救急外来では特有の能力が求められる．「不安定な重症患者の状態を安定化させ，初期治療を行う能力」「一見軽症に見える患者群から緊急疾患を見逃さない能力」，また冒頭の症例（精巣捻転）のように「比較的稀な頻度の低い緊急疾患を認識する能力」などである．例えば各臓器別診療科がバラバラに対応した場合，自分の専門外の疾患を想起しにくい，異なる疾患が併存している場合に対応できない，などの弊害がある．また救急隊や看護師（場合によっては患者自身）が，どの診療科の医師が対応するのかを振り分けるという難しい判断を求められる．そのためどの診療科も「うちじゃない」と言って受け入れないという困った事態も起こり得る．そもそも専門医自身が多忙であり，救急外来での初期対応を求められると専門医としての診療に集中できないというのも問題である．

　そこで近年，病院総合医が救急医療の担い手として期待されており，実際に現在多くの病院の救急外来で病院総合医が活躍している．筆者自身，病院総合医として救急外来で働いているが，病院総合医が救急診療を担うことのメリットは非常に大きいと感じている（**表1**）．

　そもそも総合診療と救急医療は親和性があり，共通点が多い．例えば，臓器を特定せずに横断的に「横の糸」として診療することや，gate opener として「まずは受け入れる」という心構えが共通している．また後述するように，高齢化社会においては救急外来で高齢者特有の問題への対応が求められており，病院総合医の力の見せどころである．さらに病院総合医は入院後の病棟マネジメントを理解しており，入院担当チームにスムーズに引き渡すことができる．また慢性疾患の管理にも精通しているため，

表1　救急外来における病院総合医と各診療科の特徴

各診療科がバラバラに対応するデメリット	病院総合医が救急診療を担うメリット
自分の専門外の疾患を想起しにくい 異なる疾患が併存している場合に対応できない 振り分けが難しい 専門医が自分の専門分野に集中できない	臓器を特定せずに横断的な診療ができる 高齢者特有の問題への対応ができる 入院への移行をスムーズに行う かかりつけ医との連携ができる 専門医が自分の専門分野に集中できる

かかりつけ医と円滑に連携することもできるだろう．そして何より，各診療科の専門医が専門分野の診療に集中できる環境をつくることができる．

以上から，地域の救急医療を守るためには病院総合医の活躍が期待されており，また病院総合医にとっても救急外来はその能力を発揮できる重要な役割であると言える．

◆ 時間外救急＝貴重な教育リリース

冒頭の Case（精巣捻転）は，日中であれば小児科医が対応していた可能性が高い．しかし時間外になれば救急外来で診断しなければならない．救急医療の大きな特徴は，日勤帯だけでなく時間外（夜間，土日祝日）もカバーすることである．救急専従の医師がシフトを組んで 24 時間対応できれば良いが，多くの市中病院は困難である．

その一方で，時間外救急は研修医や専攻医など若手医師にとっては学びの宝庫であり，貴重な教育リソースである．研修医や専攻医が患者安全を担保しながら成長できるように，診療の質を保つ工夫（後述）を通じて救急外来での教育を主導することは，病院総合医の大事な役割の1つである．また時間外救急では，専門医へのコンサルトの閾値が高くなりがちである．精巣捻転，緑内障発作のように緊急対応が必要な疾患でスムーズに連携できるよう，普段から各専門科とコミュニケーションをとり，若手医師が働きやすい環境を整えておきたい．

◆ 高齢者特有の問題

高齢化社会を迎え，へき地から都市部まで高齢者の救急受診は着実に増加している．救急を受診する高齢者の多くは，症状が非典型的で，多くの薬剤を飲んでおり，多くの併存疾患があり，複雑な生活背景を持っている．高齢化に伴い救急外来の役割は変化しており，アメリカ救急医学会は表2 のように「高齢者救急の質指標」を提唱している．つまり救急外来では「高齢者特有の問題」を熟知して対処できる能力が求められており，これは病院総合医が得意とするところである．

◆ 診療の質を保つ工夫＝教育力

とはいえ，病院総合医が救急医と同じような質を保ちながら救急診療を行うには工夫が必要である．ここでは診療の質を保つための教育手法を幾つか紹介する．

表2　高齢者救急の質指標（quality indicator）

① 認知機能の評価
② 痛みのマネジメント
③ かかりつけ医との連携
④ 薬剤のマネジメント
⑤ スクリーニング／予防医療
⑥ 機能の評価

図1 アクションカードの例（一施設の例であり，実際には各施設によって適切な対応は異なる）

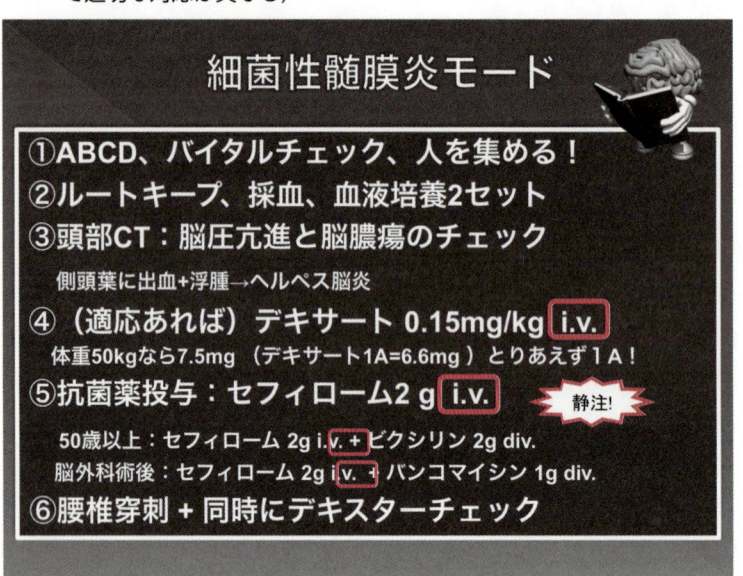

緊急時に統一した動きをつくる

　一刻を争う緊急疾患でかつ初期対応が複雑なもの（細菌性髄膜炎，糖尿病性ケトアシドーシスなど）は，救急外来でどの医師が初療をしても同じ対応ができるようにしておくことが望ましい．例えば，**アクションカード**のような一目で理解できる表を作成する．これを医師・研修医・看護師に配布したり，救急外来に掲示したりして周知させておく．そうすることで，いざ緊急疾患が来た時に時間外であっても，誰が対応しても，診療の質が保たれる．さらにコメディカルと協働してスムーズに動くことができるというメリットもある．**図1**に筆者が作成したアクションカードを示す．

振り返り（refrection）で経験を共有する

　救急外来での経験から得られる学びは大きな意味がある．しかし各々が1人でそこから学ぼうと努力をしても，1人が経験できる症例は限られており効率が悪い．そのため定期的な振り返り（refrection）の会を開催することは非常に有用である．著者の施設では，週1回研修医と指導医が集まり「**救急フィードバックカンファレンス**」を開催している．冒頭のCase（精巣捻転）のような比較的頻度が低い症例，重症例，ピットフォールにはまった症例，非典型的で診断が難しかった症例，社会的な問題で困った症例などを，救急にかかわる医師やコメディカルで共有することで，参加者全員ひいては救急外来全体のレベルアップにつなげることができる．さらに各診療科の専門医にも参加してもらい意見がもらえれば，さらに深い学びとなるだけでなく，コンサルトの際にコミュニケーションをとりやすくなるだろう．注意点としては，参加者は前向きで建設的な議論を行い，個人を責めることがないようにルールを周知しておくことである．

救急外来で必要な知識を総ざらいする

　冒頭の症例（精巣捻転）のように，診たことがないまたは頻度の低い疾患の診断・対応については，

図2　「ER チェックリスト大会」の様子

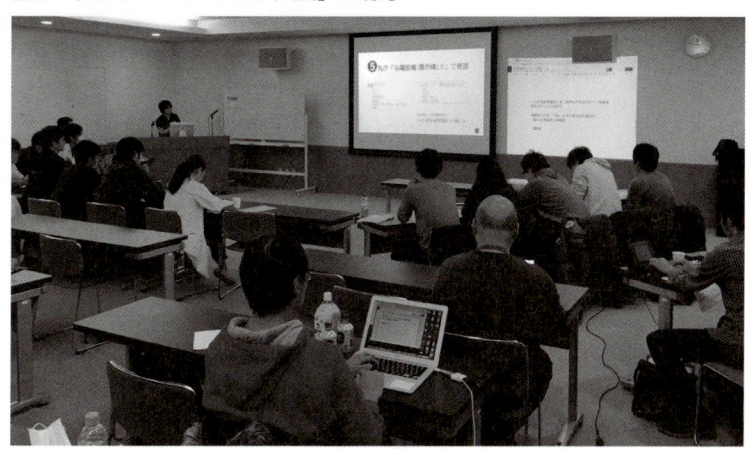

表3　チェックリストの例

	Do「DON'T」が言える
意識障害	「AIUEO TIPS」が言える（20秒以内）
	意識障害とショックがある場合の対応
	見逃してはいけないコワイ頭痛2つ＋2
頭痛	クモ膜下出血を見つける問診2つ＋1
	頭部 CT でクモ膜下出血を見つけるポイント4つ

　日々の経験から学ぶことは難しい．また個人で勉強するにも効率が悪い．そこで，救急外来で必要とされる知識を網羅的に総ざらいする機会をつくることをお勧めする．例えば，市立福知山市民病院では病院内で救急外来にかかわる医師や看護師が集まり，クイズ形式で救急外来で必要とされる知識を順番にチェックしていく「ER チェックリスト大会」を年に2回定期開催している（**図2**）．2年目研修医が主体で運営しており，参加者はチェックリスト（**表3**）の質問に次々に答えていく．内因性，外因性，小児救急，マイナーエマージェンシーのパートに分けて，緊急疾患を見逃さないための知識や，陥りがちなピットフォールを1日で網羅する．教科書を見て答えてもよい．クイズに正解するのが目的ではなく，「明日この疾患と出会うかもしれない」という学習への動機付けを期待している．その際，病院総合医が司会者をバックアップし，さらに深い知識や経験を共有すると，より実践的な学びとなる．

　多くの中規模・小規模病院では，病院総合医が救急医療を担うことのメリットが非常に大きい．病棟診療や外来診療に並行して，救急に必要な能力を維持するには工夫が必要であるが，「多職種と協働するコミュニケーション能力」「診療の質を高めるマネジメント能力」「後輩を育て自分も成長させる教育力」など多様なリソースを使うことで，地域の救急医療に大きく貢献できるだろう．

● 文献

1）Terrell KM et al. and on behalf of the Society for Academic Emergency Medicine（SAEM）Geriatric Task Force : Quality Indicators for Geriatric Emergency Care. *Acad Emerg Med*. 16 : 441-449. 2009

⑥-1b 大病院での救急

北野夕佳（聖マリアンナ医科大学 横浜市西部病院）

筆者は約500床規模の地域中核市中病院（総合・急性期病院）で勤務している総合内科医〜救急医〜集中治療医である．立場としては「救命救急センター医長」．はじめに結論を書こうと思う．

総合内科医〜救急医（〜集中治療医）をやっている今の仕事が楽しいですか？ と訊かれたら200％，YESと答える．もしこの路線に魅力を感じているけれども躊躇している若手・学生さんがおられたら，ぜひ飛び込んできていただきたい．人生，一度しかないのだから．筆者自身が総合内科〜内科系救急医を「これをやることで誰かの役に立っている＝自分の職種にやりがいを感じている」と思っているからこそ，それが「状況」として伝わるようにこの症例を書かせていただこうと思う．

◆ 症例：13歳男子　右下腹部痛

症例：13歳男子　右下腹部痛

金曜日の午後6時半　救急外来が平凡ににぎわっているところに，小児科の先生からその日の救命救急センター担当医（＝私達）に相談を受けた．

小児科A 当直医▶ あ，B先生，ちょっと相談していいですか？ 近くの開業の先生から，13歳男子の右下腹部痛を診てほしいという電話を受けました．最初は「虫垂炎疑い」という連絡だったんですけど，電話越しによく聞いてみると実は右陰嚢痛なんですよね．精巣捻転かもしれないですよね．泌尿器科苦手で…泌尿器の先生ももう院内におられないし，断ろうかと思うんですけど，救命の先生に診てもらえますか？？

救命B 医師▶ （あら⁉　私もニガテなんだけど…でもその子も開業の先生もかわいそうだし，泌尿器科医さえつかまれば当院で診てあげたほうがいいよなあ．そもそもゴールデンアワー6時間[1]-[6]だった気がする．今，救急外来で診ている膿胸症例は，チェストドレーンも入れたし，グラム染色もしたし，シニア（後期研修医）に任せてたぶん大丈夫だろう．よし，調整お手伝いしよう）じゃ，ちょっと10分くらい時間もらえますか，調整してみますね．

ここから筆者が実際にしたことは，下記①〜④である．
① 救命の受付に，当地域の本日の泌尿器科輪番病院を調べてもらう
② 泌尿器科のオンコールの先生（院外）に電話をつないでもらう
③ エコー室に技師さんが残っていないか，電話ではなく，直接見に（←**これは超重要**）歩いて行く．
④ 開業医の先生に電話をして患児の状況を直接聞く

1つずつ見てゆこう.

① 救命受付に, 本日の当地域の泌尿器科輪番施設を訊いてみると, 車で1時間半くらいのかなり遠い場所かつC泌尿器科クリニック, つまり開業施設であった.

② ①を踏まえたうえで, 泌尿器科のオンコールのD先生に電話をつないでもらい, 状況を伝えた. 幸い, すぐに電話がつながった.

ここでやはり**普段からの関係性**が極めて重要である. 泌尿器科は, 救命〜集中治療と密な関係がある. 救命が受けた初診の閉塞性腎盂腎炎〜敗血症性ショック (いわゆる urosepsis) を, 泌尿器科に頼んでステント留置していただく状況は頻繁にある. 同じく, 泌尿器科かかりつけの前立腺がん症例が urosepsis や重症肺炎で搬送されて, 当科が挿管・ICU 管理をする状況もよくある. 平たく言うと「いつもお互いさま. お世話になっています」という感覚が救命・泌尿器科の双方向性に成り立ち, 非常に良い関係を築けている.

> **救命B医師** ▶ D先生, 小児科あてに近医から精巣捻転疑いの13歳男子の紹介が来ているんですが, 受けていいですか? D先生, 来ていただけますか?
>
> **泌尿器科D医師** ▶ あ〜, 私, 今から向かうと40分後くらいですけど, 今日, 近くに泌尿器科の輪番病院とかないですか?
>
> **救命B医師** ▶ 私もそう思って問い合わせたら, C泌尿器科クリニックというところで, 車で1時間半くらいなんですよね. で, そこも開業の先生らしいので, 診断してもらっても, もし本当に精巣捻転だったら, また手術できる病院に搬送になってかなり時間がかかってしまうと思います. たしかゴールデンアワーって6時間でしたよね. もしD先生が来ていただけるなら, 受けてあげたいなと. 問診・カルテ記載とかは救命後期研修医 (シニア) がお手伝いしますよ. エコー室の技師さんもだれか残っておられないか, 今うちのシニアが確認しに行ってます.
>
> **泌尿器科D医師** ▶ あはは, B先生, いつも外堀埋めるのうまいですよね〜. それに救命にはいつもお世話になってますしね〜. わかりました. 行きますね. 40分くらいで着くと思います. エコー技師さんがもう院内にいなかったら, エコー室のカギを守衛さんに頼んで開けておいてもらえますか? 救外にもエコー機ありますけど, 普段使ってるエコー機じゃないとやりにくいので.
>
> **救命B医師** ▶ 喜んで! D先生, いつもありがとうございます, ホント助かります!

③ エコー室に, 午後5時以降に電話をしても, 恐らく技師さんは, 残って所見記録などされていても, 電話は取ってくれないだろうと思われる. そうでないと際限なく帰れなくなるのはどこも同じである. だからこそ, 本症例のように「ここぞ」というときは, エコー室まで走っていくのが最善である. 今回も, エコー室まで行って入っていくと……おられた! 後光のさして見える技師さんたちが. 状況を説明し, 「あなたがいないとダメ」と説得し, 「泌尿器科D先生も40分後に来られるから」と伝え, 技師さんに患者が来るまで残ってもらえることになった.

④ 紹介元の医院に電話をして患者の状況を確認するとともに，下記を伝える．
- 受け入れ OK なこと
- **すぐにそちらを送りだしてほしいこと：**
「今18時45分ですけど，すぐにそちらを出て，タクシーなり自家用車なりでこちらに来させてください．詳しい診療情報提供書もルート確保も心電図もなくていいですから．19時には着きますよね？　技師さんも時間外で残ってもらってますから」
と時間を明確に伝えるようにする．

　誰しも，人の手に渡せるとなると途端に安心する．受け入れ OK をした後，患者さんが2時間後くらいにしか当院救命センターに到着しないという状況にたびたび遭遇し，腹立たしく思うときもある．紹介状作成，会計，移動手段の手配その他に時間がかかったというのが言い訳として多い．どの施設も「ぎりぎり」のところで回しているのも事実なのだと思うが，待たせている技師さん，オンコールではるばる来てもらう泌尿器科医に対しての礼儀として，私たちからは紹介元施設に明確に「●時までにこちらに来てほしい．**すぐに送りだしてほしい**」と伝えるように心掛けている．何よりも，そうすることがかならず**患者利益**になると筆者は信じている．
　こういうマネジメントを「御用聞き」のようでいやだと思う人もいるかもしれない．だが筆者は，「私たち総合内科医にしかできない究極の総合救急診療」だと思っている．
　そもそも「13歳男子，右陰嚢痛み，近医からの時間外の紹介」という状況であり，断る言い訳はいくらでも見つけられる．
- （救急医は）小児科には対応しておりません
- （小児科医は）泌尿器科には対応しておりません
- 当院には，今，泌尿器科医が院内におりません
- 当院には，今，エコーで精巣の血流評価できる技師がもう院内におりません
- 泌尿器科輪番施設に行ってください

などなど，列挙すればいくらでも挙げられる．
　だが，この症例をマネジメントするうえで知っていないといけない情報は大量にあり，それを知っている私たち（generalist）だからこそ，対応できるのだと思っている．
　この症例をマネジメントするうえで知って・把握していないといけないことを以下に挙げてみた．

【医学的側面】
- 陰嚢痛の鑑別[7)-9)]として，精巣捻転を真っ先に思いつきつつも，ムンプス，精巣上体炎（STD含む），精巣垂・精巣上体捻転，鼠径ヘルニア，外傷なども当然鑑別として列挙できる
- 精巣捻転はゴールデンアワー6時間以内に整復（＝血流を回復）しないと精巣壊死につながる（不妊につながり得る）
- 精巣捻転の診断にはドップラーが極めて重要な要素を占める

【マネジメントとしての側面】
- 当地域の本日の泌尿器科輪番施設がどれくらいの距離か，その輪番施設が総合病院（つまり手術対応可能施設）か泌尿器科単科クリニック（つまり手術対応不可）か

- 当院の泌尿器科オンコール医師が院内にいるか，院外ならどれくらいの時間で来てくれるか
- オペ室・麻酔科医は本日は対応可能か（緊急 CABG をしていたり，脳死下臓器摘出をしたりして，オペ室・麻酔科医がふさがっていないか）
- 当院のエコー技師さんの動向：まだ院内にいるか，いるとしたらどこにいるか

　当院で，上記のような症例が来た時に，精巣の評価・方針決定は泌尿器科に主導権を持ってもらいつつも，「周辺の作業」は手が空いてさえすれば救命がなるべくお手伝いするようにしている．それは初期研修医や専攻医にとっても**基本の型を常に抜けなくスピーディーにこなす**という意味で，非常によいトレーニングになると思っている．
　具体的には以下のとおり．

【情報収集・カルテ記載】
主　　訴：右陰嚢痛
現 病 歴：いつから痛くなったのか？　寝ているときか？　（部活のボールが当たった，兄弟げんかで蹴られたなどの）外傷歴はないか？　感染症状（発熱，咽頭痛，耳下腺腫脹）は？　ムンプス罹患歴・ワクチン歴は？　まわりにムンプス含め感染症の流行は？　尿道分泌物はないか？　排尿時違和感はないか？
既 往 歴：
特に小児では：出生歴？　検診で引っ掛かったことは？　普通学級ですか？　何年生？　部活は？
家 族 歴：出血素因は？　（特に von Willebrand 病などは，小児期には診断されないままの症例もあるため，小児は家族歴重要）
アレルギー歴：　歯科麻酔歴は？　その時に異常は？
バイタルサイン：
身体所見：特に本症例では，右下腹部の圧痛がないこと，腹膜刺激症状がないこと，右陰嚢に圧痛・自発痛があること，右精巣が左に比し高位にあることなどの所見の有無を記載しておくことは有用である．また，仰臥位になると痛くて vasovagal reaction と思われる徐脈傾向になり，左下側臥位にしかなれないなども認めれば記載しておくと有用である．

　上記の所見の**陽性所見（pertinent positives）**だけでなく，**陰性所見（pertinent negatives）**を記載する習慣をつけること・専攻医にトレーニングすることで，臨床力・診療推論力・問診力が劇的にアップすると実感している[10]．

◆ ボーナス症例

　私が経験した，総合内科医が救急をやることの意義を実感できる症例があったので，ぜひ，読者の皆様と共有したい．
　201★年7月，三連休の真ん中の日に，当院救急外来へ助産院から患者受け入れ依頼の電話があった．

症例：29歳　女性　妊娠16週

主訴：右下腹部痛・虫垂炎疑い　当日朝未明から右下腹部痛・気分不良あり

助産院の助産師さんは困っておられる様子．助産院と提携の産科医師にも連絡したが「虫垂炎疑いは総合病院で見てもらうように」言われたとのこと．

救命B医師▶ あ，産科のE先生，妊娠16週の虫垂炎疑いの紹介の電話が入ってるんですけど，一緒に診てもらえますか？

産婦人科E医師▶ あ……僕たち妊娠経過が大丈夫かは診られますけど……虫垂炎は無理ですね．

救命B医師▶ え!?　あ……そうですよね．救命が主科で受けますので，何かあればご相談できればと．

産婦人科E医師▶ あ，そういうことなら．わかりました．

救命B医師▶ 外科当直のF先生，妊娠16週の虫垂炎疑いの紹介の電話が入ってるんですけど，救命が主科で診ようと思うんですけど，受けてもいいですか？

外科F医師▶ え？妊婦って僕たち無理かも……そもそもCT撮っていいんですか？

救命B医師▶ たしか器官形成期の10週辺りを超えていたら，撮影せざるを得ない状況なら撮影可だったと思うんですけど [11) 12)]……放射線科にも確認してみますね．救命受けで患者さん受けていいですか？

外科F先生▶ 救命にはいつも外科の術後重症症例診てもらってますしね．わかりました．来られたら呼んでください．

患者さんは到着されると下記のような現病歴だった．

現病歴：受診当日　午前4時ごろから右下腹部の違和感出現，徐々に増悪．嘔気もあり．
　　　　発熱なし．悪寒戦慄なし．排尿時違和感なし．
　　　　排便一度あり（普通便），その後少し右下腹部痛が一時的に軽減したような気がしたが再度増悪．右下腹部は，「のたうち回るような痛み」ではないが常に「重い違和感」があり「どうにも気分が悪い」．かかりつけの助産院に受診し，そこの助産師に付き添われて当院へ受診

既往歴：26歳時（3年前）第一子出産，特記すべき事項なし
　　　　腹部手術歴なし

アレルギー，社会歴などは特記すべきことなし

　第一印象としては，バイタルは安定しており発熱も認めない（BT 36.4 ）ものの，表情から**sick**な印象があった．また，**身体所見が本症例のような妊婦では圧倒的に効力を発揮すること**を改めて痛感した症例だった．

　腹部を触診すると，右下腹部に明らかに圧痛（Lanz点に最強点）を認めた．**マジックで×マーク**

図1　腹部単純 CT. 軽度腫大した虫垂を認めた.
　　　放射線診断：急性虫垂炎疑い

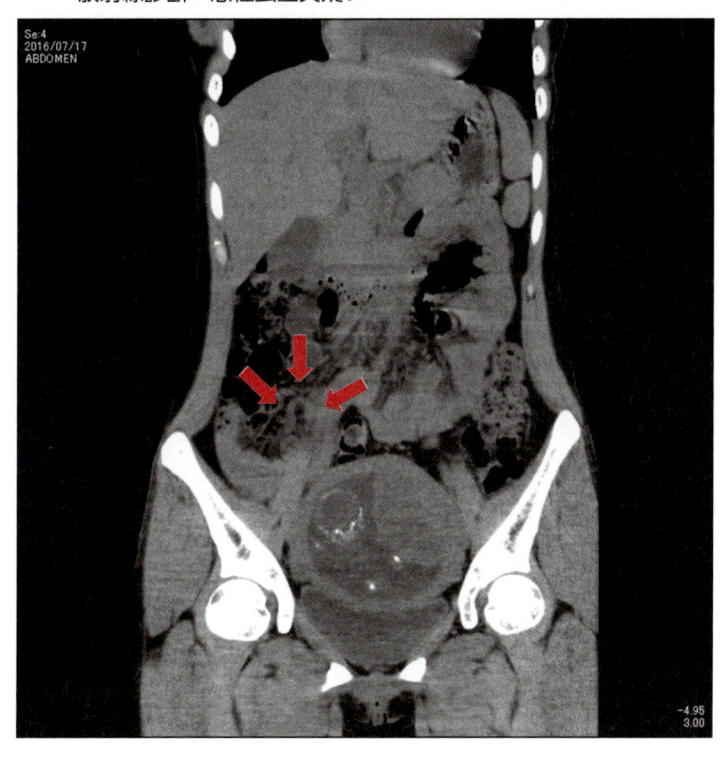

をつけて，**数分後に再度診察**するとやはり同じところに圧痛を再現性をもって認めた．軽度の反跳痛（percussion tenderness）陽性，筋性防御陰性であった．

　採血では WBC10100, CRP0.31 と，「著明な炎症所見」はまだ認めなかった．

　この時点で，主に「見た目＝ Sick な印象」と「腹部所見」から，虫垂炎の可能性が極めて高いという臨床判断が筆者の中で下っていた状態であった．

　外科にコンサルトし，腹部を診察してもらい，画像評価をするかどうかのディスカッションとなった．産婦人科医に再度電話をし，「先生たちの言う通り，10 週辺りを超えていれば（Risk よりも Benefit が上回ると判断されれば）撮影せざるを得ない状況なら CT 撮影は妥当」という見解（後ろ盾）をもらった．放射線科オンコール医師にも電話し，同じ見解（後ろ盾）をもらった．

　造影剤に関しては，産科医師は「臨床上必要があれば僕たちは使ってますけどね」との意見だったが，放射線科医師からの情報では明確なエビデンスは存在しないとのことだった [13] ＊1．

　本症例は，臨床経過と身体所見から，テスト前確率として虫垂炎の可能性が極めて高いと判断して，各科協議のうえ，腹部単純 CT を撮影するという方針に至った．

　単純 CT で評価できる範囲では，虫垂は 7.5 mm と軽度腫大を認めた（**図1**）．周囲脂肪織濃度上昇は

＊1　本症例を対応し終えて後日，造影剤に関して文献検索・ガイドライン検索を行ったところ [13]，ACR（American College of Radiology）の造影剤に関する勧告によると，造影剤は妊婦に対しては必要な場合のみ使用すること（カテゴリーB）と記載されていた．造影剤を使用しても妥当であったと思われる．

明確ではなく，膿瘍形成や穿孔を疑う所見は認めなかった．しかし，身体所見および病歴からは，明らかに虫垂炎が示唆され，かつ腹膜刺激症状が明らかにあるとアセスメントした．

再度，外科から本人と夫に，

選択肢1 抗菌薬で保存的に経過を見る

選択肢2 手術を行う

の病状説明を行っていただき，妊娠中であるからこそ選択肢2（腹腔鏡下虫垂切除術）の方針となった．

術中所見としては，少量ずつではあるものの，**膿性腹水を右傍結腸溝，子宮背側・腹側**に認め，**腫大した虫垂**を認め虫垂炎の所見であった．術後経過は順調で，入院中に産科診察も受け妊娠経過は特記すべき問題はなかった．術後 Day 5 には外科病棟から無事退院された．

もちろん反省点はある．どうして虫垂エコーができないんだというお叱りの声はあるであろう．しかしどの施設にも限界がある．当院はエコー技師はオンコール制にはなっておらず，私達救命医も外科医も虫垂エコーを自信をもってできるレベルではないため，CT という選択肢になったのである．

本症例は**だれも得意分野ではない**症例である．だからこそ，私たちの総合内科・救急医が，各方面からの最善の知恵を寄せ合ってその患者さんにとっての最善を決めてゆくべき症例と思う．もし当科（救命救急センター）が受けなければ，この患者さんは受け入れ病院が見つからずにたらい回しになっていた可能性も高い．

「うち（救命）が受けますから，先生たち，相談に乗ってください」

と

患者さんを自分の手の中に責任をもって受けること

は，総合内科医〜救急医の最大のやりがいだと筆者は思っている．この症例のように，知恵を出し合って最善の医療ができたと思えること，「うちで受けてよかったね」と思えることが「最大の精神的報酬」だと考える．

若手の先生へのメッセージ：総合内科〜内科系救急医，結局のところ，楽しいですよ．

救急に関連するおススメの学会，勉強会，ML など

　救急領域とのことでしたが，内科系救急外来は，究極に総合内科能力を要求されます．そういう意味で，「内科系救急医をするうえで勉強になっている」と私が思うものや，実際に頻用しているものを書かせていただきます．

学会　：日本プライマリケア連合学会 若手医師のための冬期セミナー，ACP 日本支部年次総会

勉強会・ML：IDATEN, JSEPTIC, JHN（Japan Hospitalsit Network），EM Alliance

標準化コース：POCUS, JATEC, ACLS, ISLS, J-CIMELS

情報源：内科ポケットレファランス，救急ポケットレファランス（MEDSi），救急診療指針（へるす出版），UptoDate, The Sanford Guide, Johns Hopkins Abx Guide

刊行物：Hospitalist, INTENSIVIST（MEDSi）

問題集：MKSAP（ACP）

私の研修医の時のバイブル：The Washington Manual of Medical Therapeutics（LWW），聖路加内科レジデントマニュアル（医学書院），研修医当直御法度（三輪書店）

●文献

1）北野夕佳監訳．救急ポケットレファランス．東京：メディカル・サイエンス・インターナショナル；2016, 6-11-12
　　必須　難易度★★☆
2）Pediatric testicular problems. *Pediatr Clin North Am* 1998：45：813-30 Pillai, S B, Besner, G E.
3）Violaki A, Tsikopoulos G, Avtzoglou P, Zioutis J, Limas C, Gregoriadis G, Badouraki M. Late postoperative results in males treated for testicular torsion during childhood. Tryfonas G1, *J Pediatr Surg.* 1994：29：553-6
4）DaJusta, Daniel G. Granberg, Candace F. Villanueva, Carlos Baker, Linda A. Contemporary review of testicular torsion：New concepts, emerging technologies and potential therapeutics. *Pediat Urology.* 2013：9：723-30
5）Edelsberg, J S Surh, Y S. The acute scrotum. *Emerg Med Clin North Am.* 1998；6：521-46
6）日本救急医学会監修．救急診療指針，改訂第4版．東京：へるす出版；2011. 578
　　必須　難易度★★☆
7）Sailer, Wasner. Differential Diagnosis pocket, second edition, Borm Bruckmeier Publishing. p.327-8
8）樫山鉄矢，清水敬樹．ER 実践ハンドブック．東京：羊土社；2015. 360-361
　　必須　難易度★★☆
9）Meghan M. Kiefer, Curtis R. Chong. Pocket Primary Care. Wonters Kluwer p.15-7-9
10）北野夕佳．今日から使えるベッドサイド5分間ティーチング　連載④　気管支喘息の既往のある症例の呼吸困難．Hospitalist. 2014；2：582-91
11）産婦人科診療ガイドライン―産科編 2014，日本産科婦人科学会・日本産婦人科学会
　　http://www.jaog.or.jp/wp/wp-content/uploads/2017/01/img-31020320.pdf［2018年3月最終アクセス］
　　おススメ！　難易度★★☆
12）Wang, Page I.Chong, Suzanne T.Kielar, Ania Z.Kelly, Aine M.Knoepp, Ursula D.Mazza, Michael B.Goodsitt, Mitchell M. Imaging of Pregnant and Lactating Patients：Part 1, Evidence-Based Review and Recommendations. *Am J Roentgenology.* 2012；198：778-784
13）Colletti, Patrick M, Lee, Kai H. Elkayam, Cardiovascular imaging of the pregnant patient. Uri. *Am J Roentgenology.* 2013；200：515-21

⑥-1c　小病院での救急

青木信也（長崎県上五島病院）

　小病院で救急を行うに際し，「知るべきこと」が3つある．「病気を知る」「自分を知る」「他を知る」の3つである（表1）．

表1　小病院で救急を行うに際して必要な3つの知るべきこと

病気を知る	① しっかりと診断ができる ② 救急疾患のゴールデンタイムを知る（当日の救急搬送がいいのか翌日でいいのか） ③ 対応可能な疾患・対応困難な疾患についてまとめておく ④ 最小限のマニュアル作成をする
自分を知る	① マンパワーを意識する（医師だけではなく，看護師やリハビリも含めて） ② ものが少ない（設備を整える）
他を知る	① 近隣の病院の事情を知っておく（疾患ごとに） ② 搬送手段を考える ③ 救急隊との連携を取る ④ 介護施設職員への教育をする

　本項ではこの3つを柱に，小病院での救急について解説してゆく．

　患者は自分で病名のついた札をさげて受診するわけではない．腹痛，胸痛，頭痛といったさまざまな訴え（主訴）をして病院を受診する．毎回，どの患者に対しても重症疾患ではないかという疑いの目で診察を開始することはとても大切である．当然，人が少ない地域でも，重症内科系疾患や重症外傷に遭遇することがある．近くに大きい病院がない地域の小病院では，救急疾患を見逃すことは致命的である．患者や患者家族にとっては当然のことだが，医師，医療者，病院にとっても影響は大きい．小病院での救急マネージメントのポイントは，大病院の救急総合診療部の役割と似ているかもしれない．1つの地域を大きな1つの病院ととらえて考えてみよう．

　小病院の特性として以下のものが考えられる．

- マンパワーが足りない
- ものが足りない
- 大病院までの距離がある

　以上に対して対策をすることで，大病院との連携がスムーズかつ必要な救急対応（初期対応）ができるようになる．

◆病気を知る

救急疾患のゴールデンタイムを知っておくこと

　夜間や土曜，休日の救急対応をしていて，心筋梗塞や発症後4.5時間以内の脳梗塞の患者が来院した場合は，すぐに高次医療センターにコンサルトすると思われる．では，橈骨遠位端骨折や肩関節脱臼などの整形外科へのコンサルトはいつ行うか．また，眼内異物や鼻出血，尿閉などはどうか．それぞれ初期対応ができるものはその時に行い，緊急でないものは基本的には平日の診療へ紹介する判断ができる

表2　救急疾患のゴールデンタイム

内科系	脳梗塞（t-PA 適応の有無）	4.5時間
	虚血性下肢動脈閉塞症	3時間
外傷系	開放骨折	6時間
	中心性脊髄損傷（ステロイドを使用する場合）	8時間
産婦人科系	緊急避妊（ピル内服）	72時間
泌尿器科系	精巣捻転	6時間
眼科系	網脈中心動脈閉塞症	100分
耳鼻科系	特発性顔面神経麻痺（抗ウイルス薬を使用する場合）	48〜72時間

か．逆に開放骨折や不安定型骨盤骨折，網膜動脈閉塞症などに対する治療に関して，ゴールデンタイムがあることを理解し（**表2**），適した対応（基本的には夜間でも専門家へのコンサルトを行い，緊急に搬送とするのか，朝まで待機のうえで搬送するのかを話し合う必要がある）ができるようにしたい．

対応可能な疾患・対応困難な疾患についてまとめておく

それぞれの病院での初期対応後，入院加療に関しては対応可能な疾患が異なると思われる．特に夜間・休日の救急対応ではそれぞれ地域の特性もあるであろう．対応困難な疾患について，一覧表を作成するのも1つの方法かもしれない．救急対応時は，1分1秒がもったいないので，あらかじめ用意できるものは用意しておく．

最小限のマニュアル作成をする

いろいろなマニュアルやアルゴリズムをつくるとかえって煩雑になる．せっかく作成したのに一覧表はどこに片付けた？ということもよくある．そのため，必要最小限のものだけ院内共通のマニュアルを作成してみよう．例えば，胸痛が持続している虚血性心疾患を疑う時の検査や点滴，抗血小板剤の内服をするのかどうか，脳出血やくも膜下出血時の降圧方法，高エネルギー外傷時の用意するもの（エコーや点滴内容），本当に急を要するものに関してのみ院内の共通マニュアルがあると，医師だけでなく救急に慣れていない看護師もスムーズに診療に加わりやすい．

◆ 自分を知る

マンパワーが足りない

小病院において常にある問題ではあるが，人を増やすという答えは非現実的である．今あるものでどうするか．1人ひとりの守備範囲（診療知識，技術）を広げることで，診療カバーを広げていくしかない．医師に関して言えば，1人の医師だけが総合診療のスタンスで診療するのではなく，働く医師全員がベースアップすることで，無理なく24時間365日の診療の質を担保していくことになる．内科，外科，小児科といった背景がそれぞれにあってもいいとは思うが，日中の救急当番や，夜間，休日診療時にはその医師が何科というのは関係ない．実際には来院された患者の目には，救急対応をしてくれる1人の「医師」としか写らない．容易に他科の医師を呼び出していては，結局それぞれの医師が毎日病院へ出勤することになり，疲弊の道をたどる．そうならないためには，医師全員が救急対応のベースアッ

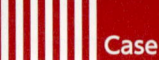

プを意識することが必要である．救急の実際は，内因性疾患，外傷と大きく分けると2つになる．

内因性疾患に関しては，それぞれの主訴に対して救急疾患，common disease の鑑別がしっかりとできること，また救急疾患であれば初期対応を素早く行い，適した病院への搬送にすぐつなぐことができるかがポイントである．

外傷に関しても，vital の安定化を図りながら原因疾患に対して，できる初期対応の範囲はどこまでなのかを理解したうえで，搬送先へ患者をうまくつなぐ必要がある．急変の中でも気管挿管や緊張性気胸，血胸の解除のための胸腔ドレーン挿入ができることは安定化につながることが多く，手技に自信を持っていると患者を安定化させながら高次医療センターへの搬送が可能になる．

重症外傷ではない骨折，脱臼などは整形外科医が常勤の病院では，日頃から整復方法や固定方法を指導していただき共通コンセンサスを持っておくと，オンコールの整形外科医へ電話だけの連絡で済むようになるかもしれない．

内因性疾患，外傷ともに知識を共有するためには病気や外傷に関する座学も必要だが，チーム（医師，看護師）でのシミュレーションが効果的だと考える．方法としては，

① 救急疾患に関するシミュレーションを職員同士で定期的に行う

② ACLS や JATEC などの講習に参加して，自身の update を行う

などがある．ポイントは，②のような一般的なコースを受講しても，そのまま持ち込むわけでなく自分の病院ではどのように活かせるかを考えることである．院内のスタッフが動きやすく，患者にとって一番よいアウトカムになるように知識を共有したい．

医師が救急疾患に関して，自分の病院で対応ができると判断しても，看護師やその他の医療職種の対応が可能かどうかも考慮しよう．重症患者を小病院で入院加療するということは，その後の管理も医師，看護師，その他医療スタッフのマンパワーを必要とする．大病院であれば，シフト勤務体制での24時間管理が可能であっても，小病院では1人の医師で対応しないといけないことが多くなる．また，人工呼吸器などの細かな設定や血圧，尿量管理など看護師への負担も増える．小病院の役割として，重症患者の入院管理の対応をしていくのであれば，普段から他職種と教育を継続して行い，もしもの時に対応ができるようにしておこう．

ものが少ない

小さい病院なので，ものが少ないことは多々ある．「逆転の発想」で，ものが少ないのであれば，装備はシンプルにしよう．シンプルな装備をフル活用して救急対応に臨もう．特に救急室と救急カートの整理整頓をしよう．施設によっては，救急専門の医師や看護師が常にいるというわけではないと思う．病棟の夜勤をしている看護師が救急患者対応を救急室で行うところもあるであろう．病棟の救急カートと救急室の救急カートは同じ内容・配置にしよう．そうすることで，ばたばたする救急対応時にもスムーズに薬剤や道具の準備がしやすくなる．

救急室もシンプルにしたい．いわゆる救急疾患に必要なものだけを救急室に揃えるようにして，その他準緊急で間に合うものは，あえて救急室からなくしてしまおう．そうすることで，ものの配置がシンプルになり迷わなくなる．そのためには，「救急室で今すぐ対応しなければいけない疾患」がイメージできていることが必要になる（**表3**）．

また，救急カートに必要なものと救急室にあると望ましいものを**表4**に示す．

表3　救急室で今すぐ対応しなければならない疾患例

Vital不安定の重症外傷，敗血症
心筋梗塞，心タンポナーデ，大動脈解離，大動脈瘤破裂
脳卒中
子宮外妊娠
アナフィラキシー，重症喘息発作

表4　救急カートに必要なものと救急室にあると望ましいもの

救急カートに必要なもの	心肺蘇生	挿管セット，点滴外液，アドレナリン，太い吸引管（ヤンカーサクション）
	痙攣	抗けいれん薬
	脳卒中	降圧剤
	アナフィラキシー	アドレナリン・抗ヒスタミン薬
	喘息発作	ステロイド
救急室にあると望ましいもの	外傷対応	エコー，心電図，胸腔ドレーンチューブ（太め〈外傷用〉と細め〈気胸用〉2種類のみ），縫合セット
	敗血症対応	血液培養ボトル2セット，尿培養，痰培養に必要なもの，ダブルルーメン以上のCVセット
	骨折や捻挫	松葉杖，ソフトシーネ，三角巾
	小児用救急セット	体重別または年齢別の挿管器具や体重別の薬剤量一覧

◉ 他を知る

後方病院との連携を日々しっかりとる

　虚血性心疾患であれば○○病院．脳卒中は△△病院．多発外傷は××病院というように，普段から連携をしっかりと取るようにしておこう．そのためには，何でもかんでも相談すればいいというわけではなく，しっかりとアセスメントをして診断能力を高め，コンサルトの精度を上げるように心掛けよう．搬送しても搬送先で治療ができないような状態（意識レベルJCS 300の脳卒中など）の場合に，搬送のほうがデメリットになることも自信を持って理解しておこう．そうすることで，紹介を受けてくれる病院との連携もスムーズになっていき，少し困った症例についても電話での相談ができるようになるかもしれない．症例検討を他施設間で行うのも顔が見える関係となって有用である．

搬送手段を考慮する

　救急患者だからといって，必ずしもドクターヘリや救急車での転送になるというわけではない．後方病院の受け入れ体制もあるので搬送先病院への確認は毎回必要になるが，患者自身の車や公共交通機関，介護タクシーなどを使ってもいいものは，救急車の利用をしないようにして適切な搬送手段を選択しよう．逆に，医師の同乗が必要だと判断する場合には，もともと医師が少ない病院での対応なので，搬送中の院内業務を他の医師に依頼ができるシステムをつくっておこう．

救急隊との連携をとる

　へき地や離島などの小病院であれば，救急隊はその病院へ搬送するよりほかに選択肢がないかもしれ

ない．そうであればなおのこと，救急隊との関係性は大切にしないといけない．無理のない程度に事例検討会を開くなどして，お互いのレベルアップを図ることや，顔の見える関係をつくり，病院の事情，救急隊の現状を情報共有することで，スムーズな救急診療に繋がる．

介護施設職員への教育をする

小病院では当直医が1人体制で行っているところは多いと思われる．施設からの高齢者救急も多く対応することになり，苦労する時もある．実際には，なぜ，この時間に救急受診をしたのかと首をかしげてしまうケースも多々ある．日中の外来でもよかったのではと思うことや，なぜもっと早く連れてきてくれなかったのだろうと思いながら，対応することもあるだろう．1つの理由に，介護職員の医学的知識の不均一性が挙げられる．「熱があると心配」「なんとなくいつもより反応が悪かった」「頭をぶつけたので心配」といったことが多い．医療者がバイタルサインや，高齢者に多い救急疾患やその初期対応について情報共有することで，夜間や休日の施設からの救急受診が適したものになっていく．

加えて，施設からの受け入れに対する病院内の教育も大切である．施設によっては夜間に看護師が常駐していないところもたくさんある．上記の理由もあるが，施設で判断困難な時に病院への受診をしているため，「こんなことで病院を受診させるなんて……」などと思わず，来院した時こそ情報共有の場だと認識するように，院内職員へ教育する．そうすることで顔の見える関係が構築できるようになる．

以上を踏まえたうえで，本人や家族の希望で後方病院での専門医による治療を望まず，小病院でできる限りの治療を望まれる場合は，小病院で最大限に対応できるようにしよう．これも小病院の総合診療の醍醐味だと思う．自分を知ること・相手（病気・外傷・後方病院）を知ること．これらをわきまえて，救急に臨もう．

● 文献

1） 濱口杉大ほか．特集　内科救急サバイバルブック．*Medicina*．2016；53
　[おススメ！] 難易度 ★☆☆
2） 日本産婦人科学会．緊急避妊法の適正使用に関する指針．平成23年2月
　http://www.jsog.or.jp/news/pdf/guiding-principle.pdf［最終アクセス2018年3月］
　[必須] 難易度 ★★☆

⑥-2a 頻度の低い非内科系緊急疾患

安藤裕貴（名古屋掖済会病院）

「え⁉ まさか⁉ そんな大事になるとは思わなかった」

そんな経験をされたことのある方も多いのではないだろうか．外来診療の場では，いつどのような患者が現れてもおかしくないのが実情である．思わぬ患者，思わぬ症例の中でも，一見すると内科系疾患を疑わせるのに，外科的に緊急処置が必要なケースがある．これらを救急の世界では Surgical Emergency と呼んでいる．

本項では Surgical Emergency になり得るケースを，どのように診断していくか，具体的にどのようなケースがあるかについて迫ってみたい．また外科的介入が必要ではなくとも，外科系診療科に相談が必要，あるいは紹介が必要となるケースにも触れていくこととする．

◆ 事例 1. 高齢者の不定愁訴

高齢者を診察していて，それまで元気だった方が不定愁訴のような訴えをする，一元的に疾患を説明しにくい，あるいは医学的につじつまが合わないと感じたときは，外傷歴がなくても慢性硬膜下血腫を疑うべきである．

ここのポイントは外傷歴の有無を問わないということである．一般的に慢性硬膜下血腫は頭部外傷歴が診断のポイントと思われているが，頭部外傷歴を正確に記憶している慢性硬膜下血腫はかなり少ない．硬膜下血腫は発症時期によって以下のように分類される．

1. 急性硬膜下血腫　　外傷後 3 日以内
2. 亜急性硬膜下血腫　外傷後 4〜21 日
3. 慢性硬膜下血腫　　外傷後 21 日以降

慢性硬膜下血腫は，定義から言えば外傷後 3 週間以上経過していることになるが，3 週間以上前のことを記憶できている患者は少ないのが現状であろう．特に注意を要すべき患者は抗凝固薬を内服されている患者で，非外傷性の慢性硬膜下血腫患者では 71％が抗凝固薬を内服していたと報告されている[1]．

頭部 CT を撮影し血腫を見つけた際に，緊急性の高さはどこで推し量るべきであろうか．緊急性が高いと判断できれば，すぐに脳外科のある病院へ救急車で搬送しなければならない，と判断ができる．緊急性がそこまでないと判断できれば，場合によってはウォークインで救急外来へ紹介することもあるくらいである．

この場合の緊急性が高いとは，この後脳幹部を圧迫して呼吸が止まってしまう可能性のことを指している．緊急性が高く外科的にドレナージを要する判断基準は，ミッドライン・シフトが起きているかどうか（図 1）が最も重要である[1]．その次に瞳孔径の不対称があるか，麻痺などの症状が出ているか，意識レベルが低下しているかが手掛かりとなる．

図1 慢性硬膜下血腫のミッドライン・シフト[1]
←は硬膜下血腫．ミッドラインは脳室の中央部分で左方向にシフトしている．

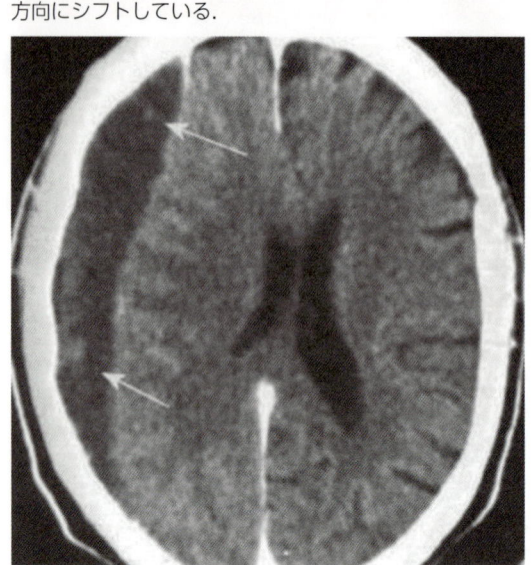

◆ 事例2．認知症の高齢者が暴れている

　かかりつけ医が家族から「おじいちゃんが暴れている」との要請で，自宅を訪問した．患者はすでに落ち着いていたものの，息子さんの話では突然自宅の2階から階段を駆け下り，外を走り回って，止めに入った息子さんに噛みついたとのことであった．認知症でフォローしていた患者であったことから，かかりつけ医は認知症の精神症状が出現したものと考え，すぐに救急要請し救急隊に精神科病院に当たるように指示を出した．

　さて，このケースは本当に認知症の周辺症状でよいのだろうか．この救急車は精神科病院に受け入れを断られ，救命センターに搬送された．息子さんから普段の様子を伺うと，普段は比較的おとなしい方で，易怒性もなく，今日は自宅で寝ていたはずであるとのこと．本人に話を伺うとひどい認知症がある感じではなく，話もできる．

　この時点で鑑別疾患に慢性硬膜下血腫を思いついた人は，これまでの文章をよく読んでいる方であろう．来院時のバイタルサインでは血圧が98 / 56 mmHg，脈拍90回 / 分，呼吸回数20回 / 分，体温36.4℃，SpO_2 98 %（R/A）であった．

　発症時に腹痛がなかったか訊くと，実はあったとのことで今も少し痛みが残っているとのこと．痛みがひどくて走ってしまったとのことが確認でき，腹部CTを撮影すると⌀75 mmの巨大な腹部大動脈瘤があり，腹部大動脈切迫破裂と診断された．

　このケースでの学習ポイントは，病歴である．Surgical Emergencyとなる疾患の病歴の特徴の1つは「突然発症」である．突然といっても普段の様子との比較や，患者のいう"突然"と，こちらの思っている"突然"が違うことがあるため，修正しながら病歴聴取を行うことになる．ほかにもSurgical Emergencyとなる疾患の特徴として，激烈な疼痛，麻痺などの神経症状を伴う，といったことが挙げられるが，そこまでの症状があれば重篤な疾患を疑わない者は誰もいまい．もう1つの学習ポイント

は，**精神疾患を考える前に，身体疾患を疑う**ということにある．そして身体疾患を疑うポイントは病歴と，バイタルサインの読み，身体診察に尽きる．今回のケースでは血圧が高齢者にしては低く，確認すると高血圧の既往があった．高血圧の患者は治療を受けていても平均 140 mmHg 前後である[2] ことを考慮すると，ショック状態を疑ってもおかしくない．脈拍も早く，呼吸回数も上昇していることに気付くだろうか．患者の急変を予測するバイタルサインとしては，呼吸回数が最も特異性が高いことがわかっている[3]．

◉ 非内科系緊急疾患

どこからが内科系疾患で，どこからが非内科系疾患かという境目は難しいところであるが，鑑別に入れるべき非内科系疾患の一覧表を作成した（**表 1**）．ほかにもあると思われるが，その一部となる．これらの中心にあるのが，外傷，中毒，血管系のイベントにあるということがわかるかと思う．これらを紐解く鍵は，病歴聴取にあるのに議論の余地はないほど自明であるが，実際の診療では意識障害や高齢者の認知症，精神疾患で詳細な病歴が聴取できなかったり，患者の訴えをうまくリードできないことも多々ある．呼吸困難の中に気道異物が挙げられているが，いつも異物を飲み込んですぐに来院するとは限らない．呼吸困難の症状が出現してから，ようやく来院することもあるように，もう 1 つの側面として，時間経過という要素がある．ある程度時間が経過しないと症状が出現しない場合は，原因となるも

表 1　鑑別に入れるべき非内科系疾患とのその症状

症状	非内科系疾患
意識障害	外傷：急性・慢性硬膜下血腫，外傷性ショック 中毒：薬物，アルコール，一酸化炭素 環境：低体温症，熱中症 強い痛み：大動脈解離，大動脈瘤破裂など 精神疾患：解離性障害，身体表現性疾患など
頭痛	緑内障，椎骨動脈解離 中毒：一酸化炭素，NSAID，カフェイン離脱，水中毒による低 Na 血症
めまい・失神	中毒：薬物，アルコール
発熱	外傷による血腫吸収熱
麻痺	脳震盪，特発性脊髄硬膜外血腫 or 脊髄腫瘍，大動脈解離（内頚動脈解離，鎖骨下動脈分枝の巻き込み），大動脈瘤（対麻痺）
痙攣	あらゆる頭部外傷（脳震盪でも痙攣する）
高血圧	大動脈解離，子癇発作（前子癇），妊娠 中毒：薬物
胸痛	特発性食道破裂，外傷
動悸	中毒：薬物（テオフィリン，カフェイン）
呼吸困難	気道異物，食道異物
腹痛	腹腔動脈解離，腹部大動脈瘤破裂・切迫破裂，子宮外妊娠，卵巣捻転，卵巣出血，月経痛，排卵痛，膀胱炎，尿閉，精巣捻転，精巣上体炎，尿管結石，特発性腎破裂
嘔気嘔吐	外傷：頭部，頚部，胸部，腹部 中毒：薬物，食中毒，アルコール 緑内障発作など
血尿	腹部大動脈瘤破裂，特発性腎破裂

表2 診断エラーのタイプ[5]

データ収集	1. 不完全な病歴や既往歴の聴取
	2. 質問の仕方が不適切
	3. 診断を検証するために有益な情報収集不足
	4. 不充分な病歴の追求
	5. 過剰な情報収集
	6. 所見の確認不足
	7. 症状や徴候の誤認
	8. 身体診察技術が不充分
	9. 検査の失敗
	10. アンカリング
	11. 検査手順を守らなかったためにデータの質が低い
	12. 情報があったのにもかかわらずミスリードした
データの統合	13. 所見の解釈間違い
	14. 重要所見の過剰もしくは過小評価
	15. 文脈を読み間違えた
	16. 有病率の見積もり間違い
	17. 定期的な状況確認をしなかった
	18. 他人の意見に惑わされた
	19. とっていない所見を報告した
	20. 因果関係の誤認や無視
	21. コンサルトをしなかった
	22. すぐに行動しなかった
	23. 非典型例や極稀な症例，急変であった
状況因子	24. ストレス
	25. 疲労
	26. 過剰労働
	27. 患者に対してよくない感情があった
	28. 気分やパーソナリティの問題
	29. 労働環境：設備，サポート，周囲のプレッシャー，報酬，罰

Bordage G. *Acad Med* 1999. を元に作成

のの聴取が難しい．食道異物は時折息苦しいとの主訴で来院することがあるが，その原因が食塊であったりすると，食事は誰でも食べるものであるから，それが原因とはよもや考えないこともある．こういった思い込み（先入観）もまた診断にたどり着くのを邪魔することがある．内科・非内科問わず診療を迫られる救急外来では，常に診断エラーとの戦いである．一般的に診断エラーのタイプは**表2**のように分けられる[4]．

◉ 勉強の仕方

内科系疾患かと思ったら，非内科系疾患であったというケースは非常に勉強になるケースが多い．誰しもが診断エラーに陥る要因があるからだ．自分だけではなく，他の人ともシェアすることで，お互い

のレベルアップにも繋がる．シェアの方法としてはいくつかある．

　① このようなケースを個人的に収集する

　② 何人かに呼びかけて収集する

　③ 診療科内で収集する

　④ 病院全体で収集する

　最も効果的なのは④であるが，診療科による温度差が大きいことが予想される．研修医の指導のためにという名目で，研修医の勉強会で取り上げるというのもある．また院内メールなどのシェアに有用なツールを使う方法もある．

"Learn all you can from the mistakes of others. You won't have time to make them all yourself."
「他人のミスから学べることはすべて学びなさい．あなた自身がすべてのミスを経験する時間はないのです」

Alfred Sheinwold（1912-1997）

　当直中のケースであれば，当直が終わるタイミングで研修医の症例を振り返る．「鉄は熱いうちに打て」で，時間が経てば診療していた側がどういう思考過程や心理状態で診療していたかを忘れてしまい，効果が不充分となってしまうこともある（実際には当直が終わるタイミングに行うのは，眠気もあり難しいことも多々ある）．頻度が低いからこそ，できるだけシェアする姿勢が大切と言える．

● 文献

1) Iliescu IA. Current diagnosis and treatment of chronic subdural haematomas. *J Med Life*. 2015 Jul-Sep；8（3）：278-84.

2) Miura K, Nagai M, Ohkubo T. Epidemiology of hypertension in Japan；where are we now? *Circ J*. 2013；77（9）：2226-31. Epub 2013 Jul 30.

3) Subbe CP, Davies RG, Williams E, et al. Effect of introducing the Modified Early Warning score on clinical outcomes, cardio-pulmonary arrests and intensive care utilisation in acute medical admissions. *Anaesthesia*. 2003 Aug；58（8）：797-802.

4) Elstein AS. Heuristics and biases；selected errors in clinical reasoning. *Acad Med*. 1999 Jul；74（7）：791-4.
　　おススメ！ 難易度★★☆
　　我々はどうして診断ミスをするのか．ヒューリスティックやバイアスについて述べられている．

5) Bordage G. Why did I miss the diagnosis? Some cognitive explanations and educational implications. *Acad Med* 1999 Oct；74（10 Suppl）：S 138-43.

⑥-2b　頻度の高い内科系緊急疾患

齋藤　穣（諏訪中央病院）

諏訪中央病院は背景人口約8万人，病床数390床の地方の中規模病院である．筆者は14年前の初期臨床研修が必修化した年に，当院に1年目の研修医としてやってきた．他院で働いた1年半を除くと，12年半当院で仕事をしてきたことになる．初期研修医，内科後期研修医（現在の専攻医），総合診療科スタッフを経て，現在は総合診療科部長をしている．ここではこれまでの私の手技に関する経験について述べ，それをもとに総合診療医と手技について考えてみたい．

◆ 諏訪中央病院の総合診療医

当院の内科系の診療科は主に循環器内科，消化器内科，呼吸器内科，腎臓糖尿病内科，腫瘍内科，総合診療科からなる．それぞれの専門科のスタッフはせいぜい3人くらいで，診療科によっては1〜2人の時期もあった．中小規模病院ではよくあることだと思われるが，上部消化管内視鏡検査は消化器内科医だけではなく，後期研修医と総合診療医も担当していた．当院の内科系後期研修プログラムは週に1コマ上部消化管内視鏡検査を行うようなプログラムであった．現在は消化器内科の専門医が増えたため，専攻医のうちの希望者のみが上部消化管内視鏡検査の研修を受けている．私は総合診療科の部長となった今でも週に1コマ担当している．

また後期研修医1年目のときの循環器内科をローテーション中に，心臓カテーテル検査・治療を主に助手として経験していたことがあり，後期研修医1年目から2年目にかけて循環器内科医が1名となった時期に，他科ローテーション中も心臓カテーテル検査の術者や治療の助手，夜間休日の助手待機をしていた時期もあった．同期の後期研修医が循環器内科のスタッフとして残ることになり役目を終えた．

その後，総合診療科のスタッフになって2年目の時に，消化器内科のスタッフが減った時期があった．以前から下部消化管内視鏡検査や胆道系の内視鏡検査治療もできるようになりたいと思っていたため，2年間消化器内科に所属し，上部消化管内視鏡検査に加え上部消化管出血の治療，下部消化管内視鏡検査・治療，TACE，胃瘻造設，主に助手として肝胆道系の手技なども行っていた．上部下部消化管内視鏡検査と胃瘻造設は現在も行っている．

さらに，経験者がいなかったため，元々内分泌外科医であった腫瘍内科の先生と一緒に外科的気管切開を担当していた時期もあった．現在では救命センターで研修を受けてきた総合診療科スタッフまたは外科医が担当してくれている．

◆ 病院総合医と手技

このようにしていくつかの専門的な手技を経験してきた．何かしらの手技に携わることになる時のきっかけの多くは専門医の不足であった．地方の病院では，都市部と違い，近くの病院に専門医がいるとは限らず，自分たちで何とかするしかない状況となることもある．私は自ら積極的に手を挙げたというわけではないが，個人的には手技に関しては興味がありいろいろできるようになりたいと思っていたので，全く抵抗なく引き受けさせてもらった．幅広くいろいろな疾患を診ることができるようになりたい

と思い，それには手技も必要であると考えていた．必要があれば外科医もいいかなと思っていたことも
ある．総合診療に携わる先生方の中には，このように考えている人が少なくないと思う．またそういう
人はなんでもやりたがる傾向が強いことが多い．そういう医師を巻き込んで何ができるか，どのように
できるかを考えることで目指すべき方向が見えてくると思う．

　それぞれの手技に関してはその都度専門医の上司に教えてもらいながら経験を積んで身につけていっ
た．ただ地方の中規模病院では経験できる症例数には限りがあり，専門医が教育に割ける時間にも限り
がある．短期間で集中的に経験し，上達を促すような研修というわけにはいかなかった．消化管出血の
止血の経験がほとんどないまま，夜間の消化器内科の止血待機を担当し，食道静脈瘤破裂が来たらどう
しようと不安な気持ちで夜を過ごす日々を送っていた時期もあった．どのように手技を身につけ，維持
し，知識技術をアップデートしていくのかということは，個人の努力だけでは乗り越えることができな
い大きな課題であると感じている．今のところあまりいい解決法が思いつかない．一例一例を大切にし
て，個人の努力で頑張るしかないかもしれないと感じている．

　また，ある病院で何かの診療をまかされていたとしても，別の医療機関に移った時にその手技を必ず
しも担当するわけではなく，せっかく得た知識・技術を活かせないこともある．その地域・施設で求め
られることに，柔軟に対応する能力が総合診療医には必要である．こういった能力は他の診療科との違
いの1つかもしれない．

　しかし，手技に関して総合診療医ができることは，自らその手技を担当することだけではないとも思っ
ている．専門医が手技に専念できるように，総合診療医が専門科の外来や病棟業務の応援をすること
ももう1つの方法である．当院の総合診療科では外科系の診療科とも協力する体制をとっている．例え
ば，整形外科医は手術と外来でとても忙しいので，高齢者に多い大腿骨近位部骨折症例には入院してす
ぐに総合診療科もかかわり，内科的な問題にすぐに対応できるようにしている．脊椎圧迫骨折や高齢者
の骨盤骨折などで手術の必要ない症例は，総合診療科が主科として担当することもよくある．また当院
の脳神経外科は一人体制であり，手術治療の適応となる可能性の低い軽症の脳出血症例や，救命の難し
い重症の脳出血症例を総合診療科で受け持つことがある．内科系診療科でもスタッフが少ない診療科へ
総合診療科スタッフを応援として一定期間派遣することもある．こうして総合診療医と専門医が協力し
ながら手技などの専門性の高い診療を提供し維持していくことが今後も必要であると考えている．

　以上が，私が総合診療医と手技について考えたことである．ただしこれらを実践するには，専攻医や
総合診療科の若手の医師がいなければなかなかできないことである．さらに当院のような地方の中小規
模の病院が，今後の医療を取り巻く環境の変化のなかで，持続的に地域の医療を支え，存在していくた
めには総合診療医のような幅広い知識・技術を求め，フットワーク軽く，臨機応変に対応できる若手の
医師が重要な役割を担う．そのためにまずは人が集まるような病院，診療科を目指さなければ何もでき
ない．これといった処方箋は提示できないが，やはり教育が重要であることは間違いない．教育の場，
教育に対する熱意が重要である．

　新しく始まった専門医制度が，今後の医療を取り巻く社会の変化に適当であるかかなり疑問である．
この制度に乗りつつ，病院ごと，地域ごとに異なる医療の需要や問題などに独自に取り組まなければい
けないと考えている．今後も課題は山積みである．しかしそのような状況でこそ総合診療医の幅広い知
識や技術が役に立つはずである．手技の面についてもまだまだいろいろな工夫ができると思う．常にそ
ういう意識で仕事をしていきたい．

他施設follow：NSAIDsで感染契機の心不全

田所　学（市立福知山市民病院）
川島篤志（市立福知山市民病院）

専攻医 ▶ 橋本先生，救急からの主治医あてで少し困っているのですが．

指導医 ▶ どんな症例？

症例

88歳の認知症がある女性．高齢の夫と二人暮らし．もともと糖尿病があり当院が follow していたが，最近は心不全による入退院を当院で繰り返している．循環器内科は近隣医療機関に逆紹介するも，遠方におられるお子さんの希望で糖尿病は当院 follow．併存する変形性膝関節症や排尿障害などを複数の医療機関で follow．今回は下腿浮腫からの蜂窩織炎を契機に発熱・呼吸苦，採血でクレアチニンとカリウムの上昇あり．

【投薬】

当院糖尿病：スルホニル尿素薬　SGLT2阻害薬　ピオグリタゾン　アンジオテンシンⅡ
　　　　　　受容体拮抗薬　カルシウム拮抗剤　酸化マグネシウム

診　療　所：スピロノラクトン　カルベジロール　ゾルピデム　ドネペジル　エソメプラ
　　　　　　ゾール　フロセミド（追加）

整 形 外 科：NSAIDs　プレガバリン　ランソプラゾール

泌 尿 器 科：ベタネコール　ファモチジン

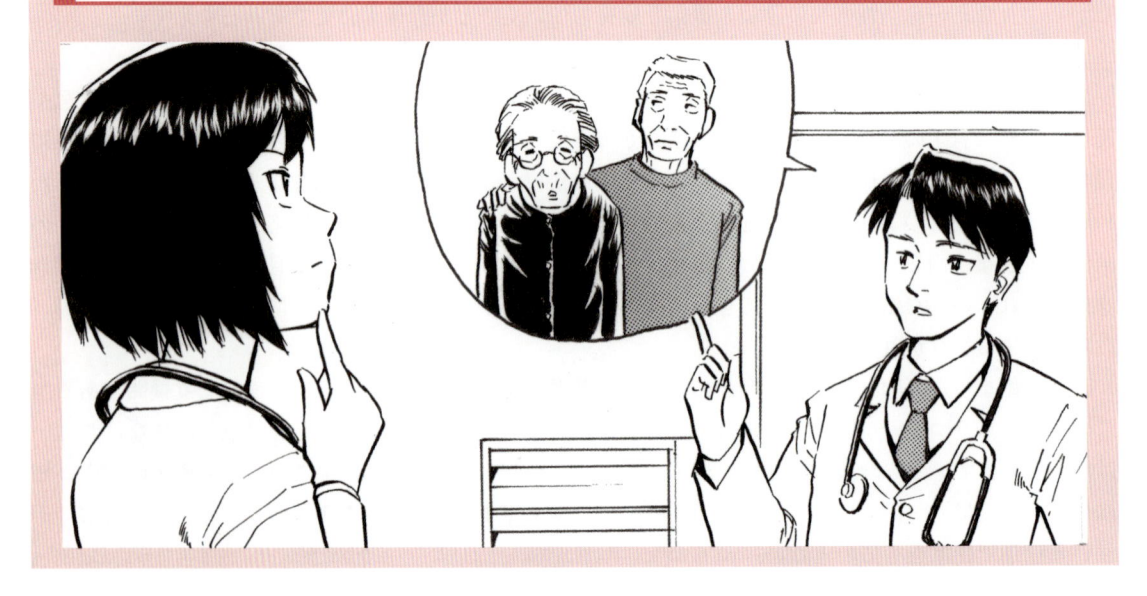

専攻医 メインは心不全かと思うのですが，これで循環器内科に相談したら，画像上の浸潤影も含めて，「肺炎の評価はどうなっている？　心不全では熱は出ないよ」と言われまして．腎機能が悪化はしているのですが，これで腎臓内科にお願いするのも申し訳ないですし，呼吸器内科でもないでしょうし，糖尿病内科は血糖値は安定してると言ってますし，蜂窩織炎で皮膚科にお願いするのも気が引けます．総合診療科で担当するしかないんでしょうか．

指導医 この患者さんは，いわゆる主治医・かかりつけ医が不在の状況になっているのかもしれないね．こういった症例こそ総合診療科で対応しがいがあると思わない？　心不全を診る能力も大事だし．入退院を繰り返す要因に，自宅での環境もあるかもしれないので，主治医・かかりつけ医としての取り組みが必要だね．主治医意見書を記載しているのは誰？

専攻医 たしか当院の糖尿病の先生になっているみたいです．

指導医 ご家族の認識は？

専攻医 「当院がかかりつけ」とおっしゃるのですが，「主治医・かかりつけ医は？」と訊くと，「よくわからない」と言われました．

指導医 ケアマネージャーが実情を知っているだろうから，当院のソーシャルワーカーを巻き込んで，急ぎ動こうか？　退院支援は入院診療の1つのキーワードだからね．入退院を繰り返しているけど，ご本人はどれくらい自立していらっしゃるのかな？　意思決定能力はどうなんだろう？

専攻医 以前は本人が食事をつくっていたようなのですが，最近は難しいようで，惣菜を買ってきているともおっしゃってました．通院も難しくなってきているようです．利尿薬が追加されたのは，旦那さんが「妻のむくみが強くなった」とかかりつけ医に相談に行かれたからのようです．今回の悪化の原因には，内服薬の問題があるように思います．たくさんある薬は，バッサリ切っちゃっていいでしょうか？

指導医 いわゆる「処方カスケード」も起こっている可能性は確かに高いから，いろいろと整理していくことは必要だね．だけど多剤内服の問題は，一医師だけ，一診療科だけではどうにもならないから，病院内や地域を巻き込んでいかないといけないよ．院内だけでなく院外の薬剤師さんの力も借りたいところかもね．これも病院総合医の仕事のひとつだね．

専攻医 これは大変そうだなぁ……．でもフットワーク軽く，頑張ります！

指導医 相手の立場も理解して，話しかけられやすい存在でいたら，きっと大丈夫．頑張って！

⑦-1　専門科との連携，専門医とのやりとり

尾原晴雄（沖縄県立中部病院）

　提示された Case は，院内にかかりつけ医が存在するものの，その担当領域とは異なった問題点で入院適応が生じ，"主治医あて"が難航している．病院規模がもっと小さく，各臓器別診療科が限られたセッティングであれば，このような断られる状況は少なく，むしろ断れないところでいかに頑張るかという話になる．

　そのような中小規模の病院では，原則として救急で担当した医師がそのまま入院担当医となり，同僚と得意・不得意分野を補いながら診療していくことになるだろう．実際，本症例のように，複数の医療機関・診療科に通院し，複数領域にわたって問題点を有する症例は，総合診療医にとって，臨床能力，主治医力が発揮できる「やりがいのある症例」である．しかし，ある程度の規模以上の病院で，内科が複数の臓器別診療科に分かれている場合は，それぞれが得意分野に特化した医療を行うことを求められており，「うちじゃない」と断ることを許容しているとも言える．

　このような症例を，全例総合診療科へ入院させることは困難であり，臓器別診療科の入院診療にスムーズにつなげるために必要なこと，特に"主治医あて"のルールづくりと雰囲気づくりを中心に，筆者が所属する施設での取り組みも含めて考えてみたい．

◆ 入院を依頼する救急担当医（総合診療医）が意識すべきこと

プロブレムリストの明確化と優先順位化を図る

　まず，主訴，病歴，身体診察，検査結果を総合的に検討し，プロブレムリストとそれらの相互関係を明確化し，緊急度，重症度を踏まえて優先順位化を行う．本 Case では，慢性心不全，CKD，薬剤性（NSAIDs，プレガバリン）によって元々存在した両下腿浮腫をベースとした下腿蜂窩織炎による発熱があり，その感染症と薬剤（NSAIDs，プレガバリン）を契機に慢性心不全，CKD の増悪を呈している．

　もし，本 Case において呼吸状態が悪く，高用量の酸素や NPPV による加療，循環作動薬を必要とする状況であれば，まず緊急性の高い心不全への対応を優先し，初期治療方針の相談も含め該当する診療科（循環器内科）へ相談することになるだろう．

主治医の負担軽減のため，不得意分野の支援を行う

　前述のように循環器内科にお願いする場合であれば，必要に応じてその他の領域（感染症，腎臓，皮膚）についても，入院後に主治医が安心して担当できるようなサポートを組み込んでおく．具体的には，抗菌薬の選択とその期間についての言及や，腎機能を踏まえた抗菌薬の用量調整，内服薬の調整，足白癬に対しての外用薬治療についてなどである．

　救急医（総合診療医）単独の判断で難しい場合には，入院前に"回診"という形で，先に主治医ではない診療科にも診察を依頼し，治療方針に関するアドバイスを得ておくことも有用で，病院全体でお互いに支援し合う雰囲気づくりにもつながる．これは，次ページで触れる"主治医あて"が難しい場合にも，同様に重要なポイントである．

複数の問題点の優先順位化が難しい場合，同等である場合

では，どの問題点も優劣がつけがたい状況であれば，どのように"主治医あて"を行うか．おそらく，施設によって最適な方法は異なると思われるが，筆者が所属する沖縄県立中部病院での具体的な取り組みを提示し，考えてみたい．

沖縄県立中部病院は，550床の地域中核病院であり，一次から三次までの救急患者を断らずに受ける救命救急センターを有する．内科は，臓器別診療科7グループ（循環器，呼吸器，消化器，腎臓／代謝／内分泌／リウマチ／膠原病，血液腫瘍，神経，感染症）が病床を担当し，総合内科は外来診療のみで入院病床を持たない．日中は救急専門医が研修医とともに対応し，夜間帯は内科当直として総合内科医や臓器別専門医と研修医がチームを組んで対応する．入院適応の判断と，入院先の決定権については，日中は救急担当医が，夜間帯は当直医が持つことにしている．つまり，救急での決定が最も強く，基本的に入院を受ける各臓器別診療科は，その決定に従うことになっている．しかし，臓器別診療科もそれぞれの専門領域診療で手一杯であり，時に症例の"主治医あて"がスムーズにいかない場合もある．当院では，「General case」を定義し，その割り振りについて以下のように取り決めている．

General case の定義

いわゆる境界患者．外来主治医が不在で，どの診療科にも当てはまらない，あるいはオーバーラップしている患者

具体的には，以下のようなパターンがある．

1. 超高齢者の感染症，全身管理を要する患者
2. 急性薬物中毒の患者
3. 精神科疾患が背景にある患者
4. アルコール離脱患者
5. CPA 蘇生後の患者
6. その他，社会的問題を有する患者など

General case の入院先決定について

以下のルールを設定し，入院先決定の際に従う．

a. 内科当直指導医，救急指導医が，General case の認定を行う
b. 日中は，General case 順番表（過去の入院患者数と日付を記載）を見ながら，当日入院の少ない診療科を中心に割り振る
c. 夜間は，担当した研修医の所属グループを基本とし，順番表を見ながら決定する
d. 同一の問題点で，過去の入院歴がある場合は，その診療科を優先する
e. 患者・家族の意向，研修医の受け持ち患者数，診療科の担当患者数など，総合的に判断する
f. 割り振り後に，担当が困難な場合，あるいは他診療科の担当が適当と考える場合は，救急担当医や内科当直指導医，研修医に差し戻すのではなく，いったん入院を引き受けたうえで，各診療科同士の指導医間で相談，交渉する．決して，立場の弱い研修医を板挟みにしない
g. 診療科の都合により，General case の受け入れを制限する場合には，院内メーリングリストを利用して，その理由と期間を明示し，お互いの理解と支持を得る

　現在も，上記のルールに従って運用しているが，決して問題が皆無というわけではない．問題が発生した場合，なぜうまくいかなかったのか，それぞれの言い分にも耳を傾け，救済処置を設定しておく必要がある．その際，診療科間，スタッフ間の不公平感を生まないように，「大変な時はお互い様で，助け合う」という雰囲気を保持することに充分配慮する．

◆ その他，施設全体で共有したいこと

- どんな医師も，得意分野，不得意分野を自覚しており，好きな分野，嫌いな分野が存在する．しかし，得意なこと，好きなことばかりやっていては，病院診療は成り立たない．施設全体で，すべての医師が General mind（得意分野かどうかは別として，断らないという意識）を持ち，お互いに支え合いながら日常診療に従事できれば，良い医療が提供できるだろう．そのためにも，普段からのスタッフ間の良好なコミュニケーションが鍵である．
- 医学生，研修医は，先輩医師の振る舞い，態度をよく見ている．「断る」ことは当たり前だと一度刷り込まれると，その姿勢はなかなか修正困難である．指導医は，自分の行動，言動は見られているのだという意識を持ち，良い背中を見せることの重要性を自覚したい．

　最後に，さらなる高齢化社会を迎えるに当たり，本 Case のような複数の問題点を抱える入院症例は増える一方であろう．"主治医あて"について，すべての施設に適応可能な，エビデンスに基づく方法はないのが現実であるが，個人，診療科，施設単位で問題意識を持って工夫することで，施設全体の総合力が上がると考える．

⑦-2　薬剤

矢吹　拓（栃木医療センター）

　病院診療において，患者の内服している薬剤歴を確認することは最も基本的な診療スキルの1つである．近年高齢者を中心に内服薬剤が多いポリファーマシーの問題に注目が集まっており，入院期間中にその問題がクローズアップされることは少なくないだろう．入院時に正確に内服薬剤を確認し，処方薬剤の評価調整を通して適切な薬物療法を提供することは，医師にとって重要な責務である．今回は，提示された症例を通してポリファーマシー問題を考えていきたい．

◆ 本 Case における薬剤歴

　本 Case における内服薬剤と通院医療機関を確認してみる．

当院内分泌内科	アマリール® 3 mg	1錠分1朝食後
	ジャディアンス® 10 mg	1錠分1朝食後
	ディオバン® 80 mg	1錠分1朝食後
	アムロジン® 10 mg	1錠分1朝食後
	マグラックス® 330 mg	3錠分3毎食後
A 循環器診療所	アルダクトン A® 25 mg	1錠分1朝食後
	アーチスト® 2.5 mg	2錠分2朝夕食後
	マイスリー® 5 mg	1錠分1眠前
	アリセプト® 10 mg	1錠分1朝食後
	タケプロン® 15 mg	1錠分1朝食後
	フロセミド® 20 mg	1錠分1朝食後
B 整形外科	ロキソニン® 60 mg	3錠分3毎食後
	ムコスタ® 100 mg	3錠分3毎食後
	リリカ® 75 mg	2錠分2朝夕食後
C 泌尿器科	ベサコリン® 5 mg	6錠分3毎食後
	セルベックス® 50 mg	3C分3毎食後

　ひとまず，列挙しただけでもめまいがしそうである．全16種類の内服薬，合計4カ所の医療機関に通院されていることが明らかになった．

　基礎疾患も整理してみると，認知症，糖尿病，慢性心不全，変形性膝関節症，排尿障害，蜂窩織炎などが，病歴から明らかになった．また，高血圧や慢性腎臓病も合併していると考えられる．

　ただ，実際にはこのような通院医療機関や各処方内容がすぐに手に取るようにわかることは少なく，後から飲んでいる薬が明らかになることもしばしばである．本人や家族が充分把握していなかったり，持参薬がばらばらだったり，お薬手帳が複数あったり，院内処方があったりと，そもそも正確に患者が内服している処方薬を把握することは意外と難しいのである．ある報告[1] によれば，処方薬の25％は正確に把握されていないことがわかっており，内服薬剤リストが不完全であることと薬剤有害事象は関

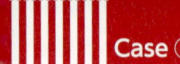

連がある[2] とされている．正確に把握するために，患者の自己申告のみならず，家族，かかりつけ医，かかりつけ薬局，お薬手帳など多くの情報源を統合することが重要である．

● ポリファーマシーの原因

本 Case の様なポリファーマシー状態になっている患者では，**表1** に示すような様々な要因が関連していると考えられる．具体的には患者要因，医療者要因，製薬環境要因が指摘されている[3]．

以下に上記も含めた代表的な要因の概要を示す．

薬物動態の加齢変化

高齢者では加齢に伴って，薬物動態（Pharmacokinetic；PK）が変化する．例えば薬剤分布に関しては，加齢に伴って細胞内水分の減少と脂肪量増加があるため，水溶性薬剤の血中濃度は上昇しやすく，脂溶性薬剤は脂肪組織に蓄積しやすくなる．また，アルブミンの低下によって薬物のタンパク結合率が減少し，遊離型の薬剤濃度が上昇し薬効が出やすくなる．代謝・排泄についても加齢の影響を受ける．腎機能の指標であるクレアチニンは，筋肉量に左右されるため，高齢者で筋肉量が減少してくると低値になる．このため，高齢者の腎機能評価はクレアチニンだけではなく，クレアチニンクリアランスや eGFR を用いて正確に評価する必要がある．肝代謝の薬剤については，腎機能の様な指標に基づく用量設定は難しいのが現状である．CYP の一部は加齢に伴い活性が低下することが知られている[4]．高齢者ではこれら複数の機能上の要因から通常量の薬剤使用でも結果的に過量投与になる可能性があり，主作用・副作用ともに出やすい状態であることは認識しておく必要がある．本 Case でも，低栄養状態やサルコペニア，腎機能低下などが予測され，そもそもの薬物の生理的動態変化が低下している可能性が示唆される．

Multimorbidity（多疾患併存）

多疾患併存とは，「1人の患者に2つ以上の慢性疾患が同時に存在すること」を指している[5]．加齢に伴い罹患疾患数は増え，65歳以上の65％，85歳以上の82％の患者が多疾患併存だったという報告[6]

表1　高齢者のポリファーマシーに関連する要因[3]

患者要因	健康利益追求 薬物依存傾向 家族からの圧力 多疾患併存（Multimorbidity） メディアの影響 製薬産業の影響
医療者要因	診療ガイドライン通りの通常ケアの追求 疾患治療をゴールにしている 研究による資金提供 製薬産業の影響
製薬環境要因	新規薬剤・技術の開発 消費者への直接的な広告 研究者への圧力 / 競争

Ballentine NH, et al. *Crit Care Nurs Q.* 2008 より改変

もある．また，日本でも外来通院中の高齢者の疾患数は平均3.5疾患で，年齢とともに併存疾患が増えることが報告[7]されている．医療の進歩とともに慢性疾患を抱えながら長寿が実現していることも一因である．本Caseではわかっているだけでも8疾患を抱えている．

多疾患併存では，各併存疾患に対する複数の投薬，受診医療機関の増加，処方カスケード（Prescribing cascade，後述）などから，必然的に薬が増えてしまう．例えば，各併存疾患に対して診療ガイドラインに従って推奨通りに処方すると，ポリファーマシーを助長してしまうことが問題点として指摘されている[8]．これは，多くの診療ガイドラインが単一疾患に対するもので，多疾患併存を考慮した推奨を出していないためである．また各疾患の診療目的を，治癒からコントロールに目標設定を変更していく必要もある．

本Caseの様な多疾患併存状態にある患者では，そもそも診療ガイドライン通りに処方すると必然的に処方薬が増える結果となる．また，状況によっては疾患ごとに推奨されている治療同士が相反することもあるかもしれない．本Caseでは，排尿障害に対するベサコリン®（ベタネコール）と認知症に対するアリセプト®（抗認知症薬）などがその一例かもしれない．また，高齢者や多疾患併存患者では疾患治療目標を厳格にし過ぎないこともまた重要なポイントであり，昨今では糖尿病などの管理目標の個別性が少しずつ広まっている．本Caseでも，ご家族と協議してHbA1cの管理目標を8〜9％前後とするのも一案であろう．

受診医療機関数の増加

疾患増加や加齢に伴い受診医療機関数が増えることも明らかになっている．少し古いデータにはなるが，厚生労働省医療課が医療給付実態調査報告を元に作成した1カ月間に受診した医療機関数（図1）[9]を見てみると，75歳以上の高齢者は，1カ所のみの患者が45％なのに対して，2カ所が24％，3カ所

図1　1カ月間に受診した医療機関数別患者割合（年齢階級別）[9]
処方医が増えると薬物有害事象が増えることも報告[10]されており，高齢者診療における連携の難しさ，かかりつけ医の重要性を物語っている．本Caseでも合計4カ所の医療機関に通院しているが，例えば消化器系薬剤の重複，処方カスケード，薬効の拮抗する薬剤が，医療機関を越えて発生しているのがわかるだろう．

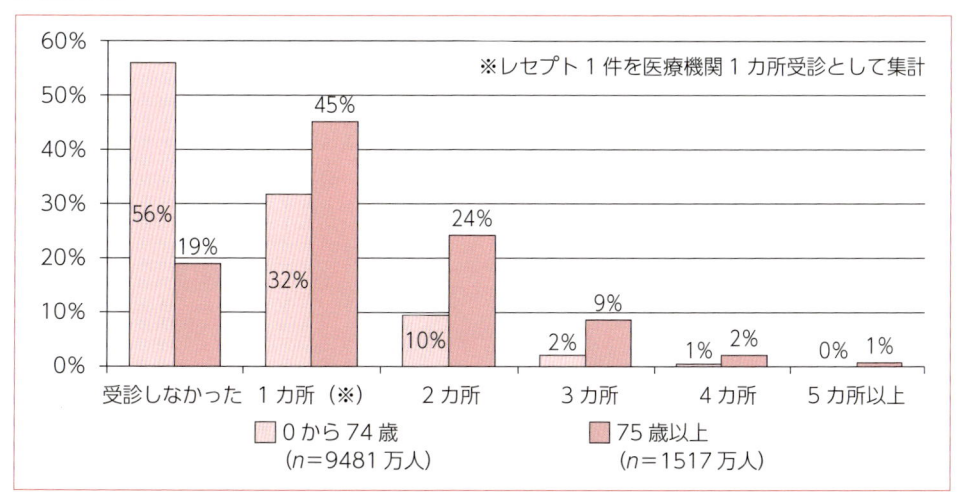

厚生労働省．中医協資料，平成27年4月8日

図2　処方カスケード[11)]
今後，高齢化が進むに伴い多疾患併存患者に対する適切な処方とは何かという検証が必要であり，足し算のみではなく"Less is more（少ないほうがいい）"を意識することが重要である．

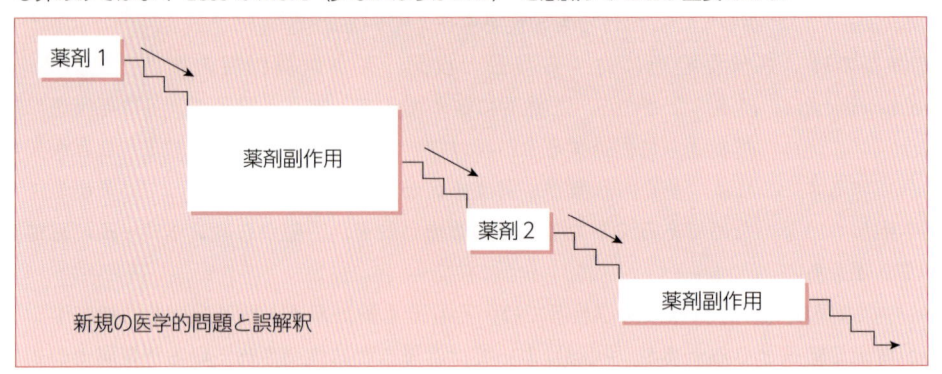

Rochon PA, Gurwitz JH. *BMJ.* 1997

が9％と，74歳以下の患者と比べて，複数医療機関を受診する患者が多いのがわかる．75歳以上の患者では，全体の1割の人は3カ所以上の医療機関を受診していることになる．

処方カスケード（Prescribing cascade）

　処方カスケードは高齢者の症状が非特異的であることから，生じた症状が薬剤性であることに気づけず，薬物有害事象を薬剤で治療してしまうという現象である（**図2**）．1997年に Gurwitz らが提唱[11)]して注目された．まさに"高齢者を診たら薬害を疑え"の言葉通りである．

服薬アドヒアランス

　高齢者では服薬アドヒアランスが低下することが知られており，本邦の要介護高齢者では，独居・うつ状態・認知症・服薬困難・介護者が男性であることなどがリスクとして報告されている[12)]．また，服用薬剤数増加，視力・聴力低下，服用方法の複雑化なども，服薬アドヒアランスを低下させる．服薬アドヒアランスは25〜50％程度とも報告され[13)]，実際に医師が思っているよりも頻度が高いことがわかる．処方医が服薬アドヒアランスの低下に気づかないと，治療効果が充分得られていないと判断し，治療強化のために内服薬が増えポリファーマシーを助長する結果となる．例えば「降圧薬が飲めていない→血圧が高いまま→コントロール不良と判断→降圧薬が増える」という構図である．本 Case でも，残薬に関する情報はよく確認し，処方の必要性を再確認する機会としたい．服薬アドヒアランスが下がっている場合，服薬アドヒアランスを上げる努力をすべきなのか，減薬・中止を提案すべきかは薬剤ごとに異なる．

◉ どのように評価するか？

潜在的な不適切処方（Potentially Inappropriate Medications：PIMs）

　ポリファーマシーの評価・介入を考えるきっかけは様々である．最も介入が容易なのは，既に薬剤関連の有害事象が出ている場合であり，それに気づいた場合の介入は比較的容易かもしれない．一方で，有害事象が出ていない場合に，現在内服している薬剤のうち，どの薬剤を整理するか？というのは難し

い問題である．多くの薬剤有害事象のエビデンスが蓄積されてきており，高齢者が定期服用するとリスクが高い薬剤が明らかになってきている．現在有害事象は起こっていないが今後有害事象を引き起こす可能性が高い薬剤を，潜在的な不適切処方（Potentially Inappropriate Medications：PIMs）と呼び，ポリファーマシーの評価・介入において重要な概念である．これは未然に防ぎたい，有害事象が出る前に対応したいという気持ちの現れでもある．

　ポリファーマシーの評価方法として，現在最もよく用いられているのが，このPIMsを同定するためのスクリーニングツールとしてのクライテリアである．これらクライテリアで定義されたPIMsが薬剤有害事象に関連することはしばしば報告[14]されており，PIMsを同定し介入していくやり方が，現在ポリファーマシーへの評価介入の王道的手法である．まずは，代表的なスクリーニングツールを紹介する．

明示的な（Explicit）クライテリア（criteria）

　PIMsを同定するためのクライテリアは世界各国で数多く開発されているが，広く用いられているものとして，米国のBeers criteria[15]，欧州のSTOPP/START criteria[16]があり，本邦では2015年に老年医学会が「高齢者の安全な薬物療法ガイドライン2015」[17]を発表している．これらは，高齢者に対する膨大なエビデンスを参照しながら，その使用に関する推奨を明記しているもので，薬剤名を明記して記載していることから明示的なクライテリアと呼ばれる．例えばBeers criteriaは1991年に米国の老年医のMark Beers医師が開発したPIMsリストであり，当初は施設入所者に対する評価のために用いられていた．現在は米国老年医学会が3年ごとに改訂を重ねており，最新版が2015年に発表されている．各国でクライテリアを作成しているのは国ごとに採用薬や効果や害のエビデンスが異なることを考慮しているためである．

　ただ，注意すべきは，これらのツールを用いて処方を調整することにより，薬剤数や医療費用の減少は期待できるが，入院や薬剤有害事象などの患者アウトカムの改善についての影響は充分証明されていないという点である．12研究を統合したコクランのメタ解析[18]でも，クライテリアを用いたポリファーマシーの是正介入では，入院に対する影響について，臨床的有意な改善をもたらすかどうかは不明であると結論されている．

　そもそも実臨床で起こっている多くの薬剤関連有害事象とこれらのツールで指摘されたPIMsとの関連も疑問視されており，オランダの薬局薬剤師の地域住民の薬剤レビューの研究では，薬剤関連有害事象の85％はSTOPP/STRAT criteriaで指摘されたPIMsとは関係がなかったと報告[19]され，現状のPIMs同定ツールを利用することでは残念ながらADEsは防げないのではないか？と警鐘が鳴らされている．

　処方調整について決定的な効果が証明された介入方法や評価方法は，存在しないのが現状である．私見ではあるが，様々なツールは参考にしつつも，患者1人ひとりの状態や周囲の状況，医療ケアへの期待や価値などを統合した個別介入を提供していくことを重視している．

◉ 具体的に実践するために

Deprescribing

　PIMsを同定するような形で処方薬を評価したとしても，リストに上がった薬剤をすべて中止するといったような単純なやり方では難しいのが実際のところだろう．ここではDeprescribing[20]という手法

をご紹介する．これは「不適切な可能性がある薬剤を中止する手順」と定義している．この手法の中で「薬剤中止は不確実性を伴い，意思決定の共有，患者の充分な納得と承認のもとに調整を行うこと」と明記されている．具体的なステップとして，

① 使用されているすべての薬について，その種類と処方理由を確認する
② 各薬剤がどの程度有害事象を起こし得るかを考える
③ 個々の薬剤の利益と潜在的な害を評価し，中止の妥当性を検討する
④ 利益と害，中断しやすさ，患者の希望などを基に処方を中止する優先順位を決める
⑤ 減処方を実行し，注意深く経過観察する

という流れが提唱されている．

　これら具体的なアプローチは現場で取り組んでいる医師にとっては実臨床に近く，比較的受け入れられやすいアプローチかもしれない．

患者や近隣医療機関との連携や情報共有

　薬剤の適切性だけを考え介入すれば良い訳ではなく，本人・家族や近隣医療機関との連携や情報共有が何より重要になるだろう．ポリファーマシーに関連するステークホルダーが数多く存在している．特に処方に対する考え方は，担当医の経験や専門性によって様々である．処方変更する際には，可能な限り処方医と連携を取ることが望ましい．また，もし入院中に処方を追加・変更した場合には，適切な退院サマリーや薬剤情報提供とともに，変更の詳細や理由を診療情報提供書で送付することが必要である．更には，どのような条件になったら薬剤の減量や中止が可能かといった情報も合わせて記載することも重要になる．状況が複雑な場合には，直接かかりつけ医と連絡を取り合うことも考えるべきである．また筆者は，患者自身にも「入院中に変更した薬剤は，退院後の体調変化やかかりつけ医の考え方によって変更になる可能性があります」というような形で，退院後の状況によって変化し得ることも説明している．患者や家族の理解度にもよるが，自らが飲んでいる薬剤について適切に理解し，個々の薬剤の効果と限界，副作用などを意識することで，最終的に退院後何を継続して飲むべきかを，患者自身にこそ知って欲しいと考えている．入院自体は長い患者の人生の中でごくわずかな期間を占めるに過ぎない．より長期的な視野を持ち継続的にかかわっていく方々への情報共有が最も重要なサポートの1つである．

◆ まとめ

　症例を通して，ポリファーマシーの要因やその対策についての概要をご紹介した．重要なのは「薬剤数を減らす」ことだけに執着するような単純な思考ではなく，薬剤の効果や副作用，患者や周囲の思いについて，ていねいな手順を通して話し合う機会を持つことである．また，処方への介入が患者にとってすべてプラス面に働く訳でないことにも自覚的であるべきであり，患者が納得していればポリファーマシーの状態であってもそれは介入すべきではないかもしれない．ポリファーマシーを通して患者，多職種の思いや価値を探り，衝突ではなく融合を意識した介入を進めていく必要がある．

●文献

1) Hallas J, Harvald B, Gram LF, et al. Drug related hospital admissions：the role of definitions and intensity of data collection, and the possibility of prevention. *J Intern Med* 1990；228：83-90.

2) Lau HS, Florax C, Porsius AJ, et al. The completeness of medication histories in hospital medical records of patients admitted to general internal medicine wards. *Br J Clin Pharmacol*. 2000 Jun；49（6）：597-603.

3) Ballentine NH, et al. Polypharmacy in the elderly：maximizing benefit, minimizing harm. *Crit Care Nurs Q*. 2008 Jan-Mar；31（1）：40-5.

4) Schwartz JB.The current state of knowledge on age, sex, and their interactions on clinical pharmacology. *Clin Pharmacol Ther*, 82：87-96, 2007.

5) Wallace E, Salisbury C, Guthrie B, et al：Managing patients with multimorbidity in primary care. *BMJ*, 350：h176,2015.

6) Barnett K, Mercer SW, Norbury M, et al：The epidemiology of multimorbidity in a large cross-sectional dataset：implications for health care, research and medical education. *Lancet*, 380：37-43,2012.

7) Suzuki Y, Akita M, Arai H, et al. Multiple consultations and polypharmacy of patients attending geriatric outpatient units of university hospitals. *Geriatr Gerontol Int* 6：244-247, 2006.

8) Boyd CM, et al. Clinical practice guidelines and quality of care for older patients with multiple comorbid diseases：implications for pay for performance. *JAMA*. 2005 Aug 10；294（6）：716-24.
    おススメ！　難易度★☆☆　ガイドライン通りに処方すると Polypharmacy は避けられないと指摘している.

9) 厚生労働省. 外来医療（その1），中医協資料，平成27年4月8日
    http://www.mhlw.go.jp/file/05-Shingikai-12404000-Hokenkyoku-Iryouka/0000081548.pdf ［最終アクセス2018年3月］

10) Green JL, Hawley JN, Rask KJ, et al. Is the number of prescribing physicians an independent risk factor for adverse drug events in an elderly outpatient population? *Am J Geriatr Pharmacother*, 5：31-39, 2007.

11) Rochon PA, Gurwitz JH. Optimising drug treatment for elderly people：the prescribing cascade. *BMJ*. 1997 Oct 25；315（7115）：1096-9.

12) Kazuya M, et al. Factors associated with nonadherence to medication in community-dwelling disabled adults in Japan. *J Am Geriatr Soc*：58：1007-9.

13) Shah BM, Hajjar ER. Polypharmacy, adverse drug reactions, and geriatric syndromes. *Clin Geriatr Med*. 2012 May；28（2）：173-86. doi：10.1016/j.cger.2012.01.002.

14) Jano E, Aparasu RR. Healthcare outcomes associated with beers' criteria：a systematic review. *Ann Pharmacother*. 2007 Mar；41（3）：438-47. Epub 2007 Feb 20.

15) O'Mahony D, et al. STOPP/START criteria for potentially inappropriate prescribing in older people：version 2. *Age Ageing*. 2015 Mar；44（2）：213-8.

16) By the American Geriatrics Society 2015 Beers Criteria Update Expert Panel：American Geriatrics Society 2015 Updated Beers Criteria for Potentially Inappropriate Medication Use in Older Adults. *J Am Geriatr Soc*. 2015 Nov；63（11）：2227-46.

17) 日本老年医学会編. 高齢者の安全な薬物療法ガイドライン2015. 東京：メジカルビュー社；2015.
    必須　難易度★☆☆　日本発の PIMs クライテリア. 一度は目を通しましょう.

18) Patterson SM. et. al. Interventions to improve the appropriate use of polypharmacy for older people. *Cochrane Database Syst Rev*. 2014 Oct 7；10：CD008165. PMID：25288041

19) Verdoorn S, Kwint HF, Faber A, et al. Majority of drug-related problems identified during medication review are not associated with STOPP/START criteria. *Eur J Clin Pharmacol*. 2015 Oct；71（10）：1255-62.

20) Scott IA, Hilmer SN, Reeve E,et al. Reducing inappropriate polypharmacy：the process of deprescribing. *JAMA Intern Med*. 2015 May；175（5）：827-34.
    おススメ！　難易度★★☆　具体的な薬剤調整のアルゴリズムが学べます.

⑦-3　多職種連携：患者背景，医療相談（MSW）とのかかわり

小田浩之（飯塚病院）

専攻医「治療も終わりに近づきましたし，退院についての計画を立てましょうか」

家　族「ちょっと待ってください，入院前と比べるとよくなっていません．こんな状態では退院できません」

といったやりとりの経験を一度はしたことがあるだろう．

　夫は高齢な妻の介護に不安を持っていた．

「今のままでは，家には帰れない．入院前の状態まで，せめて伝い歩きぐらいはできないと．ここでも，転院してでもいいから，リハビリをしっかりやってほしい」

と繰り返した．しかし，妻が

「自宅で生活したい．早く連れて帰って．いつ帰れるの？」

とお見舞いのたびに夫に訴えるため，ほとほと困っていた．

　ある日，担当看護師が

「今後のことでご心配なことはありませんか」

と尋ねた．夫は

「帰れるものなら，自分も連れて帰りたい．しかし食事や入浴，トイレはどうする？　リハビリができるのか？　今の自宅に帰ってきて大丈夫なのか？　手すりもないのに……」

と，苦しい胸の内を話された．

　看護師より報告を受けた指導医は，

「では，家に帰るかどうかは置いておいて，もし家に帰るとしたらどのようなサポートとサービスがあるかの話を聞いてみませんか．最近は，いろいろなサービスがあるんですよ．決めるのはそれからでもいいし，転院してリハビリをしながら考えることもできます」

と提案した．

◆ 多職種連携　IPW（Inter-professional Work）

　IPW チームにより以下のことが検討，提案された．

- 家族のサポートの調整
- MSW，ケアマネージャーからの情報収集 → IPW チームとの共有，介護保険の調整，ベッドとポータブルトイレの貸し出し調整
- 院内薬剤師 → 訪問薬剤師の導入，処方の一本化
- 栄養士 → 配食サービスの導入
- 病院内リハ → 訪問リハかデイサービスでのリハ，入浴サービスの導入，自宅改修の提案
- 在宅医，訪問看護師の調整
- 状態悪化時の対応方法（まず，訪問看護師に連絡する）と搬送先

夫の不安はある程度和らいだように見えた．介護保険の変更申請，自宅改修（手すりの装着）を行って後，在宅復帰する方針となり，いったんリハビリ転院をする方針となった．

専攻医「多くの職種の方の意見を聴くことって新鮮ですね．医学的な施術や治療のことばかりに頭が行ってしまって，『家での生活』をしっかり考えることができませんでした．高齢の方が家に帰るって，本当に大変なんですね」

指導医「高齢の方は，疾病罹患前後で大きく機能が低下することがよくあります．病院の内外では，医療環境は大きく違います．機能が低下した患者さんが自宅での生活をどう送ってゆくのか，どういった医療資源が利用できるのかを一緒に考える必要があります．地域の資源はその地域でしかわからないので，在宅医療を行っているチームの皆さんと接する機会を持つことは非常に重要です．特にケアマネージャーさんは自宅に帰るためのいろいろな手段を知っています．早い段階から，できれば外来の時点から，患者さんの生活状況について情報収集し，共有できておくとベストですね」

高齢化が進むわが国において，医療面での治療終了時に入院前の状態まで回復できず，介護面のサポートが必要となるケースが増加している．患者本人や家族は身体機能喪失に対する悲しみの中に，その状態を受容する時間を必要とし，退院後の患者の生活とそのケアに不安を抱く．私たち医療者は，患者本人や家族の悲しみと不安を察知し，感情を整えるための充分な共感と問題点の共有を行うことが重要である．加えて，QOLの向上，重症化防止，再入院率の減少などを目指した，日常生活を送るための具体的な対策のアドバイスが必要となってくる．

病院総合医の役割は，各専門職に同じページに乗ってもらい，発言しやすい場づくりを行い，それぞれが専門家としての力を発揮してもらうことにある．在宅医療では，多職種連携（IPW）がその成功の成否を決めると言っても過言ではない．それぞれの専門職（医師，看護師，薬剤師，栄養士，リハビリスタッフ，MSW，ケアマネージャー）がお互いの視点の欠落を補い合い，困難な中にも患者の意思に寄り添った医療を提供することである．退院前カンファレンスでは，上記に加えて在宅医，訪問看護師，訪問リハスタッフが加わり，より具体的な方策について話し合う．

連携の中では，様々な価値観，意見が提案される．それらの意見を傾聴し，寛容的に受け止めてゆくことでチームは活性化させる．それぞれの立場，視点を理解し，適切に言葉を選択する必要がある．病院総合医として，ICT，医療安全，質改善といった横断的チームに参加している医師もいるかもしれない．そこで培われたコミュニケーションスキルは，IPWにおいても力を発揮する．研修医や専攻医は指導医のファシリテートを見ておくことで，医学的なことだけではなく，心理社会的問題を多職種で考える価値と体感するだろう．そしてその中心にいる患者やその家族が「自分たちのためにこれだけの人が動き，真剣に考えてくれているんだ」とホッとしている姿を目にするだろう．

困難における最大の敵は「孤立」である．患者やその家族，また困難に面した医療者それぞれが孤立しないよう，取り組んでゆかなければならない．

●文献
1）千葉大学大学院看護学研究科附属専門職連携教育研究センター Web サイト
　　https://www.iperc.jp/［最終アクセス 2018 年 3 月］
2）専門職連携教育および連携医療のための行動の枠組み
　　http://apps.who.int/iris/bitstream/handle/10665/70185/WHO_HRH_HPN_10.3_jpn.pdf［最終アクセス 2018 年 3 月］

⑦-4　病院と診療所との顔の見える関係づくり（院内・地域内勉強会）

原田和歌子（広島市立安佐市民病院）

　筆者の勤務する病院は広島市北部郊外に位置し，都市部のみならず広島県北部中山間部および島根県の一部にまたがった広大な地域の基幹病院である（DPC 2 群，病床数 527 床）．各医療機関とは密接な連携をとっており，その地理的特徴から都市部と医療過疎地域，両者の面を併せ持つ．

　急性心筋梗塞や脳卒中など一刻を争う疾患から Common disease まで，様々な急患対応を 24 時間 365 日行っており，ほぼすべての臓器を対象とし，各科で高度先進医療を提供している．他方，過疎地では高齢化により，複数の疾患が併存している方（マルチモビディティ），複雑な社会背景や介護が必要な方が近年増加している．これらへの総合的アプローチは，現在の日本の病院が抱える喫緊の課題であり，問題解決の診療体制を敷くことはこれからの急性期病院では必須と言える．さまざまな問題を抱えた患者に対しても，初療から入院管理，退院支援まで一連の流れをスムーズに進めることは，今後の少子高齢化社会における医療費適正配分を考えるうえで，非常に重要な視点である．

　高齢化に伴い患者が急増することは，医療需要が量的に増加するだけでなく，疾病構造も変化し，求められる医療もそれに合わせた形で対応する必要がある．

　例えば，従来の急性期病院に入院する循環器疾患とは，元々元気な 60 代後半の方が急性冠症候群で入院し，専門的治療のみを終えて退院可能であったが，現在はそれらの治療を乗り越えた 80 代患者が，社会的・精神的・身体的にもフレイルとなり，心不全を併発し，その後の入院中管理は専門的治療にとどまらない疾病へと変化した．

　したがって地域からの要請で救急患者を受け入れた救急現場では，一気に患者を取り巻く情報を収集し，併存疾患を含めた入院管理，身体機能と家族や環境の背景因子を鑑みなければ，速やかな退院へとたどり着けない．特に DPCII 群病院で 7 日〜14 日の限られた期間に行うことは難しい．

　平成 25 年 8 月に厚生労働省より「社会保障制度改革国民会議報告書〜確かな社会保障を将来世代に伝えるための道筋〜」が提言された[1]．将来の社会を支える世代に負担を先送りしないためにも，限られた医療資源を有効に活用しながら，質の高い医療提供体制を実現するため，医療機能の分化・連携を進めることが必要とされている．総合医が在宅等の住み慣れた地域の中で患者等の生活を支える地域包括ケアシステム，病院完結型から地域完結型医療へのシフトを進めるためには一体何が必要だろうか．

　「言うは易し行うは難し，総論賛成・各論反対」ではあるが，具体的には病院と診療所や施設との顔の見える関係づくり，有事にお互いに電話連絡できる「顔の見える連携」が重要と思われる．

Ⅰ．地域の医師会と勉強会などでの関係づくり
Ⅱ．地域の診療所が困った時にいつでも病院が緊急の紹介を受けることのできる病院内での体制づくり（窓口）
Ⅲ．住み慣れた地域の診療所や医療機関へつないでいく退院調整の体制づくり（出口）
Ⅳ．Ⅰ〜Ⅲを通しての教育システム

　Ⅰ〜Ⅲを通して，病院総合医は，診療所の先生方は大変なご苦労をされて地域医療を維持しているこ

とを若手の医師に伝える役割がある．以下，当院で行っている具体例を挙げたい．

◆ 勉強会〜勉強会等による地域医師会との関係づくり〜

地域の医師会との勉強会

　当院では医師会学術担当医師，勉強会をマネジメントされておられる医師とともに，毎月各科持ち回りで勉強会を担当し定期的に行っている．そのほか各科で，当地区での研究会を開催しているほか，地域医師会主催で年1回の学会もあり，交流が盛んである．

　病院総合医が，地域の勉強会をマネジメントする学術担当の医師と知り合いになり，共同で定期的な勉強会を開催して，普段から顔見知りになることが重要である．

　既存の勉強会は基礎研究や製薬会社に偏重することもあったが，当地域ではできるだけ現場に活かせる内容となるよう，総合診療医のみならず各専門医が気を配っている．

　具体的には，実際に病院現場で働く30〜40代の医師とさらに若い研修医師からの症例提示が，地域の先生方にとっても敷居が低く，コメントや質疑応答が盛り上がりやすい．また，我々も地域に出て役立つような身体診察や症候学など，むしろ教えていただくことが多くある．当然ながら症例提示の内容には充分な吟味が必要で，「もう一度勉強会に参加したい」と思わせる質の高いディスカッションの維持に気を配る必要がある．

過疎地とつなぐカンファランス（広域 Web カンファランス）

　当院では中山間地域で働く医師と毎週1回 Web カンファランスを開催しており，また月に1回地域の先生方も交えてのカンファランスも開催し，若手医師の発表の場としている．地域では豊富な臨床経験を持つ医師も多く，高齢者の抱える複雑な病態と背景への対応能力は優れており，お互いの立場をリスペクトし，互いの学びの場となっている（図1）．

◆ 窓口体制〜地域の診療所が困ったときにいつでも病院が緊急の紹介を受けることのできる病院内での体制づくり〜

　自治医科大学が発刊する地域医療白書では，地域医療の現場から描かれる医師像として
① 幅広い症状に対して診療ができる
② 初期救急には必ず対応できる
③ 地域のニーズに応じて自らを柔軟に変化させることができる
の3つを挙げており，病院総合診療医においても地域のニーズに応じて対応していく姿勢が重要であることが示されている[2]．

　病院の窓口（新患外来・救急外来・地域連携室）をどこが担うのかは，病院によって異なる．当院の総合診療科は，珍しい病気を診る科ではなく，すべての内科初診患者を的確に診療する救急総合診療部門としても稼働している．平日日中は総合診療科が中心となり，地域からの緊急の紹介と1次2次救急車を初療しており，迅速な対応を心掛けている．マンパワーの少ない総合診療科ではあるが，「内科医全員が総合診療医」をコンセプトとすることで，内科各専門医にも協力いただき，2014年度からこの体制に至った（図2）．総合診療科単独ではうまくいかないことも多く，各科に協力いただくことが

図1　Web カンファランスのしくみと実施中の様子

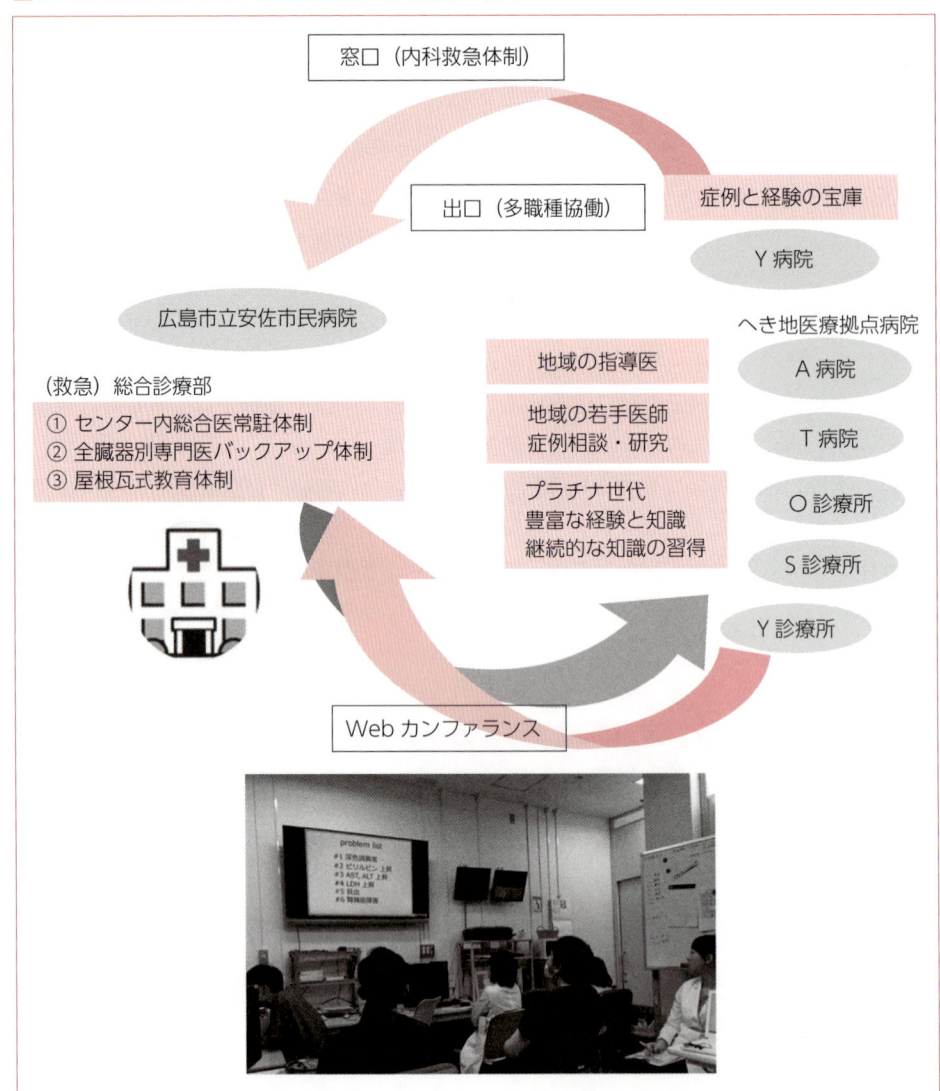

肝要である．現在，当科ではマルチモビディティの方を臓器横断的に診療し，複雑な社会背景や介護が必要な方に対しては，複雑な背景を整理したうえで各専門科の高度医療への橋渡しを行っている．また多臓器にわたって問題点を持つ患者の診療においては，総合診療科が専門的治療を行うこともしばしばで，人工呼吸，緊急人工透析なども習熟し管理している．地域のニーズに応じて総合的な診療をする医師と，専門的な診療をする医師との協力した医療提供体制の構築をしている．

　地域の窓口となる各科の医師はその病院の顔であり，なかなか難しいことも多いが，同じ医師が継続することは地域の医療機関や患者との信頼関係を継続するうえで大事である．今後はその人材の確保のためにも働きやすい環境づくりに努める必要がある．

図2　救急総合診療部と Week Day の内科急患体制

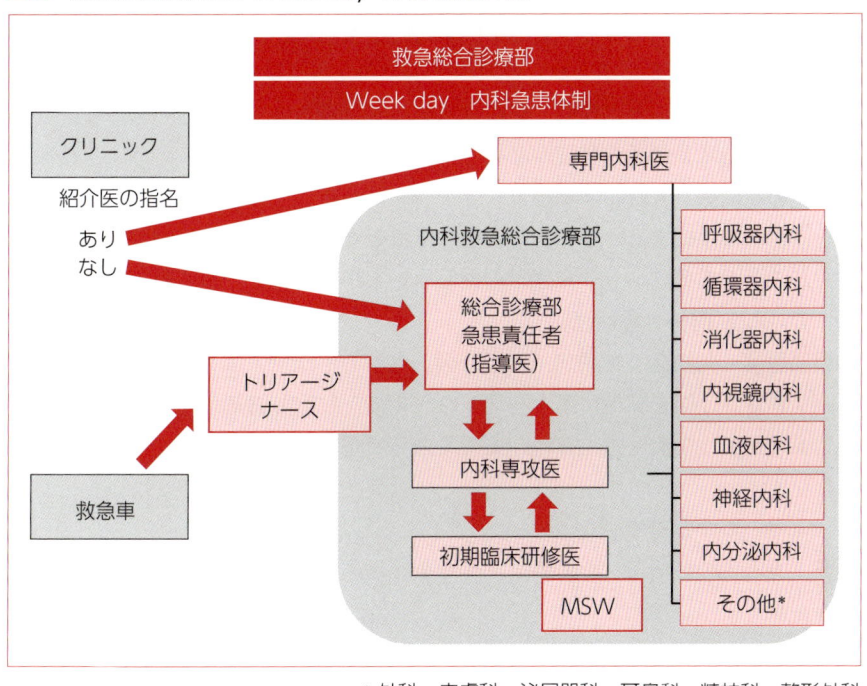

＊外科，皮膚科，泌尿器科，耳鼻科，精神科，整形外科

◆ 出口体制

　医療機関からの紹介の電話は迅速に受け入れる体制をつくっているため，紹介元で施設を持っている場合は，退院時にも紹介元への 1 本の電話で迅速に入所等対応可能な場合が多い.

　しかしながら介護保険未申請の方，複雑な社会背景をお持ちの方，急速な ADL 低下で介護が必要と予測される退院困難例では，初診時に救急現場で救急認定 MSW（Medical Social Worker）がその場で情報を収集する体制をとっており，その後の退院調整へつないでいる. また入院後は週に 1 回 MSW，救急担当の看護師，病棟看護師とともに多職種でカンファレンスを開催し，患者の病態と臨床の 4 分割表「医学的適応，患者の意向，QOL，周囲の状況」（p.200 参照）に沿って今後の方針を話し合い，地域の医療機関に情報提供するよう努めている.

◆ 今回の Case の経過

当日の緊急で診療すべき内科疾患のため，救急総合診療部（屋根瓦式）で初期対応.

指導医「88 歳，高齢で，認知症，糖尿病がある方が心不全を併発しているということで，勉強になる症例だと思う. みんな（指導医，専攻医，初期研修医）で対応させていただこう. あっ，お薬手帳が薬でたくさんで，かかりつけ医もだれかわからない状態. しかも高齢のご主人とお二人暮らしで，息子さんも遠方に住んでいる様子. すぐに救急認定 MSW に連絡して，生活背景や地域とのかかわりについて，情報収集してもらおう」

すぐに救急認定 MSW に連絡，ER の現場で，地域包括と連絡をとってもらい一気に情報が集まる.

この間，医師は，胸部レントゲン，血液ガス所見を得ながら，心エコーを行い，心不全として酸素吸入開始，腎機能，電解質，薬剤情報から心不全の Etiology を確認，治療法を決定していく．血液検査所見が出る間に，医師も手分けをして夫から普段の生活を聞き，当院糖尿病科（内分泌代謝科），整形外科，泌尿器科を通院中であることが判明，薬剤情報が不明な場合は，直接処方元に電話をかけていく．

複数臓器にわたりかつ背景因子の整理が必要であるため，総合診療科入院のうえ，循環器内科とコラボレーションして加療開始．入院中多職種カンファレンスを行い，軽度の認知症と老老介護であることから介護保険を取得する手続きとともに自宅退院の方針となった．ポリファーマシーを防ぐためかかりつけを一本化することが重要であり，家族との話し合いと了解も経て，最も自宅に近く，普段から勉強会でもよく知っている N 内科へ電話連絡．

救急総合診療部医師「認知症，糖尿病，老老介護，今回心不全で入院されました．複数の医療機関にかかっており，今回を契機に薬を整理したうえで，往診も含めてかかりつけ医をお願いできますでしょうか？　主治医意見書は今までこちらで書いていたのですが，次回からよろしくお願いいたします」

N 医師「おっしゃ，わかったで」

いつもの通り，あうんの呼吸で，N 医師はすべてを飲み込んで在宅診療開始，患者は地域で生活することが可能となった．

連携という難しい言葉ではなく，お互いが何に困っているか，病院のニーズと診療所のニーズを Face to face で話し合う場を持ち，実際に困った時に電話 1 本で助け合える関係が最も理想的かと考える．

また，勉強会，窓口・出口体制いずれの場においても，これからを担う若手医師の参加がその場に活気をもたらすだけではなく，教育の観点からも非常に重要と考えている．

ひるがえって今日，医学の発展により，加齢性変化や慢性疾患，老年症候群を抱え，健康でも病気でもない虚弱状態にある高齢者の大集団が形成された．それまでの病気を治す役目に加えて，高齢者が虚弱状態にありながらも，より長くより良く生きるようにサポートする新たな役割が加わった[3]．

日本の高齢化は世界に類を見ない速度で進行しているが，先進地域はもとより，開発途上地域においても，今後四半世紀で同様の高齢化が急速に進展すると見込まれている[4]．地域によってその取り巻く事情は異なるが，各地域での先生方の多職種による体制づくりが，今後世界のモデルケースとなり発信し得るものと考える．

● 文献
1）社会保障制度改革国民会議報告書～確かな社会保障を将来世代に伝えるための道筋～平成 25 年 8 月 6 日　社会保障制度改革国民会議
　https://www.kantei.go.jp/jp/singi/kokuminkaigi/pdf/houkokusyo.pdf［最終アクセス 2018 年 3 月］
2）神田健．地域医療に求められる医師像，地域医療白書大 3 号　自治医科大学　2012.21-29
　おススメ！ 難易度★☆☆
3）大蔵暢．高齢者を包括的に診る老年医学のエッセンス．週刊医学界新聞．第 2980 号　2012 年
4）高齢化の国際的動向　平成 28 年版高齢社会白書　内閣府
　http://www8.cao.go.jp/kourei/whitepaper/w-2016/zenbun/pdf/1s1s_5.pdf［最終アクセス 2018 年 3 月］
　おススメ！ 難易度★★☆
5）Jonsen AR ほか．大井玄，赤林朗監訳．臨床倫理学のための実践的アプローチ．東京：興医学出版社；2006
　おススメ！ 難易度★★★

⑦-5　緩和ケア（がん／非がん），非がんの看取り

柏木秀行（飯塚病院）

　わが国の主な死因の年次推移を見ると，悪性新生物は一貫して増加し，昭和56年以降は死亡原因第1位が続いている[1]．そのような背景をもとに，平成18年に成立したがん対策基本法に基づいてがん対策は計画され，緩和ケアもがん患者への支援を中心として整備されてきた．一方で，近年は心不全を代表とした非がん疾患に対する緩和ケアの提供体制に対する議論が高まっており，厚生労働省では平成29年に「循環器疾患の患者に対する緩和ケア提供体制のあり方に関するワーキンググループ」が立ち上がり，今後の動向に注目が集まっている．本項では，診療所・病院といった勤務先の診療形態にかかわらず，多くの総合診療医が遭遇するであろう，がんと非がんの緩和ケアの一般論と併せて，筆者がこの分野にジェネラリストとしてかかわる中で感じていることを述べる．

◆ 総合診療専門医と緩和ケア

緩和ケアの定義と緩和ケアアプローチ

　緩和ケアは，「**生命を脅かす病に関連する問題に直面している患者と家族**の痛み，その他の身体的，心理社会的，スピリチュアルな問題を早期に同定し適切に評価し対応することを通じて，**苦痛（suffering）を予防し緩和する**ことにより，患者と家族の生活の質（QOL：Quality of Life）を改善する取り組みである[2]」と定義されている．患者と家族の苦痛を，痛みといった身体症状のみでなく，多面的に全人的苦痛として捉え，多職種によるチームアプローチで対処することが求められている．緩和ケアの定義から，緩和ケアのあり方を具体的に示した，緩和ケアアプローチの5原則を**表1**に示す．

総合診療医との親和性

　緩和ケアを実践していくうえでは，「医療技術の側面」と「ケアの側面」の2つの側面を意識する必要がある．「医療技術の側面」とは，疼痛をはじめとした苦痛症状緩和の技術といった，医療用麻薬など症状緩和に有効とされる薬物療法などの知識や技術が含まれる．これは診断と治療を主な役割とする医師にとって，最も親和性の高いところである．一方「ケアの側面」とは，患者とその家族のQOLの向上を図ることを目的としたかかわりである．病とともにある患者とその家族が，死が訪れるまで生きていることの意味を見出せるようなケアを行うことを目標とする．緩和ケアは生命が脅かされる疾患に直面している患者・家族を対象としており，他の医学的分野よりも対人援助としての色合いが強い．たとえ解決や治癒の期待できない状況であったとしても，その当事者を支援することはできるという態度で臨む必要がある．総合診療では，検査のみでなくていねいな医療面接や身体診察から診断に迫るアプローチと，特定の臓器や疾患にのみ焦点を当てるのではなく，生物心理社会的アプローチなどを基盤としており，緩和ケアとの親和性が高いと考える．

表1　緩和ケアアプローチの5原則[7)]

- QOLの重視
- 全人的アプローチ
- 患者と家族（介護者）を包含するケア
- 患者の自律と選択を尊重する態度
- 率直かつ思いやりのあるコミュニケーション

National Council for Hospices and Specialist Palliative Care Services. Specialist Palliative Care. 1995.

図1　緩和ケアの提供体制

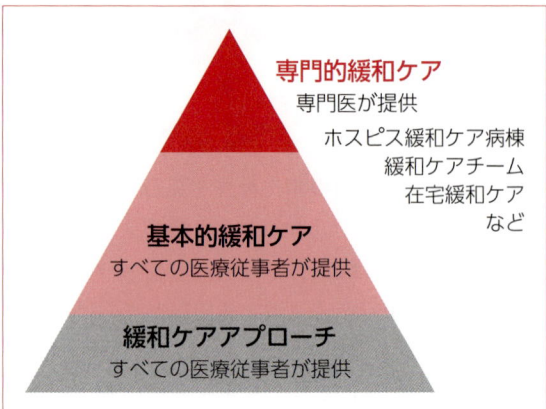

専門的緩和ケア
専門医が提供
ホスピス緩和ケア病棟
緩和ケアチーム
在宅緩和ケア
など

基本的緩和ケア
すべての医療従事者が提供

緩和ケアアプローチ
すべての医療従事者が提供

◆ わが国の緩和ケア

緩和ケアの提供体制

　緩和ケアの提供体制を考えるに当たり，緩和ケアの専門医が提供する専門的緩和ケアと，すべての医療従事者が提供することが望まれる基本的緩和ケアに分けられる．これらの基盤として，先に述べた緩和ケアアプローチが位置づけられる（図1）．つまり，緩和ケアは専門家のみで提供するものではなく，すべての医療者に役割が求められ，なかでも総合診療医の役割はことさら大きい．

がんを中心に発展してきた日本の緩和ケアとその問題点

　先に述べてきたように，わが国の緩和ケアはがん患者を中心として整備され，主に緩和ケア病棟など専門施設での議論が先行してきた．しかし，WHOの定義にもあるように，緩和ケアはがんに限って提供されるべきものではない．がんを中心に発展してきたわが国の緩和ケアにおいては，非がん疾患に対する緩和ケアを支える人材の育成，社会資源の整備は充分とは言えない．今後，ますます高齢化を迎え，多死社会となるわが国において，本来のあるべき姿に近づく必要があるのは言うまでもない．この緩和ケアを取り巻く社会システムの変革に，大きな役割の担い手として期待されるのが総合診療医であると考える．プライマリ・ケアに内包される緩和ケアとして，Primary Palliative Care という概念がある[3)]．これは，プライマリ・ケア医と看護師によって提供される緩和ケアで，具体的には以下のような診療を提供することである．

- 全身を脅かす疾患を持つ患者のケア
- 疾患の早期から緩和ケアアプローチを提供
- 身体的，心理的，社会的，スピリチュアルといった幅広いニーズに対応
- 地域でエンド・オブ・ライフケアを提供

　これらは，総合診療医の重要なサブスペシャリティとして認識されており，わが国でも実際に実践しているプライマリ・ケア医は多い．今後ますます，緩和ケア領域における取り組みが，総合診療医を中心としたジェネラリストに広がることを願う．

◆ 非がん疾患の緩和ケア

　ここまでがんを中心として発展してきたわが国の緩和ケアを振り返りながら，緩和ケアのコンセプトと総合診療医に期待される役割ついて述べた．ここからは本 Case を考えるうえで必要となる，非がん疾患の緩和ケアについて検討していく．

非がんの緩和ケアの対象疾患

　緩和ケア，中でも緩和ケアアプローチを基盤とした基本的緩和ケアの提供は，疾患に限らずなされるべきである．とは言え，緩和ケアもそれぞれの疾患特性に合わせて提供する必要があり，非がんの緩和ケアを提供するに当たり頻度や疾患特性ごとの苦悩に合わせて，いくつかのコアとなる疾患が知られている．緩和ケア領域の教科書として定評のある，Oxford Textbook of Palliative Medicine では，15 章の非がん疾患の項目にて，以下の 7 項目が挙げられている [4]．

　　15.1　HIV/AIDS
　　15.2　末期 COPD（慢性閉塞性肺疾患）患者のケア
　　15.3　末期心臓病
　　15.4　認知症
　　15.5　認知症以外の神経疾患
　　15.6　末期腎臓病
　　15.7　集中治療室での緩和ケア

　心不全や慢性閉塞性肺疾患，認知症といったプライマリ・ケア医にとって馴染み深いものから，神経難病や集中治療室での緩和ケアなど多岐にわたって記載されている．総合診療医として自分自身の診療の疾患スペクトラムに合わせ，非がん疾患の緩和ケアについても学ぶ必要があることがわかる．

◆ 心不全の緩和ケア

　非がん疾患の緩和ケアが重要となることについて述べたが，なかでも心不全の緩和ケアが注目を集めている．心不全パンデミックと表現される，心不全患者の急激な増加と，終末期の対応に備える必要性が高まり，本項冒頭で述べた厚生労働省ワーキンググループが発足した．循環器疾患の緩和ケアニーズの高まりはわが国に限ったものではないことが示されている（図 2）．心血管疾患には脳血管障害も含まれる点は，解釈するうえで注意を要するが，終末期に緩和ケアが必要とされる成人のうち，がんの占める割合が 34％にしか過ぎないことは注目すべきであろう．

心不全緩和ケアの実践

　がん患者への緩和ケアと心不全の緩和ケアが本質的に目指すところは，大きな差はない．一方で，その疾患経過の違いや，取り巻く環境から実践の難しさがあるのも事実である．そこで，心不全緩和ケアを実践するうえでの重要事項を，がん患者を対象とした緩和ケアと対比しながら整理する．図表は飯塚病院で 2017 年より始動した HST（Heart Support Team）の教育資料として作成したものである．

　まず，がん・循環器疾患の緩和ケアの共通点を挙げると表 2 の通りになる．

図2　終末期に緩和ケアが必要な成人[5]

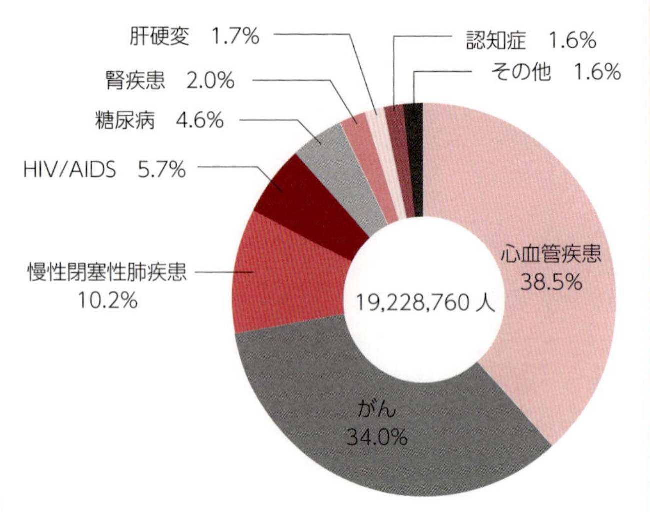

肝硬変　1.7%
認知症　1.6%
その他　1.6%
腎疾患　2.0%
糖尿病　4.6%
HIV/AIDS　5.7%
慢性閉塞性肺疾患 10.2%
心血管疾患 38.5%
19,228,760 人
がん 34.0%

http://www.who.int/nmh/Global_Atlas_of_Palliative_Care.pdf

表2　がん・循環器疾患の緩和ケア　共通点

死に至る病である
終末期は症状が強い
身体症状だけでなく精神的，霊的苦痛も生じる
家族へのケアも必要である
末期状態は ADL を大きく障害する
多職種介入が有効とされる

表3　がん・循環器疾患の緩和ケア　相違点

がん	循環器疾患
基本的に悪くなる一方である	集中治療で改善することもある
さまざまな予後予測スコアがある	末期の予後予測スコアはない
緩和ケア病棟で加算がとれる	緩和ケア病棟で加算はとれない
緩和ケアという概念が浸透済	緩和ケアの概念が浸透していない
在宅でも入院時と同様に薬剤が選択できる	在宅では入院時と同じ治療（カテコラミンなど）は施行しがたい
訪問サービスを利用しやすい	訪問サービスは利用しにくい

　次に相違点について**表3**にまとめた．相違点の中でも，病みの軌跡と呼ばれる，疾患経過の違い（**図3**）は，医療的サポートや様々な意思決定支援などの介入を難しくする要因となっている．

　医療用麻薬を中心とした薬物療法が浸透しているがん緩和ケアに対して，心不全緩和ケアにおける症状緩和を目的とした薬物療法は，医学的にも診療報酬的にも確立しているとは言い難い（**表4**）．

　そのほか，心不全緩和ケアに特有の倫理的諸問題として，植え込み型除細動器（ICD：Implantable cardioverter defibrillation）の停止や，補助人工心臓の適否といった議論がある．

図3 がん・循環器疾患の緩和ケアにおける疾患経過の違い[8]

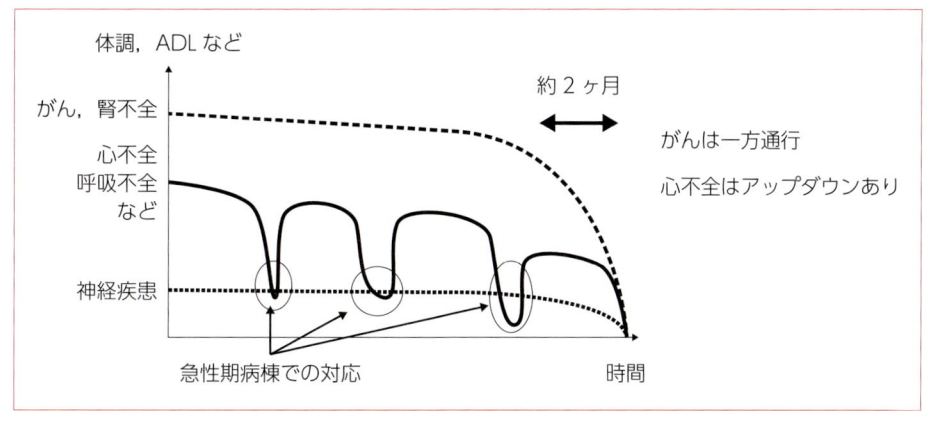

Lunney JR et al. *JAMA* 2003.

表4 がん・循環器疾患（心不全）の緩和ケアにおける薬剤の使い方の違い

がん	心不全
● 疼痛に対し，モルヒネ・オキシコドン・フェンタニル・メサドンなどを WHO ラダーに準じて使用する．	● 痛みより呼吸苦，倦怠感が強い
● 倦怠感，悪液質に対しステロイドが著効することも多い．	● 呼吸苦はまず心不全治療の最大化を行ったあと，少量のオピオイドを用いる．
● 使用経験やエビデンスも深い．	● ステロイドは心不全の悪化につながるため倦怠感に対する治療は非薬物と鎮静が中心である．

　以上のように，心不全に対する緩和ケアは，既存のがんを中心とした緩和ケアと相違点がある．ここからは，これから心不全の緩和ケアを支える人材について述べる．心不全患者に対する緩和ケアの重要性を認識しながら，わが国の多くの地域で病院勤務をしている循環器内科医師は，心臓血管カテーテルといった専門的治療に従事している．むしろ忙殺されていると行っても，言い過ぎではないかと思う．また，多くの循環器専門医は緩和ケアのトレーニングを受けているとは言い難い．一方，緩和ケアの専門医としても，充分な循環器診療ができる人材は，筆者の主観で恐縮だが恐らくほとんどいない．これは心不全治療自体が症状緩和に重要な役割を有する，心不全の緩和ケアを既存の緩和ケア医にまかせておけばいいとはならない最大の理由である．であれば，誰が心不全緩和ケアの中心を担うのか？　そこで重要となるのは，総合診療医であると考える．標準的な心不全治療の知識を有し，医学モデルのみでない全人的な視点を持って，臓器専門医を含めた他職種と協働しながらケアを構築する総合診療医の強みが発揮できる分野である．読者の皆様には，既存のがんに対する緩和ケアのみでなく，非がんの緩和ケアにも関心を持っていただき，存分にそのスキルを活かしてほしい．

心不全緩和ケアのネットワーク

　WHO や厚生労働省のような，マクロな動向と合わせて，実際にどのようにミクロに実践して行くかは重要である．特に緩和ケアを支える医療資源や，介護・福祉を取り巻く状況，生活の背景にある文化などは地域で大きく異なり，各地域の実情に合わせて心不全緩和ケアの提供体制を考える必要がある．そのためには各地域での心不全緩和ケアネットワークを広げ，有機的に心不全緩和ケアに取り組んで行く必要がある．循環器専門医，緩和ケアの専門医だけでなく，プライマリ・ケア領域で専門外の領域も

幅広く対応している医師や各職種との連携が重要であることは言うまでもない.

　心不全の緩和ケア領域における悩みや，情報を議論する場が少なく，まして職種や施設を越えた交流がしにくい状況が，心不全緩和ケア領域の1つの課題と考える．そこで筆者らは九州の心不全緩和ケアにかかわる医療者の学びとネットワークの機会創出を目的とし，「九州心不全緩和ケア深論プロジェクト」[6] を立ち上げた．この会は，循環器，緩和ケア，総合診療，家庭医療に携わる医師や看護師を含めた様々な職種が，「地域包括的な心不全緩和ケア」の実現を目指した5カ年計画のプロジェクトである．年に2回開催される講演会・症例検討を通じてのグループワークと合わせて，心不全緩和ケアのトレーニングコースを作成中である．久留米大学心臓・血管内科の柴田龍宏医師と筆者が共同代表を務め，九州大学循環器病未来医療研究センターの岸拓弥医師に顧問をお願いし，市中病院と大学の垣根すら越えたユニークな取り組みと自負している．九州と銘打っているが，参加者の地域は問うていない．今後，同様の取り組みが各地域で広がることも見据えての活動をしており，心不全緩和ケアにかかわる総合診療医の積極的な参加を望んでいる.

　以上，非がん疾患の緩和ケア，なかでも近年注目されてきている心不全の緩和ケアを中心に，総合診療医に期待されることを中心に述べてきた．これから迎える医療ニーズや社会システムの変化に対して，総合診療医が期待される役割は大きい．治癒が困難な疾患とともにある患者とその家族の生活を支える，その具体的な手段の1つとしての緩和ケアに，がん・非がんにかかわらず，これまで以上にかかわっていただきたい.

緩和ケアに関連するおススメの学会，勉強会，ML など

学会：日本緩和医療学会，日本心臓病学会など

勉強会：九州心不全緩和ケア深論プロジェクト　本文，文献6）参照

ML：P-CREG（Palliative Care Research & Education Group）2011年6月に結成された若手医師・緩和ケアにかかわる多職種の情報交換と相互教育を目的としたメーリングリスト．卒後20年目までの参加条件があります.

● 文献

1）厚生労働省：平成27年人口動態統計月報年計（概数）の概況
　　http://www.mhlw.go.jp/toukei/saikin/hw/jinkou/geppo/nengai15/dl/gaikyou27.pdf［最終アクセス 2018年3月］
2）WHO 緩和ケアの定義．2002
3）Murray SA et al. Primary palliative care：the potential of primary care physicians as providers of palliative care in the community in the Eastern Mediterranean region. *East Mediterr Health J.* 2012 Feb；18（2）：178-83.
4）Cherny NI, Fallon MT, Kaasa S, et al.（eds.）Oxford Textbook of Palliative Medicine 5th edition. Oxford Univ Pr: 2015
　　おススメ！ 難易度★★☆
5）Global Atlas of Palliative Care at the End of Life 2014.
　　http://www.who.int/nmh/Global_Atlas_of_Palliative_Care.pdf［最終アクセス 2018年3月］
　　おススメ！ 難易度★★★
6）九州心不全緩和ケア深論プロジェクト　http://shinpro.main.jp/［最終アクセス 2018年3月］
7）National Council for Hospices and Specialist Palliative Care Services（Occasional Paper 8）：Specialist Palliative Care：A Statement of Definitions. London. 1995. 6-7
8）Lunney JR, Lynn J, Foley DJ et al. Patterns of Functional Decline at the End of Life. *JAMA* 2003；289（18）：2387-2392.

⑦ -6a　在宅小病院

大浦　誠（南砺市民病院）

◆ 小規模病院の在宅医療

　筆者は175床の公立病院で急性期治療，病棟勤務，外来勤務，救急外来，訪問診療をしている病院総合医である．その中で訪問診療は週1コマ（午後），平均3件程度である．訪問診療を担当する医師は7名（うち家庭医療専門医1名，家庭医療専攻医2名）おり，ほとんどが月1回の訪問頻度であるが，がんの終末期患者は週1回の訪問を行うこともある．原則主治医制であり，入院で担当していた患者が訪問診療を希望された場合，そのまま在宅主治医になることが多いが，訪問診療を担当していない医師が病棟主治医であった場合に訪問診療を依頼されることもある．大病院では在宅医療専門部門としてチーム制が導入されているところもあるだろうが，マルチタスクを抱えることが多い小規模病院の病院総合医はマンパワーでは劣るものの，診療科の垣根が低いという強みを活かし，病院内外のいたるところと連携して小回りの利く在宅医療を推進できるのである．

◆ 業務分担

　決められた時間帯の訪問診療以外に，急な状態変化のために往診を依頼されることもある．そのような場合，平日日中であれば院内業務のためにすぐに駆けつけられないこともしばしば見られるが，総合診療科内で手の空いている医師に院内業務の代打を依頼し，往診することも可能である．また，夜間休日で往診に行けない場合でも，宅直医師に申し送りをすることで代行してもらうこともある．

　このように完全なるチーム制ではないが，原則主治医制かつ緩いチーム制であるため，**主治医としての責任感を意識しつつも責任はシェア**することができる．副主治医制システムを採用している病院やグループ診療を行っている病院もあると思われるが，各診療科に1人しかいないことも多い小規模病院では，常に病院内で発生したイレギュラーなイベントへの対応を迫られることも多いため，診療グループや副主治医を固定するのは難しい．緩いチーム制は小病院ならではの診療科の垣根の低さがなせる連携だと考える．

◆ 近隣診療所の先生との関係

　病院総合医が訪問診療を行う際には，近隣診療所との良好な関係が必須である．地域で昔から近隣診療所でも訪問診療を行っている場合，病院総合医が訪問診療を行うことにどのような意味があるのかについて考える．

　病棟医療における総合診療医に期待される役割は，**表1**に集約される．これは言い換えると病院総合医が在宅医療において近隣診療所医師よりも専門性を活かせる領域であるといえる．これらの領域は家庭医・総合診療医が得意とする「継続性」「包括性」「協調性」というコンピテンシーであり，特に複数の診療科にわたる多疾患併存やがんなどの高度な医療と協同しながら診療を続ける「複雑性」への

表1　病院総合医に期待される役割[1]

外来，在宅などとシームレスでスムーズな連携が必要なフレイルな高齢者の入院マネジメントができる
他科専門医と連携して，併存疾患の多い患者の治医機能を果たすことができる
心理社会倫理的複雑事例に対して，専門職連携実践によりマネジメントができる
地域との連携機能を活用し退院支援ができる
がんおよび非がん患者の緩和ケアができる
診断困難事例への対応ができる

http://fujinumayasuki.hatenablog.com/entry/2016/04/24/231351

対応を専門としていることが鍵になると考える．つまり，近隣診療所の周囲で訪問診療を希望している患者がいたとしても，その**診療所との継続性がなく新規である場合や，併存疾患が多く医学的に複雑である場合や，病院での高度な治療も必要である場合**など，診療所医師1人では抱えられない場合に，臓器別専門医の協力とOP・OTやMSWの協力も得やすい家庭医・総合診療医が病院から訪問診療を行うことで，近隣の診療所医師のサポートになり得るのである．もちろん，家庭医・総合診療医は病院総合医でなくても診療所にもいることもあるだろう．その場合は後方支援病院との**家庭医療の共通言語**があると，どの診療科に相談したらよいかわからないケースや，社会的要因が強い入院依頼でも，スムーズな連携がとれて安心できる．表1の役割を果たせる病院総合医が在宅医療の最後の切り札となることで，地域の診療所医師が安心して在宅医療を行うことができるのである．サッカーで例えると，ある時は最前線でシュートも打てるゴールキーパーのような存在ではなかろうか．

◆ 小病院が訪問診療を行うメリット

急性期病院が訪問診療を行うメリットは，
① 担当主治医がそのまま在宅主治医になるため継続性が保たれ，新たな関係を築く必要がない
② 入院が必要になった場合にスムーズに融通を利かせることができる
③ 急いで自宅看取りをすることになっても，その日のうちに病棟主治医の裁量で訪問診療を開始することができる
④ **専攻医が自分の患者さんに最後まで責任を持つという態度教育にもなる**
などが考えられる．
　①〜③は訪問診療の医師が入院必要と判断しても，病院側の医師から入院を拒否される可能性もあり，逆に在宅医に急な訪問診療の依頼をしても断られる可能性もあるため，患者にとっても医師にとってもストレスがないというのはイメージしやすいであろう．ここでは④について補足したい．当院では家庭医療専門医養成プログラムの専攻医には訪問診療の枠があり，入院患者の主治医からそのまま訪問診療を経験することになる．入院担当であったことからプロブレムリストも把握していることや，患者・家族との関係を築き直す必要はなく，訪問診療の経験を積むには適切といえる．

◆ 病院総合医の在宅医療研修における強い味方

小規模病院の総合診療医が訪問診療をする際に，強い味方となるものが3つある．1つは訪問看護や訪問リハビリなどの**担当多職種とのカンファレンス**である．例えば筆者の場合，訪問先に多職種が同じ

時間に集まって，ご家族からの要望を聞き，多職種からも情報を得る機会をつくっている．そのことで，患者や家族の想いを共有し，ゴールを確認することができる．

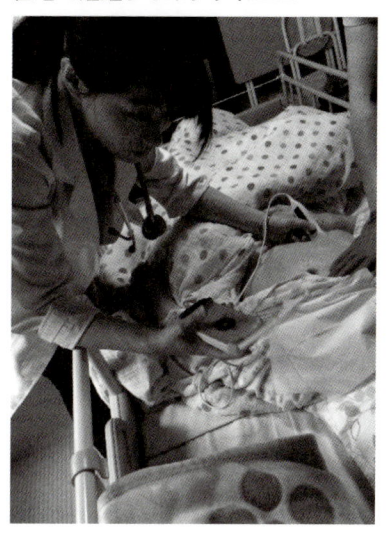

在宅で活躍するポケットエコー

2つ目は**ポケットエコー**である（右の**写真**）．在宅医療では病歴と身体所見が重要であるが，状態悪化した時に，入院治療が必要か，それとも自宅で治療可能か，病態を正確に評価するために血液検査や画像検査をしたほうが確実である．ところが，血液検査は病院に検体を持ち帰って測定することもできるが，画像検査はレントゲンを実施するとなると病院への受診が必要になってしまう．そこでポケットエコーの登場である．これまでは SpO_2 が低下している場合は，肺炎や心不全の評価にはどうしてもレントゲンを実施したくなったが，ポケットエコーで肺水腫を示唆する B-line や下大静脈の呼吸性変動の消失を確認すると，レントゲンを実施することなく心不全治療を開始することができる．もちろん術者の技量で検査特性が変わるが，聴診器のように所見と実際の検査結果を検証することで制度は上昇すると思われる．患者や家族にとっても画像を見ながら診察することは安心感につながるという効果もある．

3つめは**終末期カンファレンスと臨床倫理コンサルテーションチーム**である．これは心不全のような非がん疾患の終末期になり得る疾患には必要である．例えば，どこまで積極的治療をするか，あるいは入院して治療をすればもう少し改善する可能性もあるが，それを本当に本人が望んでいる医療なのかが主治医や家族で相談してもわからないことがある．もちろん前述した担当多職種で相談することも重要であるが，当院では厚生労働省の「終末期医療の決定プロセスに関するガイドライン」にもあるように，複数の医師（6〜10名程度）で「終末期カンファレンス」という医学的に終末期と判断する取り組みを行っている．そこで医学的にも終末期と考えて差し支えないと慎重に検討することができる．

ところが，どんなに医学的に終末期であると判断できても，本人の意思が不明である，あるいは家族と医療者の想いに乖離があるような倫理的ジレンマが存在することもある．そこで「臨床倫理コンサルテーションチーム」に相談すると，1〜2日のうちにコンサルテーションチームが集まり，主治医の倫理的ジレンマを言語化し，その介入案を提案することができる．このことで，主治医1人で決めることへの心理的負担も軽減することができ，家族との対話の必要や，日ごろのアドバンス・ケア・プランニングが必要だと気づくことにもなる．本 Case の心不全のような場合は，これら3つの強い味方が主治医の訪問診療の支えとなっているのである．

◆ 近隣診療所との連携を良好にする例

もちろん小病院だけで急性期，慢性期，リハビリテーション，在宅医療をシームレスにかかわることができるのは専攻医の教育としては魅力的であるが，地域全体を考えると近隣診療所との連携は重要である．近隣診療所との連携を密にする取り組みとして，当地域では昔から医師会と病院勤務医の間での飲み会も盛んであるが，それ以外にも 2016 年から3カ月に1回，**南砺市医療連携の会**を開催している．そこでは診療所から紹介された症例の症例検討会や病院の家庭医療専門医による総合診療レクチャ

一，臓器別専門医のレクチャーを行っている．また地域の診療所と病院との連携の例として，ものがたり診療所（所長：佐藤伸彦医師）との連携を例に挙げる．入院患者が退院後にものがたり診療所からの訪問診療をすることになると，診療所の担当医，訪問看護師，ケアマネージャーが来院し，病棟主治医と病棟看護師，PT・OT，栄養士，MSW と合同カンファレンスを行い情報の共有をする．その後に患者の部屋に伺い挨拶をするため，患者や家族が安心して訪問診療を受けることができるのである．

● 近隣診療所からの病院へのサポートもある

　前述したものがたりフェローシップの家庭医療専門医 2 名が当院に週 1 コマずつ外来に来ている．そのため専門医の外来振り返りや，在宅医療について学ぶことも多い．在宅医療専門医を考えている専攻医にも得られるものは多い．将来在宅医療を専門に行いたいと考えている医師にも病棟管理の経験は有益と考える．在宅医療を志す専攻医が，専門的な在宅医療を肌に感じながら，病院という臓器別専門医にコンサルトでき，医療機器も潤沢で，終末期カンファレンスや倫理コンサルテーションチームによる安心感を与えるリソースに守られながら学ぶことができる環境は教育的であり，小規模病院だからこそ在宅医を育てることができるというモデルケースになるのではないかと考える．

● 終末期心不全の事例のまとめ

　病院で心不全の終末期と判断された場合は，関係性がある診療所がある場合にはそこへのシームレスな情報提供を行い，状態悪化や家族の疲弊に応じて入院できるバックアップ体制をつくることで診療所と良好な関係をつくることになる．また，ASV を導入していたり，多疾患併存を抱えていたり，心理社会倫理的に問題が多い場合，あるいは心疾患医に高度な専門性が必要になる場合，もしくは関係性を一からつくらなければならないような近隣診療所の場合では，病院総合医が訪問診療を継続することになる．病態の把握のためにポケットエコーを用いて確かな病態の把握を行い，家族の想いを多職種でカンファレンスを行うことで共有することから在宅医療を始めることになる．もしも，在宅療養中に状態が悪化し心不全の終末期かどうか判断できない場合でも，倫理コンサルテーションチームや終末期カンファレンスで相談することで，1 人で倫理的問題に悩むことなく家族の想いを尊重する終末期医療ができるのである．

● 資料
1) 藤沼康樹事務所（仮）for Health Care Professional Education：総合診療医養成の Key Issues（2016.4.24）
　http://fujinumayasuki.hatenablog.com/entry/2016/04/24/231351 ［最終アクセス 2018 年 3 月］
　難易度★★☆

⑦-6b　在宅大病院

西　智弘（川崎市立井田病院 かわさき総合ケアセンター）

◆ 在宅と大病院の関係における現状での課題

まず，大病院が在宅医療とかかわるうえで課題となる点を挙げてみる．
(1) 大病院側の在宅医療へのリスク意識が高い
(2) 「重装備の在宅医療」という問題がある
(3) 専門的治療を求めて遠方から来院されている方も多く，地域連携部で情報提供が難しい場合がある
(4) 在宅での病状悪化時に緊急入院するためのハードルが高い
といった点が大きな問題となるケースが多い．1つひとつその課題の内容とその解決策について考察していきたい．

(1) 大病院側の在宅医療へのリスク意識が高い

これまでのキャリアのなかで，病院内でのみ医療を提供してきた医療者は，在宅医療の現場においてどの程度の医療提供やケア，また医療安全上のリスク管理が可能なのかどうか，想像できないという場合も少なくない．持続点滴は可能なのだろうか？　薬剤の管理は誰がどのようにするのか？　輸血は？　胸水穿刺は？……と，いろいろ考えていくと「今の状態では自宅に帰るのは難しいのではないか」「自宅に戻るほうが寿命を短くするのではないか」という発想に陥りがちである．

実際には，患者自身に自宅へ戻るという意欲さえあれば，基本的に不可能なことはない．家族がいる場合においては家族の意向も伺う必要があるが，まずは「本人の意思さえあればどんな状況でも自宅に戻ることは可能である」ということを強調したい．

また「自宅に戻るほうが寿命を短くするのではないか」という懸念もよく聞かれることだが，実際にはがん患者を対象とした研究において，在宅医療が病院と比べ少なくとも予後を短くはしないということがわかっている[1]．図1の

図1　予後予測スコアを揃えた群での実際の生存期間[1]
病院よりも在宅の方が予後が良いことを示唆する研究．予後予測スコアで患者群を調整しており，元々予後が良い群が在宅に帰りやすいというバイアスは最小化している．

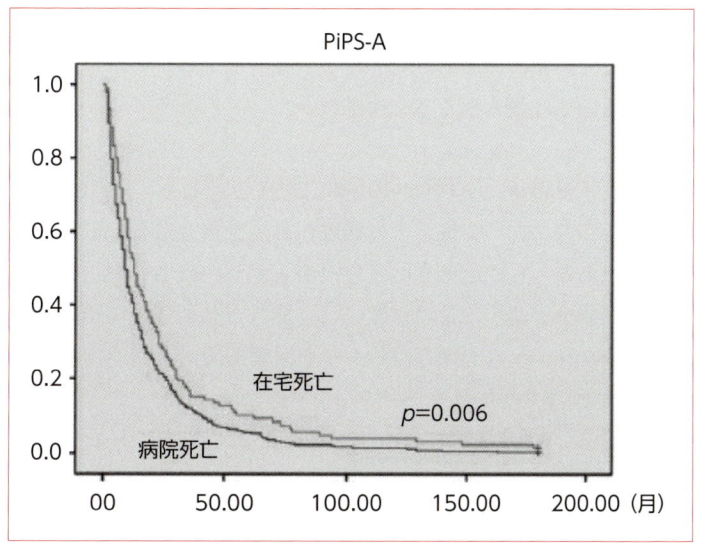

Hamano J. *Cancer* 2016

グラフでは在宅のほうが有意に生存期間が長いことが示されているが，この研究は観察研究であるため「在宅のほうが生存期間が延びる」とまで断言するのは過剰かもしれないが，病院にいるほうが安全ということはないということがわかるだろう．

　この研究では，病院のほうが抗生剤投与や輸液は多く行われているが，それは予後に影響していない．つまり終末期である程度予後が限られた状態においては，濃厚な治療を行うか否かということが大きく予後に影響するわけではなく，それを理由に患者本人が希望している在宅への退院を妨げることはないということである．しかも，在宅においても抗生剤や輸液を行うことも可能であり，在宅に帰れば医療が極端に貧弱になるということでもない．また，患者の Good Death Inventory を用いて測定した死亡直前の QOL については，緩和ケア病棟や一般病棟と比較して，在宅では有意に高いことが示されている[2)3)]．

　これらからわかることとしては，在宅で過ごすということは，その希望がある患者にとっては最も QOL が高くなる可能性のある療養場所であり，医療者としてはまず「在宅で過ごせること」を念頭に置いて，療養場所の選択についてお話をしていくことが望ましいと考えられる．

(2)「重装備の在宅医療」という問題がある

　先に述べた，「リスク意識が高い」ことと関連するが，いざ自宅に戻ろうという時に，病院で行っていたことと全く同じ治療を在宅に持って帰らせようとする医療者が散見される．例えば，24 時間の持続注射であったり，2 時間ごとの体位交換や痰の吸引，1 日 4 回の内服薬の投与などである．こういった医療が在宅で行われる場合，それはしばしば「重装備の在宅医療」として批判の対象となる．

　在宅は病院ではない．病院はあくまでも「治療の場」であるが，在宅は「生活の場」である．病院にいればその方は「患者」かもしれないが，自宅に戻れば「お父さん」である．そういった点に想像が及ばないと，この「重装備の在宅医療」をプランニングしても何の違和感も抱かないということになる．以前に，とある方がギリシャ神話のトロイア戦争において，巨大な木馬をつくって味方の兵士を中に潜ませ敵城の中に送り込んだ逸話になぞらえ「在宅医療の場に病院医療の『トロイの木馬』を送ってはならない」ということを述べていたが，全くその通りである．つまり，本来は生活の場である在宅の場に，病院と同じ環境を持ち込んで「医療化」してしまうことで，その方の生活環境を破綻に追い込む場合があるということである．トロイア戦争はトロイの木馬作戦でギリシャ軍の勝利に終わったが，在宅医療においては誰も勝者となり得ない．

(3) 遠方から通う患者への情報提供が難しい

　特に都市部においては，その病院がある地域とは全く別の地域に暮らしている人々が通院していることが多々ある．しかしそういった人が入院し，自宅への退院を希望した場合，地域連携部門が各地域の全ての情報を網羅することは難しい．結果として適切な情報提供がなされずに，その家族が自ら近隣の在宅医療クリニックを探したり，また医療機関同士の連携も不充分になる場合もある．

(4) 在宅での病状悪化時に緊急入院するためのハードルが高い

　患者が希望されて，無事に在宅に戻ることができたとしても，病状の急激な変化や心理的不安，また家族の看護疲れなどから，再入院が必要になる場面というのは多々ある．しかしこういった場合に，大病院では再入院に対するハードルが高いことが多々あり，「在宅に引き継いだ以上，当院は終診となっ

ているので入院はできません」と断られるケースも散見される．しかし，近隣の中小病院でも突然そういった患者を受け入れるには不快感を示される場合もあり，在宅に戻った場合の再入院先の決定に不安を覚える在宅医や患者・家族はいる．結果としてこういう状況が，患者や家族の在宅復帰への心理的ハードルを高くし，患者自身は本当は自宅で療養したいにもかかわらず，現在入院している大病院との縁を切りたくないとの思いで，望まない終末期に陥ることがある．

◆ 課題に対し病院総合医がどうかかわるべきか

　これまで挙げてきた課題に対し，病院内における総合診療医がどのようにかかわっていけるかについて対策を述べる．

　まず重要な点は，こういった大病院の問題について，主治医と病棟看護師のみでは対策が進まないことも多く，総合診療医が組織横断的に関与できるシステムを構築することである．病院内に緩和ケアチームが設置されているのであれば，その一員となって在宅復帰のニーズを探り，調整するといったことから始めてもいい．しかし緩和ケアチームについては，がんのみしか対応しておらず，非がん疾患の在宅復帰については介入が難しい場合も少なくない．その場合については，退院調整やMSWなどと協力して「在宅支援チーム」「地域連携チーム」をつくって，がん・非がんの双方について在宅復帰までの調整を一手に引き受けるのも1つである．ただ，院内に新たなチームをつくり，診療部や看護部など関係各所の了承を得ながらチームビルディングをしていくのはかなり重たい仕事となるため，まずは院内にある既存のシステム（緩和ケアチーム）を利用することから始めるのも無難である．

　このチームの役割はいわゆるコンサルテーションであるため，コンサルティである主治医に対し，主治医が苦手に思っている部分の解決法を提案し，時には自ら「第二主治医」として積極的に動くことが必要となる．具体的には，

- 本人や家族の希望や不安の聴取
- 現在行っている治療法のスリム化（在宅での生活に合ったものへの変更）
- 退院する先の地元病院との連携

などがある．

　この中で難しいのは「現在行っている治療法のスリム化」である．主治医は良かれと思って「重装備の医療」をしているので，治療を減らすことや治療法に口出しされること自体をコンサルティが嫌がる可能性も高い．これは退院調整ナースでは難しい仕事であるため，医師同士である総合診療医が折衝に当たることが必要であるし，もし1対1の交渉では難しい場合，退院先のケアマネージャーや家族を交えた退院前調整会議の場で，ご家族の意向も聞きながら治療内容の検討を行っていくのが良い．

　また，退院する先の医療機関の情報を把握しておくことも重要であり，すべての地域の医師を把握することは難しいとしても，やや広域地域におけるキーパーソンとなる総合診療医を把握しておき，連絡をとって情報提供をいただくなどの工夫もできる．緊急時の入院先確保という意味でも広域地域における総合診療医と関係性をつくっておくことは重要で，その医師が中小病院の勤務であれば入院をお任せするということもあるだろうし，地域内で紹介を行ってくれる場合もあるかもしれない．

　もし，その病院の中に在宅部門が併設されていたり，在宅専門クリニックでの非常勤医師としてその大病院の総合診療医が直接在宅に行くことができる場合などは，上記に示した調整がよりスムーズに行いやすくなる．まず，病院内で継続的にかかわってくれた総合診療医が，在宅でも担当医が変わること

がなく継続して診療してもらえるなら，患者・家族の不安は軽減できる．また「重装備の在宅医療」の問題についても，病院主治医とは折衝せずに，在宅に戻って自らが主治医となった場合に改めて調整を行ってスリム化するということもできる．さらに自らの責任で緊急入院をとるということも可能であり，その意味では病院総合医が何らかの形で在宅診療にかかわれることは有益性が高い．一方で，病院内での勤務中に緊急往診に呼ばれてしまったり，夜間休日における呼び出しにはどう対応するかなど課題は多く，ほかに仲間となってくれる医師と連携し，緊急時や夜間休日などの輪番をとるなどの対策が必要となる（病院医師によっては他の在宅診療専門クリニックなどと連携することで，この問題をクリアしている例もある）．ただし，このような体制を許可される大病院は現状では多いとは言えず，公的病院に勤務している場合はなお難しい．

また教育という観点からは，現在，初期研修で地域医療実習があるが，この研修だけで在宅医療の重要性に気づくのは難しい．総合診療の研修プログラムでは半年〜1年という長いスパンで地域・診療所を知るということが意味がある．その点から，地域・診療所・在宅のことを知っている医師が病院で働くことは重要である．

◆ まとめ

大病院と在宅医療がかかわるうえでの課題，そしてその課題を解決するうえでの総合診療医の役割について概説した．

国は入院患者の在宅への復帰を積極的に推進しており，また患者本人についても自宅で過ごしたいというニーズがあるにもかかわらず，大病院ゆえの動きの悪さのために在宅復帰が妨げられているのであれば，大きな問題であろう．そういった大きな組織を横断的に動ける総合診療医が，院内でチームをつくって活動することは大きな意義があり，また自らが訪問診療に出られる機会があれば，診療の幅はさらに広がるだけではなく，患者にとっても安心につながり，より在宅に復帰できる患者が増えていく可能性がある．

大病院の中においても，総合診療医が果たす役割は大きく，今後の働きに期待するものである．

在宅医療，緩和ケアに関連するおススメの学会，勉強会，ML など

学会　：日本緩和医療学会（https：//www.jspm.ne.jp/）
メーリングリスト：P-CREG（緩和ケアに興味がある若手医療者向けの ML.
事務局 kanwa@aih-net.com に問い合わせの上入会）

● 文献

1) Hamano J. et al. Multicenter cohort study on the survival time of cancer patients dying at home or in a hospital：Does place matter? *Cancer* 2016；122（9）：1453-60.
　必須　難易度★★☆

2) Kinoshita H, et al. Place of death and the differences in patient quality of death and dying and caregiver burden. *J Clin Oncol* 2015；33：357-63.
　必須　難易度★★☆

3) 羽田野裕．療養場所が quality of death and dying と遺族の健康に及ぼす影響に関する研究．遺族によるホスピス・緩和ケアの質の評価に関する研究 3（J-HOPE 3），（公財）日本ホスピス・緩和ケア研究振興財団，2016.
　必須　難易度★☆☆

⑦-7　病院内外の質改善

小西竜太（関東労災病院）

　病院総合医は，この Case の患者さんのような症例に悩むことは多い．そして，どんなに熱意を持って診療したとしても解決できないシステムの壁を感じざるを得ない．日常臨床ではプロブレムリストを抽出して，アセスメント，プランを決定していく過程を経て診療を進めていくが，質改善を進める際にも，同様のアプローチで介入する．臨床現場での問診に相当するのが，各ステークホルダーに対するヒアリングであり，身体診察はシステムや運用プロセスであり，検査結果は障害発生率や費用などの客観的指標である．さらには医療制度や地域特性などの外的因子もある．例えば，医療安全部門では，院内で発生した個別のインシデントに対して，ヒト，環境，システム因子を網羅的に解析して，発生した事象を時系列に並べてリスクを明らかにする SHELL モデルや RCA 分析などのアプローチを用いる．完全にデザインされた臨床研究と異なり，臨床現場は複雑系のカオス世界であり，発生環境，患者要因，担当者の経験など個々の交絡因子が影響するため，検討された問題の因果関係を明らかにすることは不可能である．しかし，重大なリスクをそのままにすると，高レベルの医療事故につながる可能性もあるため，通常は個別の案件から，組織全体の問題に昇華させて対応する．もちろん，事例を収集して，集団として検討することも大事であるが，組織の影響因子や文化，傾向を明らかにして，それらの因果関係や相関関係にかかわらず，関連要因として介入していく．介入→確認→アセスメント→プランのプロセス（PDCA サイクル）の中で，トライ＆エラーを繰り返しながら，改善のサイクルを回していくしかない．

　この Case で見られるマルチプロブレムを持った高齢者の心不全症例，ポリファーマシーの問題は表在化した現象の1つであり，根底にある問題点は，患者の「かかりつけ医」がいないことである．表在化した医学的現象に対して医学的介入を行い，システム的な問題に対しては質改善活動のアプローチを行う．かかりつけ医は患者にとって生涯の主治医であり，生活パートナーとも言えるが，一方で多方面からの医療情報を集積するハブという側面もある．この Case では，患者に関連する関係者（以下，プレイヤー）として，病院の糖尿病内科医，クリニックの内科医・整形外科医・泌尿器科医，調剤薬局（単数もしくは複数），ケアマネージャー，そして患者家族が考えられる．それぞれのプレイヤーが持つ情報は埋没しており，連携を取って情報を可視化することは容易ではない．その理由として，プレイヤーが多すぎること，プレイヤー間の連携の密度に濃淡があること，パワーに大小あり，利害が一致しないこと，リーダーシップが不在であること，が挙げられる（表1）．

　地域包括ケアシステムにおいては，「かかりつけ医」がリーダーシップを発揮して，診療の中心となることが鍵である．これが意味するところは，分断化した診療プロセスを統合すること，つまり診療情報の統合・共有化である．これまでの医療制度や医師文化によって，フリーアクセスはあるものの，診療プロセスや診療情報が分断化されていた．特に電子カルテ導入後にあっても医療情報を質改善へ利用することについては，先進国の中でも低い質にとどまっている（図1）[1]．

　患者・家族が「かかりつけ医」を持ち，すべての健康・医療問題を相談して，必要時に専門クリ

表1　ステークホルダー分析

	目標	経済的誘引	連携関係	意思決定パワー
病院 糖尿病内科医	糖尿病管理	△診療報酬	調剤薬局（薄）	大
クリニック 内科医（かかりつけ候補）	日常診療	△診療報酬	ケアマネージャー 調剤薬局（薄）	大
泌尿器科医	前立腺肥大症	△診療報酬	調剤薬局（薄）	大
整形外科医	腰痛	△診療報酬	調剤薬局（薄）	大
調剤薬局	調剤収入	△調剤報酬・薬剤費	4つの医療機関	弱
ケアマネージャー	介護調整	△介護報酬	クリニック	中
家族・本人	医療・介護 苦痛の軽減	▼医療費，薬剤費， 介護費，保険料	ケアマネージャー（濃） 医療機関（薄）	小〜中

図1　医療データを質改善へ適応する取り組みの OECD 比較[1]

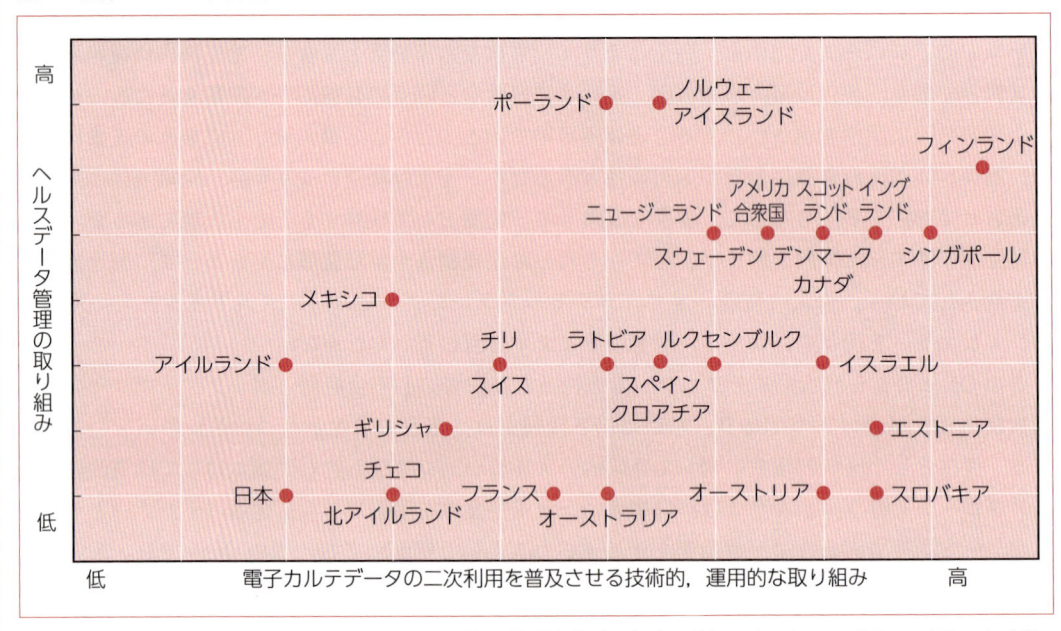

New Health Technologies：Managing Access, Value and Sustainability

ニックや病院と連携するような診療の流れが地域包括ケアの中心にある．マクロに視ると診療情報と診療報酬の流れとなる．診療情報がどこに集積されているのかは極めて重要だ．かかりつけ医が個別に，調剤薬局から患者個人の薬剤情報，医療機関と連携して診療情報を収集することも可能であるが，すべての患者に行うには労力が大きい．情報ネットワークシステムを構築することは解決策の1つであり，例えば福岡県と県医師会が主導する「とびうめネット」では患者個人の同意をもとにして，基本情報や薬剤情報，退院サマリなどを福岡県下606医療機関が共有化している[2]．地域全体の質改善には，重複した検査や処方の削減，診療プロセスの可視化，費用対効果の効率性などが指標となり，その中心には診療情報の統合が位置する．そして，その診療情報を最も活用するのが，「かかりつけ医」であることは言うまでもない．

　今回の Case は，前・地域包括ケア時代の典型的な高齢者医療の風景である．この数年間に見られる情報テクノロジーの急速な進歩によって，種々のプレイヤーが属人的に妨げてきた診療情報の統合化や診療連携が，資金も労力もかけずに実現可能となる日がやってくるのは近い．逆に言えば，現行の医療システムでは，多大な手作業的努力や医療機関の表面的なつながりを越えた連携をしなければ，診療情報の共有化やプロセスの可視化はできない．現状では個人情報管理，ネットワーク技術，マイナンバー制度，電子カルテ普及などの問題が解決しておらず，真の地域包括ケアシステムには程遠い．まだまだわれわれは，休まることなく，忙しい診療の日々を過ごす必要がありそうである．

●文献

1）　New Health Technologies: Managing Access, Value and Sustainability, OECD, February 2017
　　http://g8fip1kplyr33r3krz5b97d1.wpengine.netdna-cdn.com/wp-content/uploads/2017/01/OECD-on-new-drugs-and-pricing.pdf［最終アクセス 2018 年 3 月］
2）　とびうめネット
　　https://tobiumenet.com/［最終アクセス 2018 年 3 月］

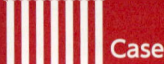

⑦ -8　その後（転帰）

田所　学（市立福知山市民病院）
川島篤志（市立福知山市民病院）

　浮腫から来る蜂窩織炎と，複数疾患が関与する心不全の増悪と考えて，指導医とともに診療と同時に連携の整理を行った．主治医あての段階で指導医が加わることにより，急性病態の循環器内科との連携をとったうえで，かかわっている院内・院外の医療者に連絡を行い，処方理由を含めた診療情報の提供を依頼した．処方が重複していることはお互い認識しておらず，こちらで整理することの了承を得た．循環器内科，糖尿病内科，薬剤師，看護師を含めた合同カンファレンスにて，それぞれの治療目標や処方カスケード，本人のアドヒアランスなどを鑑みて，減薬可能な薬剤を検討したうえで，本人およびご家族に説明を行った．

　蜂窩織炎は内服抗菌薬で改善，心不全も酸素投与と内服薬でコントロールでき，入院中に大きな合併症も起こらなかった．心不全，糖尿病，認知症などの「合格点」を本人・家族と共有し，自宅での療養を目標として，いったん療養型病院への転院後に自宅近隣の診療所への通院，必要時の往診とした．退院後は訪問薬剤師を含めた在宅でのサポートを導入する予定で，今後，心不全症状を呈した時も含めて急性病態の時には総合診療科が窓口となることを約束した．

専攻医▶ 今回は院内・院外の先生方や他の職種の方との話がいっぱいで，大変疲れました．入院の時には橋本先生にかかわっていただいて助かりました．ありがとうございました．

指導医▶ 主治医あての問題は本当に困るでしょう．私たちが専攻医だった時もそうだったし，今も年度が替わった時は，新たな問題が起こらないか，正直，ドキドキしているのよ．

専攻医▶ 橋本先生でもそうなんですか．循環器内科の先生とのやり取りも，以前の病院と比べると円滑のように見えますけれど．

指導医▶ 心不全にも「Stage D」という考え方が出てきているんだけれども，緩和ケア的な考え方や他の臓器・生活背景を含めた心不全診療に興味のある循環器内科医の数と，循環器内科医から急性・慢性心不全の管理をまかせてもらえる非循環器内科医の数を考えると，頭の痛い問題だよね．ご家族の意向も含めて，どういった医療が適切か決めていけるといいんだけれど．

専攻医▶ アリセプトは頻尿に関連している可能性と認知症に対する効果などを説明しましたが，患者さんやご家族は継続を希望されました．他の薬剤は随分減って喜んでいましたが．

指導医▶ Polypharmacy の問題は，机上と現実では大きく違うからね．でも適切な情報を共有していくことによって，「患者中心の医療の方法」が提供できるんじゃない？

専攻医 急性期の複数ルート治療とせん妄との関係や，腎機能・電解質チェックのための採血頻度，どこまでの食事・内服アドヒアランスを目指すかなどですね．病院での重厚な診療だけが医療ではないことは伝わったと思います．

指導医 在宅や診療所での研修・臨床経験がある総合診療医が病院で勤務することは，実はとっても大きなことだと思っているんだよね．まだまだ家庭医療・総合診療の研修を受けた医師は多くはないので，私たちが果たすべき役割は大きいの．「診療所の先生の気持ちがわかる病院総合医」って素敵だと思わない？

専攻医 本当にそう思います．浮腫に対しても，薬剤師さん，栄養士さん，理学療法士さんと複数の方がかかわってくださって，よくなったことを伝えたいです！

指導医 じゃあ，再来月の地域の先生方との勉強会は，若宮先生による「浮腫」で決定だね．

専攻医 Yes！かハイ！のどちらにしようかなあ．顔を覚えてもらえるように頑張ります！

指導医 フフフ．

専攻医 将来は診療所での勤務を考えていたのですが，輝いている病院総合医を見ていると，将来の選択肢が増えた気がします！

指導医 もちろん，この病院で，だよね！　楽しみに待っているよ．

専攻医 イヤ，あの……

指導医 全国で病院総合医はまだまだ必要だと思うので，若宮先生みたいな力で少しでも支えてくれると，地域の医療は救われると思うよ．どこでもいいので，力を貸してね！

索引

中山書店の出版物に関する情報は，小社サポートページを御覧ください．
https://www.nakayamashoten.jp/support.html

総合診療専門医シリーズ

⑤ 病院で輝く総合診療医

2018 年 7 月 2 日　初版第 1 刷発行 ©　　　〔検印省略〕

編集主幹 ── 草場 鉄周

専門編集 ── 川島 篤志

発行者 ──── 平田　直

発行所 ──── 株式会社 中山書店
　　　　　　〒112-0006　東京都文京区小日向 4-2-6
　　　　　　TEL 03-3813-1100（代表）　振替 00130-5-196565
　　　　　　https://www.nakayamashoten.jp/

本文デザイン ── 株式会社 Sun Fuerza

装丁 ─────── ビーコム

印刷・製本 ── 三報社印刷株式会社

Published by Nakayama Shoten Co., Ltd.　　　　　Printed in Japan
ISBN978-4-521-74602-9
落丁・乱丁の場合はお取り替え致します

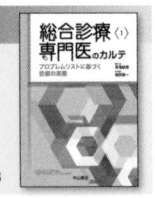
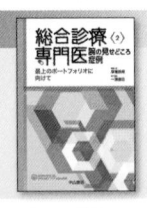
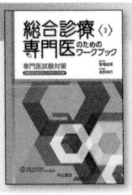
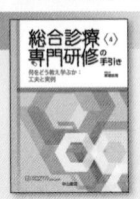
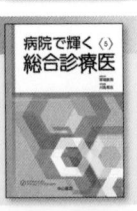
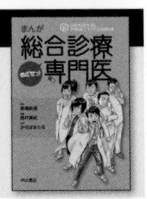